CLAUS KRÄMER

DIE HEILKUNST DER KELTEN

Schirner Verlag

Die Ratschläge in diesem Buch sind sorgfältig erwogen und geprüft. Sie bieten jedoch keinen Ersatz für kompetenten medizinischen Rat, sondern dienen der Begleitung und der Anregung der Selbstheilungskräfte. Alle Angaben in diesem Buch erfolgen daher ohne Gewährleistung oder Garantie seitens des Autors oder des Verlages. Eine Haftung des Autors bzw. des Verlages und seiner Beauftragten für Personen-, Sach- und Vermögensschäden ist daher ausgeschlossen.

Dieses Buch erschien bereits 2004 im Schirner Verlag.

ISBN 978-3-8434-1176-9
(vormals: 978-3-89767-406-6)

Claus Krämer:
Die Heilkunst der Kelten

Umschlag: Murat Karaçay, Schirner, unter Verwendung von #217878694 (Oleg Zhevelev), #162375335 (tomertu), #100557511 (David M. Schrader), #81690226 (Bakhtiozin Alexey), #42317317 (Fekete Tibor), www.shutterstock.com
Satz: Katja Hiller, Schirner
Redaktion: Katja Hiller & Bastian Rittinghaus, Schirner
Printed by: Ren Medien GmbH, Germany

www.schirner.com

10., erweiterte Auflage Mai 2015

INHALT

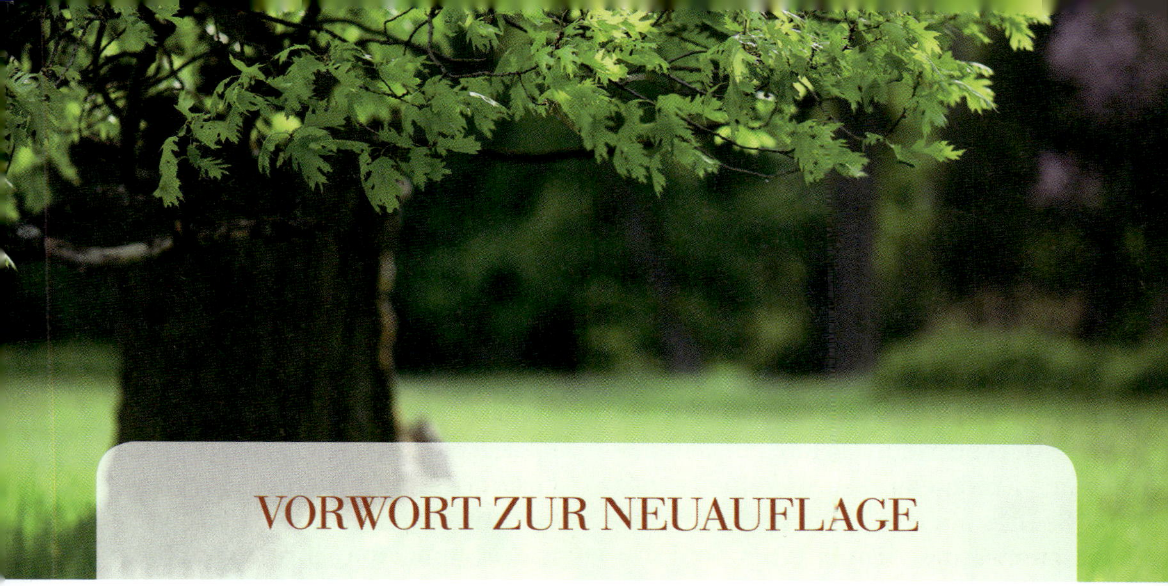

VORWORT ZUR NEUAUFLAGE

Als ich im Jahre 2001 über die Heilkunst der Kelten zu schreiben begann, rechnete ich nicht mit der großen Aufmerksamkeit, die diesem Buch nach seiner ersten Veröffentlichung im Jahr 2002 entgegengebracht werden sollte.

Mir war von Anfang an klar, dass eine konkrete Darstellung der antiken keltischen Medizin unmöglich ist – dazu fehlen uns die entsprechenden Quellen. Zwar ist es machbar, über die wenigen medizintechnischen Geräte zu berichten, die man in manchen Museen besichtigen kann. Oder darüber, dass gefundene Totenschädel Operationsspuren tragen. Auch lassen sich anhand der keltischen Votivtafeln, die man an Quellheiligtümern fand, Rückschlüsse auf damals verbreiteten Krankheiten ziehen. Allerdings sind dies Themen, die mich nur am Rande interessierten. Und erwartete eigentlich jemand ein historisches Sachbuch von mir? Keltische Heilkunst bedeutet für mich heute etwas anderes, nämlich alternative Methoden, die einen erkennbaren Bezug zum alten und bewährten Wissen haben und trotzdem im Hier und Heute stehen.

Wir suchen vergebens nach einer konkreten historischen Heilkunde der Kelten, genauso, wie wir vergebens nach einem einheitlichen keltischen Volk suchen – denn auch dieses gab es nicht wirklich. Allerdings finden wir viele Spuren, die eine Beschäftigung mit diesem Thema rechtfertigen. Und diesen Spuren bin ich nachgegangen.

Wenn wir uns die Literatur zum Thema Keltentum anschauen, stellen wir fest, dass es in diesem Bereich eine kaum zu überschauende Vielfalt gibt. Da finden sich streng nach historistischen Regeln konzipierte Werke direkt neben spekulativer Fantasy. Für Autoren ist es da nicht immer einfach, die unterschiedlichen Erwartungen der Bücherkäufer und Leser zu erfüllen.

Ich selbst sehe mich als Katalysator, der Informationen aufnimmt, durch ein inneres Sieb Verwertbares von Unwichtigem trennt und aus den isolierten Einzelteilen Neues hervorbringt. Gleichzeitig ist meines Erachtens das Schreiben eines Buches auch ein künstlerisches Geschehen, bei dem Intuition und persönliche Sicht sowie selbst Erfahrenes deutlich mit einfließen sollen. Gerade die keltische Vielfalt liefert uns dermaßen viele Interpretationsmöglichkeiten, dass ein gemeinsamer Nenner kaum möglich ist. Dies macht die ganze Sache erst richtig interessant. Nun, für mich persönlich haben Themen mit einem historischen Hintergrund erst dann einen Wert, wenn sie integrativ sind, wenn ich sie also nutzbringend um- und einsetzen kann. Und ich habe festgestellt, dass viele Leser, von denen ich eine Rückmeldung zur Erstausgabe bekommen habe, dies ähnlich sehen.

Durch die zahlreichen Mitteilungen, die mich beispielsweise über eine Facebook-Seite zum Buch erreichten, wurde mir auch klar, dass mich selbst etwas mit vielen Leserinnen und Lesern verbindet. Es ist eine Art Geistesverwandtschaft. Das Gefühl, altes und dennoch zeitloses Wissen in sich zu tragen. Eine hohe Sensibilität für die feinstofflichen Bereiche unserer Welt. Das Keltische ist dabei das verbindende äußere Element, die Form. Aber das Wesentliche ist nicht kulturell verankert, auch nicht historisch oder politisch beziehungsweise vom Zeitgeist bestimmt. Neudruiden, die einer bestimmten Weltanschauung folgen, mögen möglicherweise beim Lesen dieses Buches enttäuscht werden, da ich nicht aus ihrem Umfeld komme und ihre Erwartungshaltung nicht erfülle. Ich schreibe nicht über Einweihungswege und Initiationsriten. Auch nicht über Wissens- und Erkenntnisgrade innerhalb vorgegebener Strukturen. Meine Leser, so habe ich herausgefunden, sind eher diejenigen, die Interesse an alten, geheimnisvollen Kulturen haben und neugierig darauf sind, was man heute noch mit diesem alten Wissen anfangen kann. Natürlich sind wir nicht so dumm, dass wir »die alten Zeiten« verklärten und idealisierten. Aber wir haben alle das Recht, uns vergangene Kulturen anzuschauen und für uns persönlich Schlüsse daraus zu ziehen. Was können wir lernen? Was hilft der Menschheit weiter? Was ist heute noch umsetzbar beziehungsweise was kann auf heutige Verhältnisse bezogen hilfreich sein? Wobei die keltische Welt eigentlich gar keine vergangene Kultur ist, sie ist – in manchmal veränderter, angepasster Form – immer noch lebendig.

Und so habe ich dieses Buch nun neu überarbeitet in der Hoffnung, dass es zu den Menschen finden wird, deren Geist und Seele sich von den Inhalten ansprechen lassen. Ich danke allen, die mir dazu Anregungen gegeben haben und Verbesserungsvorschläge lieferten.

Claus Krämer
In einer der Rauhnächte 2015

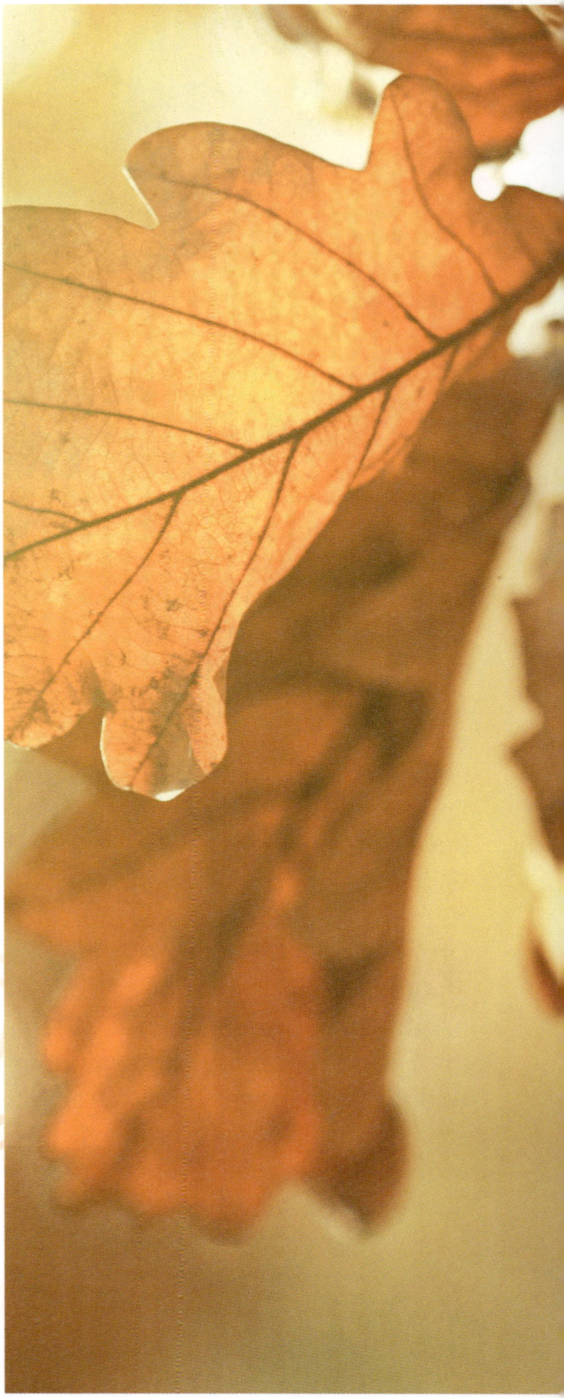

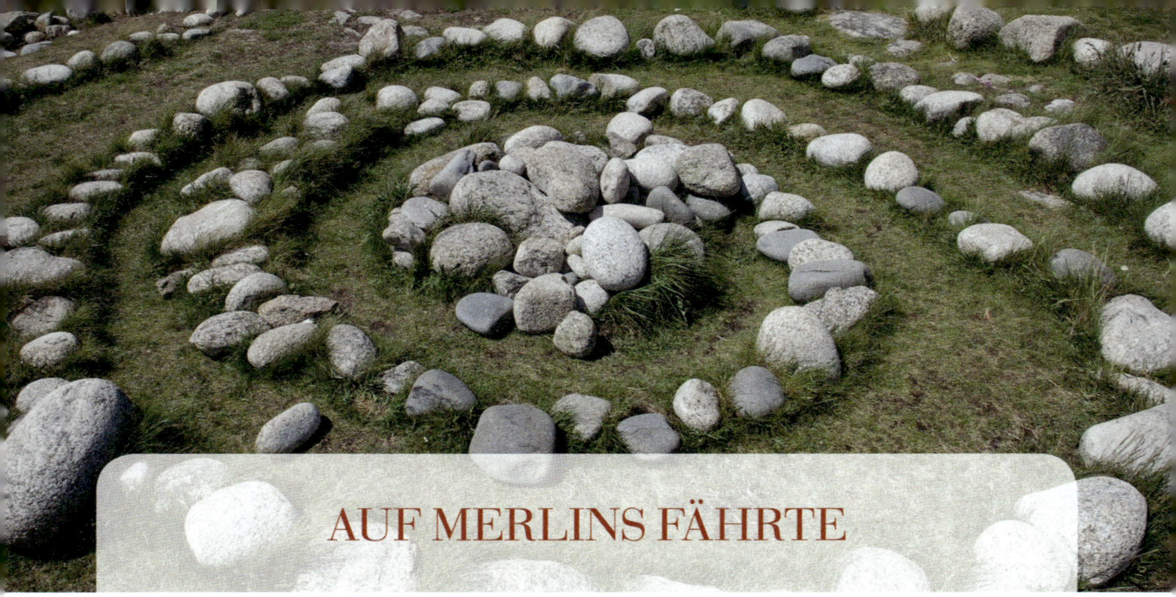

AUF MERLINS FÄHRTE

Wie wär's mit einem kleinen Abenteuer? Sie sind herzlich eingeladen. Eingeladen zu einer Reise in die Vergangenheit, in die Zukunft und in die Gegenwart. Viel Gepäck ist nicht nötig. Vielleicht ein wenig Fantasie, etwas Neugier und die Bereitschaft, ausgetretene Pfade zu verlassen. Lassen Sie uns gemeinsam die Stufen hinabsteigen in eine verborgene Welt unterhalb des menschlichen Alltagsbewusstseins. Dorthin, wo Druiden, gute Hexen und Magier, Elfen und Feen noch immer höchst lebendig sind. Lassen Sie uns zusammen einen Ausflug unternehmen und die Ahnen besuchen, deren unsterbliche Seelen uns heute wie gestern und vorgestern zur Seite stehen, auch wenn wir sie nicht mit unseren Augen wahrnehmen.

Als die Anfrage kam, ob ich Lust hätte, ein Buch über keltische Heilkunst zu schreiben, habe ich zunächst gezögert. Beim Stichwort Kelten tauchten in meinen Gedanken die langbärtigen Druiden auf: mysteriös, übernatürlich, fast unheimlich – und einer vergangenen Zeit zugehörig. Was konnte denn schon interessant sein an einer Heilkunde, die vermutlich längst tot war? Tote Medizin ist unbrauchbar wie ein Päckchen Kopfwehpillen, dessen Haltbarkeitsdatum überschritten ist. Die Keltenmedizin jedoch, so stellte sich heraus, ist nicht gestorben. Sie schwebte nur wie ein unsichtbarer avalonischer Nebel durch die Jahrhunderte und durchwob die europäische Volksmedizin mit verbindenden Fäden. Sie hat im Untergrund überlebt, nachdem die Römer weite Teile Europas unterworfen hatten und das Christentum zur bestimmenden religiösen Macht aufgestiegen war. Die Wohnungen von weisen Männern und Frauen, die immer mit einem Fuß auf dem Scheiterhaufen standen, weil man sie mit Schwarzmagiern und Schadenszauberern in eine Schublade steckte, waren ein Schlupfwinkel. Ein anderer Hort des Wissens sind uns die Überlieferungen, Sagen, Lieder, Bauern- und Lebensweisheiten, die von Generation zu Generation weitergegeben wurden.

Römer, Hexen und Schamanen

Über keltische Heilkunde schreiben heißt, über etwas berichten, was eigentlich nie aufgeschrieben worden ist. Die Druiden, Mitglieder einer gesellschaftlichen und spirituellen Elite, haben ihr Wissen bewusst nur mündlich an Auserwählte weitergegeben. Das bedeutet für uns auch: Mosaiksteinchen aus dem Staub der Geschichte auflesen, blank polieren und wie Vorschulkinder damit Puzzle spielen. Männer aus Rom und Athen liefern uns zusätzliches Material. Gelehrte Südeuropäer spazierten in den beiden Jahrhunderten vor und nach Beginn unserer Zeitrechnung zur Genüge speziell über die gallische Erde, man weiß es aus Geschichtsbüchern und dem Lateinunterricht. Aber Vorsicht: Was die Herren Cäsar, Plinius, Diodor und Co. da notiert haben, war nicht selten waschechte Kriegspropaganda! Es galt, die zu bekämpfenden und zu besiegenden Kelten in einem negativen Licht erscheinen zu lassen. Nur ja keine Sympathien aufkommen lassen für ein »barbarisches« Volk. Trotzdem sind sie als Augenzeugen für uns wichtige Mittelsmänner. Deshalb fußt auch einiges, was Sie in diesem Buch lesen werden, auf den Aufzeichnungen römischer und griechischer »Frontreporter«. Sachliche Fakten, deren Deutung aber immer Spielraum lässt. Von Nutzen sind uns diese Quellen, wenn wir sie mit einem anderen Bereich zusammenbringen: den Mythen, Märchen, Sagen und Legenden, den Liedern, die überlebt haben, den Volksbräuchen und den religiösen Ritualen. Denn deren keltische Wurzeln sind unter der dünnen Farbschicht eines christlichen Anstrichs auch heute noch gut auszumachen, wir müssen nur richtig daran kratzen.

Wir wollen natürlich die schon genannten weisen Frauen und Männer nicht außer Acht lassen, die wohlwollenden unter den Magiern, die Hexen, Hebammen und Kräuterkundigen. Sie sind mehr oder weniger die Nachfolger der mysteriösen keltischen Druiden. Sie haben das alte Wissen gehütet, als es im ersten nachchristlichen Jahrtausend für lange Jahrhunderte mit dem kirchlichen Bann belegt worden war. Wichtig sind für unsere Reise auch die heutigen Kelten. Denn ähnlich dem Comic-Dorf von Asterix und Obelix sind manche Regionen »römerfrei« und damit von einer Umerziehung durch die Sandalenträger verschont geblieben. Aus diesem Grund finden sich heute deutlich mehr kulturelle und sprachliche Spuren der Kelten in Irland und Wales, in Teilen Schottlands, in Cornwall, auf der Insel Man und in der Bretagne als in Deutschland, Österreich oder der Schweiz.

Eine Rolle spielen ebenso die »Neo-Druiden«, die Neuheiden und Pagans. Auch wenn die meisten von ihnen, zumindest vom historischen Standpunkt aus, nicht in der Lage sein werden, es ihren antiken Vorbildern gleichzutun, halten sie zumindest das Bild vom Druiden als Mittler zwischen den Welten aufrecht. Wir werfen in diesem Zusammenhang natürlich einen Blick auf die aktiven Schamanen der naturnäheren Völker, denn auch hier lassen sich überraschende Parallelen entdecken. Wir dürfen auf diesem Wege einen roten Faden spinnen von den Zeiten der Misteln schneidenden Eichenpriester bis heute.

Die Rückkehr der Eichenpriester

Die keltische Medizin ist nicht tot. Sie war nur verborgen, weil lange Zeit bedroht. Heute lebt das Wissen der oft als »Eichenpriester« bezeichneten Druiden wieder auf. Jedoch nicht als überliefertes und fortwährend praktiziertes System wie die chinesische und tibetische Medizin, der Ayurveda oder andere östliche Heilweisen. Vielmehr als ein Schlüssel zum Verständnis dessen, was Heilkunde einst war und wieder werden kann.

Als ein Schlüssel zur Wieder-ganz-Werdung: Die Druiden als keltische Ärzte scheinen sich dessen bewusst gewesen zu sein, dass Heilung mehr ist als das in der modernen, westlichen Medizin praktizierte Wegnehmen von Symptomen und/oder Beschwerden. Der gravierende Unterschied zwischen keltischer Heilkunde und moderner Medizin ist der, dass die druidischen Heiler einem kranken Organismus und dem ihm innewohnenden Geist Energien, Schwingungen und Informationen zufügten, um auf diesem Wege psychische und körperliche Disharmonien auszugleichen und damit eine Selbstheilung einzuleiten, während heutzutage meist Arznei als Gegenmittel verordnet wird.

Schauen wir zurück: Hätten die römischen Legionen vor 2000 Jahren die keltischen Völker nicht besiegt – wahrscheinlich sähe unsere Welt heute ganz anders aus. Möglicherweise hätte sich ein männlich-rationales Denken und Handeln, kalt, berechnend und auf die Erlangung und Erhaltung von Macht und die Vermehrung von Besitz ausgerichtet, nicht in einer Form in Europa ausgebreitet, die heute noch im Wesentlichen unser Leben prägt.

Und wie sähe unsere Welt aus, wenn Kaiser Konstantin der Große im 4. Jahrhundert nicht aus pragmatischen Gründen das Christentum gefördert und ihm damit den Weg zur römischen Staatsreligion geebnet hätte? Wären dann die Anwender und Bewahrer der überlieferten (magischen) Heilkunde auch als teufelsnahe Zulieferer des Bösen unterdrückt, später verfolgt, gefoltert und verbrannt worden?

Wäre das alte Wissen wie selbstverständlich eine Verbindung mit neuen Erkenntnissen medizinischer Forschung eingegangen? Das Christentum als amtlich verordnete, ja aufgezwungene Religion hat es fertiggebracht, eine Heilkunde, die handwerkliche Medizin und Spiritualität vereint, in Europa für viele Jahrhunderte gründlich zu verhindern. Dieses Buch will versuchen, diese bislang verhinderte Synergie zu rekonstruieren – theoretisch und praktisch, als gedankliches und spielerisches Abenteuer. Welchen Wert das Wissen der Druiden, ihrer Vorgänger und Nachfolger für den Jetztmenschen hat, welche Richtung uns die Heilkunde der Vorfahren weisen kann und wie sie sich eingliedern lässt in eine globale Ganzheitsmedizin, deren Entstehen vielerorts herbeigesehnt wird und sich zunehmend auch abzeichnet, wird die Zukunft zeigen. Es liegt erst einmal an uns, den Eichenpriestern wieder Einlass in unsere Welt zu gewähren.

Druidenspuren auf dünnem Eis

Wer waren diese rätselhaften Männer mit den geschwungenen Schnauzbärten und ihren durchsetzungsfähigen, walkürenhaften Frauen, denen René Goscinny und Albert Uderzo mit den Asterix-Comics so wunderbar detailgetreue Denkmäler gesetzt haben? Wo kamen sie her? Und wo gingen sie hin? Wer waren die mysteriösen Kollegen des Druiden Miraculix, der mit seiner goldenen Sichel Misteln für seinen Zaubertrank erntete? Jeder Autor, der über das Keltentum und seine Spiritualität schreibt, bewegt sich in historischer Hinsicht auf sehr dünnem Eis. Heilige Schriften der Kelten existieren nicht. Die Druiden als Hüter der Heilkunde haben ihr Wissen niemals aufgeschrieben. Die von Römern erwähnte Tradition, den Druidennachwuchs in 20 langen Lehrjahren in sämtliche Zuständigkeitsbereiche (nicht nur Heilkunde, Religion und Magie, sondern auch Recht, Musik und politische Beratung) einzuweisen, ist mit dem schleichenden Verschwinden der keltischen Hochkultur nach der römischen Eroberung ebenfalls von der historischen Bildfläche abgetreten.

Anders als bei Völkern, in denen schamanische Traditionen noch lebendig sind, können wir in der Mitte Europas keinen praktizierenden Nachfolger des sagenumwobenen

Magiers Merlin über die Schulter, geschweige denn auf die Finger schauen. Dies gilt selbstverständlich auch für die selbst ernannten neuen Druiden der Gegenwart.

Über Kelten und Druiden zu schreiben bedeutet deshalb, zwischen den Zeilen zu lesen und zu interpretieren. Es heißt, sich den Vorfahren der meisten Mitteleuropäer über andere Wege als den einer rein faktenorientierten Geschichtsschreibung zu nähern. In der Tat – es ist unser Pech heute, dass die Druiden ihr Wissen nur mündlich weitergegeben haben. Aus vorrömischer Zeit existieren keine schriftlichen Aufzeichnungen. Man hat zwar keltische Skelette untersucht, aus denen Rückschlüsse auf Krankheiten und Verletzungen gezogen werden konnten. Bei Spuren chirurgischer Eingriffe war es auch möglich, ein wenig über die Behandlungsmethoden zu erfahren. Aber sonst? Wenig.

Ein paar Schädelsägen und medizinische Geräte aus Bronze und Eisen, das ist auch schon alles.

Geheimes Wissen für alle

Seit einigen Jahren findet in Europa eine verstärkte Rückbesinnung auf traditionelle Werte statt. In Mitteleuropa haben wir das Pech, dass wir vor etwa 2000 Jahren unsere spirituellen Wurzeln verloren. Oder, besser gesagt, seit dieser Zeit unsere Wurzeln nicht mehr klar sehen können. Zuerst kamen die Römer und Griechen, dann betrat eine über viele Jahrhunderte dominante neue Religion die Weltbühne, die alles unterdrückte, was nicht den Vorstellungen ihrer Protagonisten entsprach. Für die Druiden blieb kein Platz mehr im Eichenhain.

Doch die Päpste und Bischöfe konnten die »spirituelle Szene« nur von der Oberfläche verdrängen. Im einfachen Volk, weit weg von Rom und den Städten mit Bischofssitz, hat sich bis in die heutige Zeit das Wissen von damals verborgen gehalten. Das Wort »Druide« ist nur ein Begriff für eine bestimmte Sorte von Menschen, die zu einer bestimmten Zeit eine bestimmte Funktion erfüllt haben. Diese Zeit ist lange vorbei.

Jedoch: Schamanen, Medizinmänner, weise Frauen, erleuchtete Meister, Gurus, Geistheiler, Lebenslehrer – sie alle hat es in jeder Kultur zu jeder Zeit gegeben, und es wird sie wohl auch immer geben. Universelles Wissen ist unabhängig von festgeschriebenen Glaubenssätzen. Es basiert auf Erfahrung und Eingebung. Höchstwahrscheinlich gab es, seit sich die Menschen in mehr oder minder organisierten Gruppen zusammengefunden haben, immer auch Mitglieder, die für den Austausch mit der Geistigen Welt zuständig waren. Jedes Naturvolk hat sie noch heute, nur in den christlich geprägten Ländern wurden sie in den Untergrund gedrängt. Dieses einstige Geheimwissen ist heute nicht mehr bedroht. Im Gegenteil, es kann sogar eine wachsende Rolle für die menschliche Zukunft spielen. Ob es dazu eine Chance erhält, muss sich allerdings noch herausstellen.

Lange Jahre haben wir im Westen, was das Spirituelle betrifft, fasziniert nach Osten geschaut. Nun beginnen wir, auf unsere eigenen Wurzeln zu blicken. Wir haben zu Beginn des neuen Jahrtausends die einmalige Chance, im Buchladen oder per Suchmaschine im Internet auf sämtliches verfügbare spirituelle Wissen zurückzugreifen, ohne die Häscher der Inquisition fürchten zu müssen. Wenn wir genau hinschauen und hinhören, treffen wir die Kelten allerorten an. Sie sind das erste greifbare mitteleuropäische Volk mit einer Kultur, die auf sämtliche nachfolgenden Zeitalter eine Faszination ausgeübt hat und dies heute mehr denn je tut.

Kaum ein Buchhändler, der nicht die Bücher von J.R.R. Tolkien oder

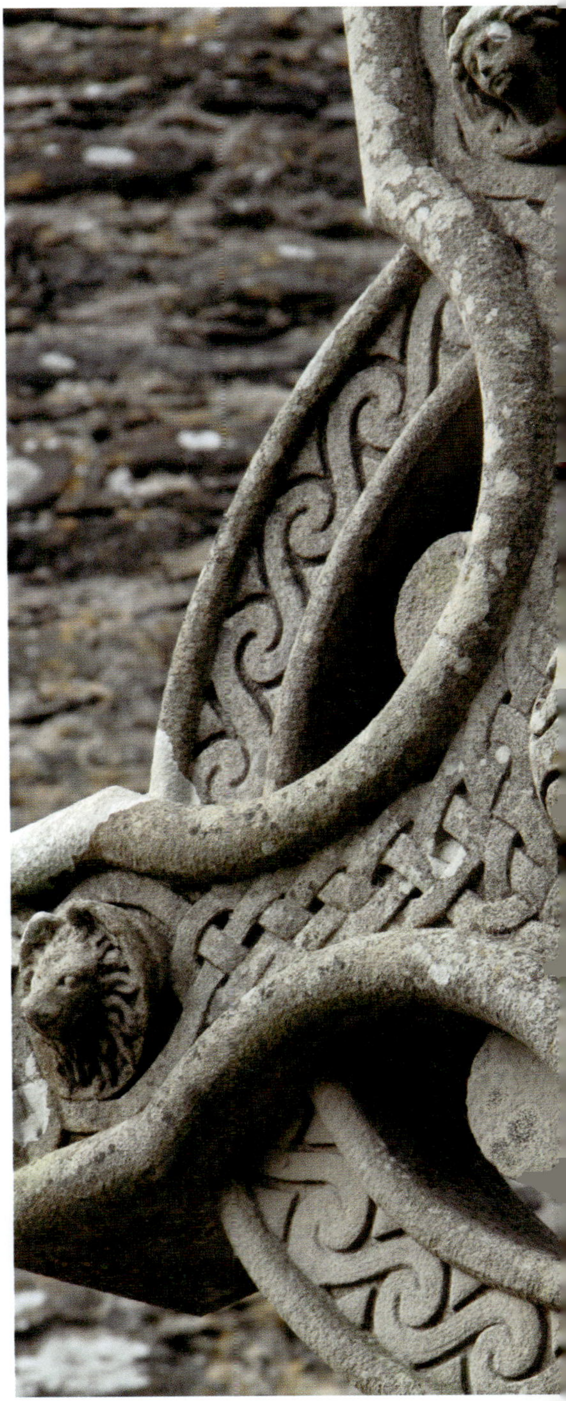

Marion Zimmer Bradley vorrätig hätte. Merlin und König Artus samt Tafelrunde sind fast genauso aktuell wie die »Harry Potter«-Geschichten, in denen Hexen und Zauberer Kindern längst nicht mehr als bedrohliche Monster präsentiert werden, die kleine Hänsel braten. Und der Welterfolg von Dan Browns »Sakrileg« hat nicht nur die Aufmerksamkeit auf Jesus und Maria Magdalena als Paar mit Nachwuchs gelenkt, sondern auch auf den uralten, mit der keltischen Welt eng verbundenen Mythos vom Heiligen Gral.

Die singenden Nachfahren der antiken Barden treffen mit ihren Liedern vom »Circle of Stone« oder der »Ancient Soul« (willkürlich herausgepickte Songtitel eines neuen »Celtic-Music«-Albums) auf immer mehr offene Ohren. Keltischer Schmuck ist in, die zeitlose Ornamentik fasziniert nicht nur die jungen Generationen. Manch einer entscheidet sich für eine lebenslange Verzierung dieser Art und begibt sich unter die Nadel eines Tätowierers. Keltische Motive gehören inzwischen zu den Standardangeboten der Tattookünstler.

Im südenglischen Steinkreis von Stonehenge, der als Megalithbauwerk viel älter ist als die keltische Kultur, zelebrieren weiß gekleidete Mitglieder diverser Druidenorden ihre alljährlichen Sonnwendfeiern. Der ehemalige Premierminister Winston Churchill gehörte einem Druidenorden an. Queen Elizabeth II. wie auch ihr Sohn Prinz Charles wurden zu Ehrendruiden ernannt. Und in Deutschland sind die Kelten nach dem Krieg allgemein zu attraktiveren Vorfahren avanciert als die Germanen, deren kulturelles Erbe von den Nationalsozialisten für ihre eigene Propaganda missbraucht worden ist.

Damals aktuell wie heute: die Sinnsuche

Trotzdem: Warum beschäftigen wir uns im 21. Jahrhundert mit einem Volk, das offiziell als antik gilt? Es ist wohl doch die alte, immer wieder strapazierte Suche nach dem Sinn des Lebens und in diesem Zusammenhang nach mehr Gesundheit.

In der Tat können uns die keltischen Ur-Ur-Urahnen dabei behilflich sein. Denn die Sinnstiftung war auch innerhalb der keltischen Gesellschaften ein wesentliches Thema. Das zeigen uns die alten Sagen, Märchen und Mythen, ganz besonders die Gralslegende mit ihren unermüdlich suchenden Rittern. Die keltische Zeit war eine Epoche des Austausches und des Miteinanders. Ausgehend vom Alpenraum verbreitete sich die Kultur etwa ab dem 8. vorchristlichen Jahrhundert über weite Teile Europas. Damals bauten die einzelnen Völker zu ihren Nachbarn enge Handelsbeziehungen auf. Während die Römer in späterer Zeit unterworfenen Völkern ihre Sitten und Gebräuche, Religion und Verwaltungsformen überstülpten, wurde die keltische Kultur vom jeweiligen Nachbarn in den meisten Fällen gern und freiwillig übernommen. Die Gründe sind plausibel: Die keltische Religion war lehrreich, sie erklärte den Menschen die Welt. Ihre Rituale gaben Halt und Orientierung. Aus philosophischer Sicht erhielten die Menschen Antworten auf Sinnfragen. Man fühlte sich eingebettet in die Natur, als Teil des grünen Reiches, nicht als ihr Eroberer. Die Kunst war eng mit der Natur verbunden und zeitlos schön. Die Medizin war hoch entwickelt und wirksam. Wir können uns heute leicht vorstellen, dass Angehörige von Völkern, die mit der keltischen Kultur in Berührung kamen, schnell fasziniert waren und gern das in ihren Augen Sinnvolle übernahmen.

Druiden, Barden und Künstler genossen höchstes Ansehen, weil sie den Menschen diese Werte vermittelten. Sänger und Dichter waren die einflussreichsten Berater der Könige und Stammesfürsten. Man stelle sich dies in der heutigen Politik einmal vor!

Anhand ihrer eigenen Geschichte haben die keltischen Völker gelernt, dass der heute oft zitierte Spruch »Der Weg ist das Ziel« schon den Kern der Sinnfrage berühren kann. Hinschauen, unterscheiden, lernen, das Bewusstsein weiterentwickeln – diese Aufgaben scheinen im Leben unserer Vorfahren eine größere Rolle gespielt zu haben als am Materiellen orientiertes Denken und Handeln. Jeder Kelte, ob Mann oder Frau, kannte die heiligen Mythen, die die Druiden erzählten. Die Geschichten sind sich in ihrem Kern immer ähnlich: Da ist zunächst der Ruf, der an die Hauptperson der Handlung gerichtet wird, dann bricht jene auf in die Welt, besteht zahlreiche Prüfungen. Später kommt es zur Einkehr und Besinnung mit dem Resultat der Erkenntnis. Letzter Schritt ist die Heilung. Diese Mythen sind ein wesentlicher Teil der Heilkunde. Sie geben Antworten: Mensch, schau hin, erkenne! Zuerst die Welt, dann dich selbst.

Ob bewusst oder unbewusst: Im Keltentum sind unsere kulturellen Wurzeln für uns alle greifbar. Dies gilt übrigens auch für die meisten weißen Nordamerikaner, deren Vorfahren einst vor der Armut von den britischen Inseln, aus Irland und vom europäischen Festland flüchteten, was das große Interesse am Thema erklärt, das auch dort herrscht. Wir brauchen heute nicht mehr neidvoll unseren Blick Richtung Osten zu wenden. Auch wenn die großen Bücher fehlen: Die spirituellen Wurzeln sind vorhanden. Hier, direkt vor unserer Nase. Wir müssen nur noch ein wenig Licht in die mächtigen »Nebel von Avalon« bringen und den Schleier lüften, den Jahrhunderte voller Irritationen, Fehlinterpretationen und Missverständnisse über Europa gebracht haben. Die Zeit ist reif.

Sie werden in den einzelnen Kapiteln dieses Buches immer wieder auf Ratschläge und Tipps stoßen, die ich aus dem keltischen Wissen abgeleitet habe. Es sind kleine Anregungen und Hinweise mit großer Wirkung, die Sie leicht in Ihren Alltag integrieren können. Dabei geht es bewusst nicht um revolutionäre Veränderungen, die Ihr Leben von heute auf morgen auf den Kopf stellen. Vielmehr sind es leichte Schritte nach vorn mit klarem Blick zurück. Das zeitlose, universelle Wissen zeigt sich nicht in wuchtigem Bombast, es sind die kleinen, steten Tropfen des Zaubertranks aus dem großen Druidenkessel, die uns heil machen. Auch habe ich Übungen in den Text eingebaut, die es Ihnen erleichtern, die alten Weisheiten in Ihrem Alltag zu leben.

Lassen Sie uns nun auf der Suche nach den historischen Kelten und ihren geheimnisvollen Druidenärzten im großen Buch der Geschichte blättern. Bevor ich es vergesse: Der Einfachheit halber benutze ich durchgehend die männliche Schreibweise. Mit »Druiden« sind auch immer »Druidinnen« gemeint. Die keltischen Frauen waren recht selbstbewusst und emanzipiert, sie hatten Zugang zu fast allen Berufen und Ämtern. Die Gewährsmänner aus der Antike berichten von Druidinnen, und auch unsere Historiker tun dies.

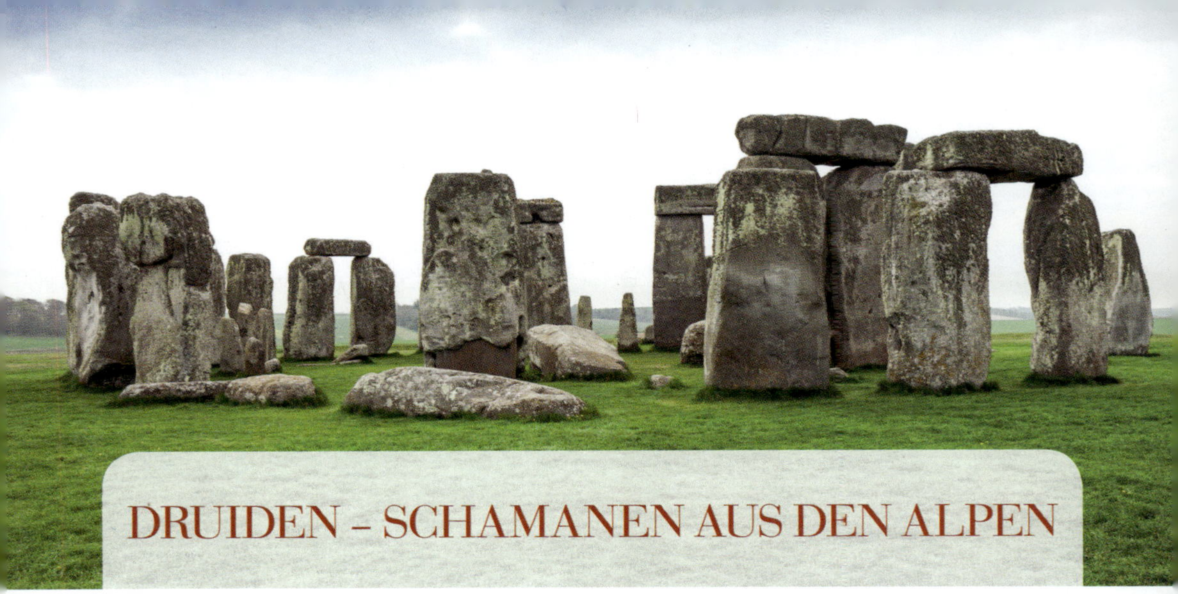

DRUIDEN – SCHAMANEN AUS DEN ALPEN

Es muss um das Jahr 5000 vor unserer Zeitrechnung gewesen sein, als eine schleichende Klimaveränderung auf unserem Planeten das Leben veränderte. Die Sommer wurden wärmer und länger, die Winter verloren an Kälte. Ihren Höhepunkt erreichte diese Erwärmung, so berichtet die Geschichtsschreibung, um das Jahr 1300 v. Chr. Damals setzten weltweite Hitzeperioden und in der Folge zahlreiche Vulkanausbrüche, Erdbeben, Sturmkatastrophen und Überschwemmungen den Menschen und der Natur heftig zu. Etwa um das Jahr 1200 v. Chr. endete diese Wärme- und Dürreperiode.

Während uns die geschichtliche Forschung gute Einblicke in den Alltag von Völkern der klassischen Kulturen geben kann, wie etwa in den der Ägypter, weiß man recht wenig über die Menschen, die vor 4000 oder 5000 Jahren in Europa gelebt haben. Historiker gestehen inzwischen ein, dass man die schöpferische Kraft der vorgeschichtlichen Europäer lange Zeit unterschätzt hat. Das Märchen von den primitiven Steinzeitmenschen, die im Schatten der großen Hochkulturen fellbehangen und mit zerzausten Haaren in Höhlen hausten, steht zwar immer noch in manchen Schulbüchern. Sein Haltbarkeitsdatum ist aber längst überschritten.

Bitte bedenken Sie: Es passt nicht zusammen, dass urzeitliche Menschen, die mehr oder weniger gerade erst von den Urwaldbäumen geklettert sein sollen, riesige Felsbrocken aus den Bergen brechen, nur um diese dann 400 Kilometer entfernt im Kreis aufzustellen – wie beim Bau der Megalithanlage von Stonehenge in Südengland geschehen. Nicht nur, dass allein schon der Transport eine Meisterleistung gewesen sein muss – nein, diese

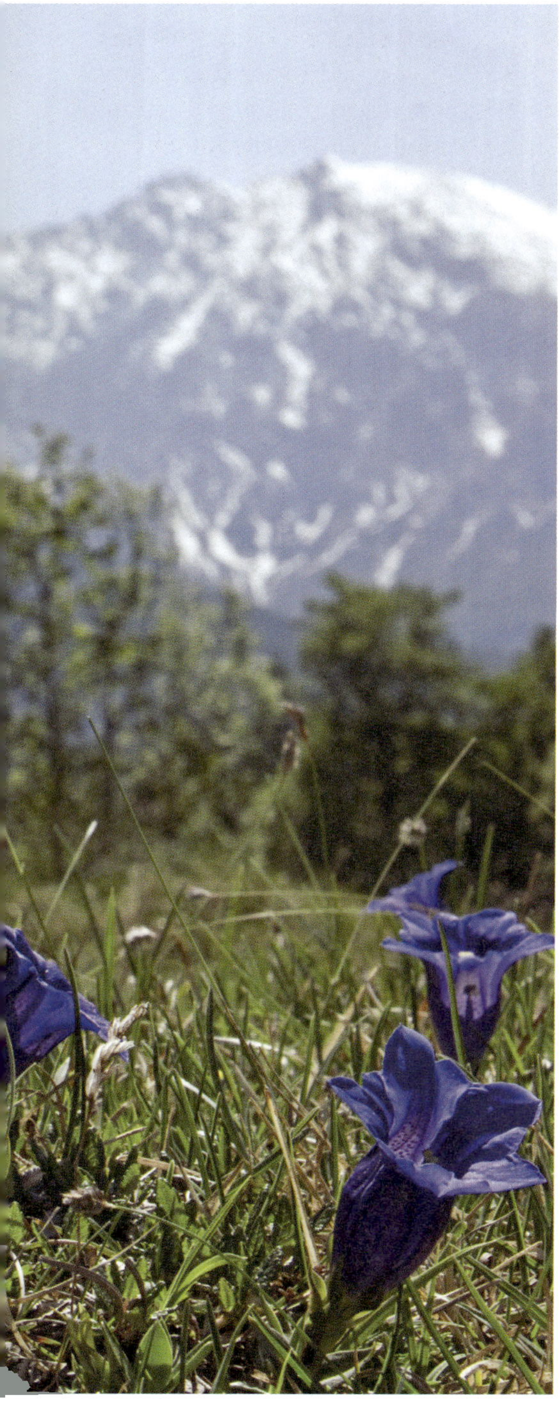

vermeintlichen Primitivlinge haben gleich einen kosmischen Kalender aus dem Hinkelsteinkreis in der Ebene von Salisbury gebastelt, der praktisch heute noch funktioniert.

Die Erbauer des »Steincomputers« von Stonehenge waren in der Lage, Mond- und Sonnenfinsternisse exakt vorauszusagen. Für jeweils 300 Jahre! Wer so etwas konnte, dem waren auch andere Dinge möglich. Als die keltische Kultur sich in Europa auszubreiten begann, hat es bereits eine hochstehende Vorgängerkultur gegeben, so viel darf man heute sagen. Inzwischen geht man davon aus, dass kulturelle Umwälzungen in der vorkeltischen Zivilisation ab dem 13. Jahrhundert v. Chr. einsetzten; Vorgeschichtler haben für diese Zeit umfangreiche mitteleuropäische Wanderungen nachgewiesen. Allerdings hatte diese Kultur, bedingt durch die damaligen Naturkatastrophen, ihre beste Zeit schon hinter sich. Was durch die Kelten genau von dieser Kultur übernommen wurde, ist nicht überliefert. Wir dürfen jedoch annehmen, dass die Megalithmenschen eine spirituelle Elite besaßen, die als Priester und Hüter des Wissens wahrscheinlich auch für die Heilkunde zuständig war. Jedenfalls weisen die wenigen Darstellungen aus jener Zeit – Höhlenmalereien, Plastiken – darauf hin. Es ist durchaus möglich, dass die Kelten hier auf ein bestehendes »Ur-Druidensystem« trafen, das ihnen brauchbar und sinnvoll erschien. Der Gedanke, dass die Ureinwohner angesichts des Untergangs ihrer Kultur ihr Wissen an befähigte Auserwählte aus Kreisen einer neuen Kultur weitergaben, ist legitim.

Kein Volk tritt plötzlich ins helle Rampenlicht der Weltbühne – mit voll entwickelter Kultur, Religion, Sprache, Sitten und Gebräuchen. Die Kultur der »Steinsetzer« ging mit großer Wahrscheinlichkeit im späteren Keltentum auf. Da man aus Wissenschaftlersicht kaum etwas über die Bewohner weiter Teile Europas in jener Zeit weiß, spricht man vorsichtig von Proto-Kelten.

Die Meinungen gehen auseinander, ob man bei den Kelten überhaupt von einem Volk sprechen kann. Einige Autoren tun es, andere nicht. Es besteht allerdings Einigkeit darüber, dass die kulturellen Gemeinsamkeiten ausschlaggebend dafür sind, dass man etwas als »keltisch« bezeichnen darf. Die Wiege des Keltentums stand mitten in Europa. Genauer gesagt, im heutigen Böhmen und im angrenzenden Österreich. Dort hatten sich ungefähr im 13. Jahrhundert v. Chr. zwei sehr unterschiedliche Menschengruppen zusammengetan. Sesshafte Bauern, die die Angewohnheit hatten, ihren Küchengefäßen die Form einer Glocke zu geben, und die deshalb heute als Angehörige der Glockenbecherkultur bezeichnet werden, und nomadische Reiter, die aus dem Süden des heutigen Russlands nach Westen vorgedrungen waren. Anscheinend förderte die Mischung aus Erdverbundenheit und Reisefreudigkeit, aus Erfahrung und Neugier die Kreativität enorm, denn vor etwa 3000 Jahren begann die vorkeltische Zivilisation, enorme Entwicklungssprünge zu machen. Findige Köpfe revolutionierten mit einem sehr effektiven neuen Eisenpflug die Feldbewirtschaftung, was eine enorme Steigerung der Ernteerträge zur Folge hatte. Man erzeugte nun mehr Nahrungsmittel, als man selbst essen konnte. Daher entwickelte sich der Handel mit den Menschen in den Nachbarregionen, was wiederum auch zu kulturellem Austausch führte. Weil man die Felder effizienter bewirtschaftete, blieb den Menschen mehr Zeit für Kunst, Religion und Musik. Bald breitete sich die neue Zivilisation aus, zunächst in die Alpentäler. Im heutigen Salzkammergut stießen die frühen Kelten auf einen Bodenschatz, der eine sehr wichtige Rolle für ihre zukünftige Entwicklung spielen sollte: Salz. Die wichtigsten Bergwerke, aus denen sie das weiße Gold ans Tageslicht förderten, lagen am Hallstätter See. Salz wurde im großen Stil aus der Erde geholt und entwickelte sich zum wichtigsten Handelsgut. Und mit den Salzlieferungen kamen auch die anderen schönen Dinge, die die Kelten produzierten, in die Welt. Sternförmig strahlte die keltische Kultur von der Bergwerksregion in alle Richtungen. Heute bezeichnet man sie nach ihrem geografischen Ausgangsort als Hallstattkultur. Im Laufe der nächsten 400 Jahre sind mehrere Handelsfürsten sehr reich geworden, und es bildete sich eine Adelskaste heraus, die sich stattliche Burgen leistete, die von gewaltigen Ringwällen umgeben waren. Diese Handelsfürsten müssen ziemlich pompös gelebt haben, denn Verstorbenen wurden riesige Schätze mit in die Gräber gegeben. Auch hielten sich die Fürsten eigene Armeen, mit denen sie bei Bedarf ihren Willen gegenüber dem restlichen Volk und den Nachbarn durchsetzen konnten. Man weiß nicht genau, wie es dazu kam, dass die Mächtigen ungefähr in der Mitte des 5. Jahrhunderts v. Chr. der Reihe nach gestürzt wurden, es wird jedoch vermutet, dass die geistige Elite, die Druiden, dahinter stand. Stellen wir es uns einmal so vor: Den Druiden gefiel nicht, dass die Macht dort lag, wo der Reichtum war. Sie stellten fest, dass die Reichen sich abschotteten und ihre Positionen ausnutzten – das Gleichgewicht innerhalb der Gesellschaft war deutlich gestört. Druiden waren Schamanen. Nur die Hochsensiblen beziehungsweise -sensitiven der einzelnen Stämme wurden für das Druidenamt ausgewählt: Menschen, die von anderen Druiden zunächst ausgiebig beobachtet und für fähig befunden worden waren. Und diese geistige Elite wusste sehr genau, dass Harmonie ein wichtiger Faktor war, wenn man das Gesamtwohl einer Gesellschaft im Auge hatte. Es scheint eine Revolution gegeben zu haben, die dafür sorgte, dass die alten Machthaber ihre Positionen verloren. Der Keltenforscher Manfred Böckl ist dieser Spur in seinem interessanten Buch »Schlangenring und Werwolfstein« nachgegangen und vermutet, dass mithilfe der Druiden eine sehr viel vernünftigere Regierungsform geschaffen worden ist. Demnach hätten die Druiden neue Stammesführer männlichen und weiblichen Geschlechts ausgebildet, die vorher aus den Fähigsten ausgewählt worden waren. Sie wurden an die Spitzen der Sippen und Stämme gestellt. Die Eichenpriester übernahmen dabei selbst die moralische und geistige Führung, was der weiteren Entwicklung eine sehr positive Richtung gegeben haben dürfte.[1]

Dass die neue Führungsschicht von einer spirituellen Elite angeleitet und beeinflusst wurde, hatte für alle große Vorteile. Nicht Macht und Gier waren es, was das Leben von nun an bestimmte, sondern ein sinnvolles Miteinander. Resultat war ein erneuter kultureller Aufschwung. Etwa um das Jahr

1 Vgl. dazu Manfred Böckl: Schlangenring und Werwolfstein.

450 v.Chr. begann die sogenannte La-Tène-Zeit, die bis ungefähr zum 1. nachchristlichen Jahrhundert andauerte. Wie in einer Kettenreaktion übernahmen die Nachbarvölker die keltische Kultur. Sie keltisierten sich quasi selbst, weil sie erkannten, dass dies etwas Neues war, das ihnen ein besseres Leben versprach. Die neue Kultur, die nebenan gelebt wurde, war praktischer, fröhlicher, plausibler. Das Keltentum verbreitete sich bis auf die Britischen Inseln und auf die Iberische Halbinsel. Es gab Kelten in Anatolien und im heutigen Russland. Handelsbeziehungen reichten bis nach Nordafrika und Asien. La-Tène-Zeit heißt die Epoche, weil man im gleichnamigen Ort in der Schweiz wunderbare Kunstschätze aus jener Zeit gefunden hat. Die Kelten von damals lebten uns ein Europa vor, von dem wir heute nur träumen können. Zu jener Zeit geschah es, dass sich eine Sprache gemeinsam mit einer unvergleichlichen Kunst und einer den Lebenssinn erkennbar machenden Spiritualität weit über den Kontinent verbreitete und damit der Beweis angetreten wurde, dass Einheit funktioniert, wenn die einzelnen Bestandteile passen. Die Anführer hatten weise Berater und Beraterinnen, Entscheidungen wurden nicht von Despoten getroffen. Und auch die einfache Bevölkerung hatte Mitspracherechte. Man hätte durchaus ein riesiges Imperium errichten können, aber das wollte keiner. Leider wurde die Ruhe auf Dauer von einem gierigen Feind gestört. Im 3. vorchristlichen Jahrhundert drängten die Römer die Kelten in Norditalien über die Alpen nach Norden. Bis zum Ende des 1. Jahrhunderts v. Chr. wurde das keltische Kontinentaleuropa vom Römische Reich vereinnahmt und bald darauf auch der Süden der britischen Insel. Lediglich Schottland und Irland blieben römerfrei, in Teilen auch Cornwall und Wales.

Mit den Augen der anderen

Im 5. vorchristlichen Jahrhundert berichtet Hekataios von Milet von keltischen Siedlungen und bezeichnet das Hinterland der ligurischen Küste als »Keltiké«. Nach ihm äußerte sich Platon über die kriegerische Gesinnung dieses Volkes und dessen kollektive Vorliebe für alkoholische Getränke. Auch wenn der Grieche Polybios in seinen Geschichtsschreibungen nur kurz auf die Kelten eingeht, gelten seine Aufzeichnungen neben denen seines Kollegen Poseidonios von Apameia als wichtige Quellen. Leider sind beider Originalschriften nicht erhalten geblieben; man kennt heute nur noch Zitate in den Arbeiten späterer Autoren.

Informationen über das Leben der Kelten finden sich, über den gesamten Text verstreut, in Gaius Julius Cäsars Aufzeichnung »Der Gallische Krieg«. Der spätere Kaiser war in den Jahren 58–51 v. Chr. römischer Prokonsul und eroberte als Feldherr Gallien. Sein großer Vorteil damals: Dank militärischer Geschlossenheit waren die römischen Armeen dem Gegner überlegen. Außerdem versuchten zu dieser Zeit drei gallische Fürsten gleichzeitig, das Land zu einen. Dabei bekämpften sie sich gegenseitig.

An der gegenüberliegenden Grenze des Keltenlandes verbreiteten die benachbarten germanischen Stämme Unruhe und fielen immer wieder verwüstend und nach Sklaven jagend ein. Dieser Bedrohung von zwei Seiten waren die keltischen Völker nicht gewachsen. Cäsar war der erste Autor, der (aus sprachlichen Gründen) zwischen den Kelten und den Germanen, die im Nordosten lebten, unterschied. Die Menschen rechts des Rheins, am Rand des nördlichen Keltenlandes, nannten sich selbst Sweben. Man vermutet heute, dass die Kelten sie als Germani bezeichneten. Es gab übrigens auch zwei keltische Stämme – einen an der oberen Rhone und einen anderen in Spanien –, die diesen Namen trugen. In Cäsars Aufzeichnungen lesen wir von großen stadtähnlichen Siedlungen, die er als »Oppida« bezeichnete. Titus Livius schuf mit seiner »Römischen Geschichte« ein Werk, das uns ebenfalls als wichtige Informationsquelle dienen kann. Sein Zeitgenosse Strabon von Amaseia befasste sich in seiner »Geografie« mit dem Norden Europas und den dort lebenden Menschen. Von Plinius dem Älteren finden sich in der Literatur viele Zitate seiner Berichte in Sachen Keltenkultur. Aus den Aufzeichnungen von Strabon von Amaseia erfahren wir, wie die Druiden Heilpflanzen, beispielsweise die Eichenmistel, den Bärlapp oder das Eisenkraut, sammelten und welche Rituale sie anwendeten, um die Heilkräfte der Natur freizusetzen.

Bis zum Beginn des 5. Jahrhunderts n. Chr. hielt die römische Vormachtstellung, dann brach das Reich zusammen. Während das Keltentum in den heute deutschsprachigen Ländern keine Kraft mehr hatte, sich neu zu erheben, versuchten die Britannier auf ihrer Insel eine Wiederbelebung. Fast wäre dies auch gelungen, doch dann standen schon die nächsten Invasoren vor der Tür: Angeln, Sachsen und Jüten hatten vom Festland her übergesetzt. Dass die Britannier gewaltigen Widerstand leisteten, erzählen uns die Sagen aus jener Zeit. Damals spielte sich auch das Geschehen ab, aus dem später die Legenden um König Artus, seine Ritter und den Druiden Merlin wurden. Die Eroberer siegten schließlich. Nur an den Rändern, in Wales, Cornwall, auf der Insel Man und in Schottland, konnten sich keltische Stämme halten. Dann fand eine intensive Christianisierung statt und ließ dem alten heidnischen Glauben in seiner ursprünglichen Form keine Chance. In Irland vermischte sich die keltische Spiritualität zunächst mit der römischen Religion, die damals noch nicht so festgeschrieben war. Das alte Wissen überstand im Untergrund die Anfeindungen. Es überlebte in den Häusern der Eingeweihten, die es nur an Auserwählte weitergaben. Oder bei den Mitgliedern fahrender Gruppen, die ihren Lebensunterhalt als Gaukler, Musiker und später auch als Minnesänger und Troubadoure verdienten. In diesem Fall waren es wieder die Hochsensiblen und Sensitiven, die die Überlieferungen hüteten, die nun zu Geheimnissen geworden waren.

Ein schriftlicher Quellenbereich, aus dem wir heute noch schöpfen können, sind die irischen und walisischen Sagen. Irgendwann nach dem 7. Jahrhundert n. Chr. wurde der Ulster-Prosazyklus aufgeschrieben nach den ältesten mündlichen Überlieferungen, die sich seit der Antike in der Volkserzählung erhalten hatten. Aus dem 12. Jahrhundert stammt der sogenannte Mythologische Zyklus. Im Mittelpunkt steht der legendäre Volksstamm der Tuatha De Danann. Druidisches Wissen spielt in dieser Mythologie eine zen-

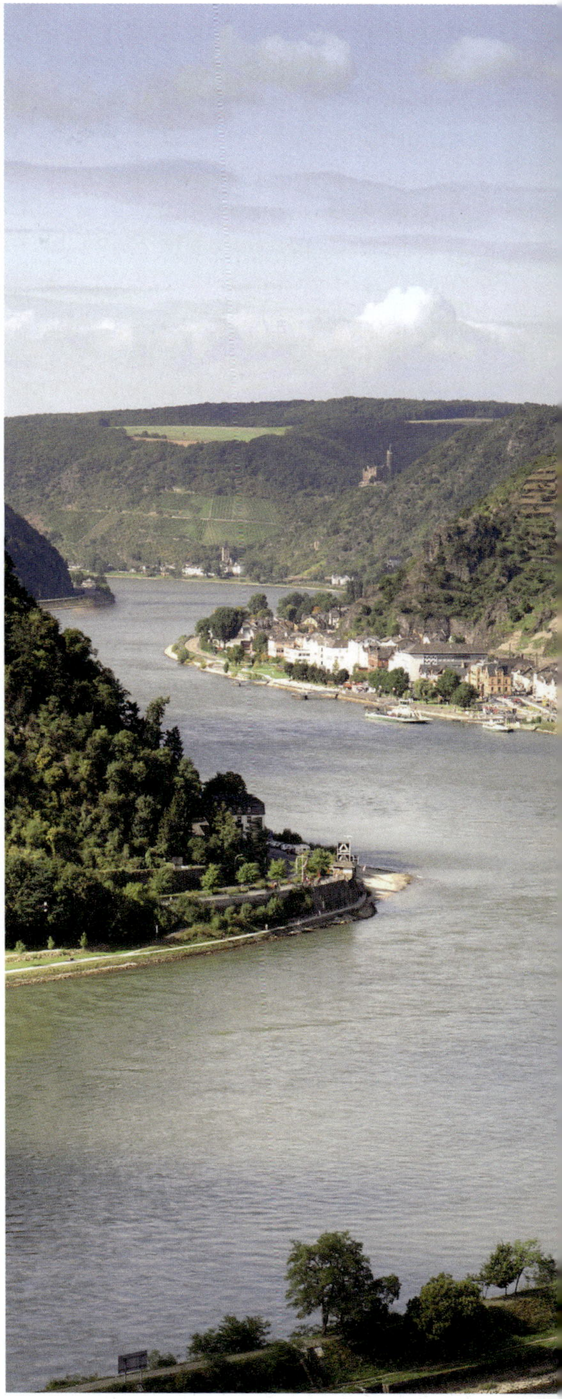

trale Rolle. Etwa aus der gleichen Zeit stammt der Fen-(auch Fenier-) Zyklus von Finn (Fionn), dem Führer der Fianna.

Auf dem Kontinent hatte die keltische Kultur um das Jahr 80 v. Chr. in manche Regionen einen Einbruch erlebt. In Süddeutschland zusammen verfielen bislang blühende Städte. Warum? Wissenschaftler wissen keine konkreten Antworten. Bald darauf besetzten die Römer weite Teile Europas. In den folgenden rund 500 Jahren war ihr Anteil an der Bildung einer neuen Kultur, die aus der Vermischung ihrer römischen mit der keltischen entstand, regional unterschiedlich stark ausgeprägt. Der Einfluss Roms nahm von Süd nach Nord ab. Als das Römische Reich zum Ende der Antike zusammenbrach, übernahm in der südlichen Region ab dem 5. Jahrhundert die Kirche mehr und mehr auch die staatliche Autorität. Die Franken, die bald darauf die Bildfläche betraten, besetzten viele politische Ämter im Süden Galliens mit Galloromern. Zuvor war die sogenannte norisch-pannonische Kultur im alten keltischen Ursprungsland in die von Norden vorrückenden Germanenstämme aufgegangen. Im 5. Jahrhundert fielen die Hunnen von Osten her ein. Europa erlebte einen gewaltigen Umbruch, im Zuge dessen neue Bevölkerungsgruppen entstanden, die auch alte keltische Sprach- und Kulturelemente übernahmen. Davon zeugen nicht nur heute noch gebräuchliche Orts-, Gelände- und Gewässernamen zwischen Mittelrhein und den Alpen, die auf ursprüngliche keltische Bezeichnungen zurückgehen, sondern auch Bräuche, Märchen und geheimes Wissen. In Irland, Wales, Schottland und in Cornwall hielten sich, wie schon gesagt, Reste des alten Keltentums. Aber nicht nur dort. Denn die Annahme, dass mit Beginn der römischen Zeit die keltische Sprache auf dem Festland ausstarb und das romanisierte Volk fortan offiziell nur noch Lateinisch sprach beziehungsweise die Sprachen der germanischen Völker übernahm, stimmt nur bedingt. Es blieben auch bei uns, wie in den Asterix-Comics, kleine keltische Inseln erhalten. So lebten beispielsweise noch im 4. und 5. Jahrhundert in der Region Mosel-Saar, in der römischen Provinz Belgica, ehemals keltische Stämme, die bis ins Mittelalter hinein durch eine eigene Sprache auffielen. Diese Sprache basierte auf dem Vulgärlatein und enthielt auch keltische Anteile. Der Kirchenvater Hieronymus, der von 347 bis 420 lebte, wunderte sich, dass in Trier Gallisch gesprochen wurde. Etwa zur gleichen Zeit benutzte der römische Dichter Ausonius, der auch einige Jahre in Trier lebte, in seinen Schriften viele gallische Namen und erwähnte die »druidische Herkunft« seiner Mutter.

In Europa gibt es noch eine Kultur, die am Rande existiert und von Historikern kaum beachtet wird. Es ist die der fahrenden Gaukler, Spielleute und Schausteller. Dieses fahrende Volk spielte seit dem frühen Mittelalter eine wichtige Rolle als Musikanten und Unterhalter, aber auch als Informanten und Verbreiter von Liedern, Sagen und Legenden, die auf den öffentlichen Plätzen und an den adeligen Höfen in Form von musikalischen oder schauspielerischen Darbietungen präsentiert wurden. Die Fahrenden bewahrten eine eigene Heilkunde, mit der sie auf den Märkten Geld verdienten. Sie sprachen eine eigene Sprache (und viele tun es heute noch), die Welsch genannt wird. Sie enthält Wörter, die auf einen keltischen Ursprung hinweisen könnten, und lässt in ihrem Namen Assoziationen mit Wales oder das Wallis zu. In der Mythologie etwa der Jenischen, eines fahrenden Volkes, das in der Schweiz als nationale Minderheit anerkannt ist, wird davon berichtet, dass es sich um die Nachfahren keltischer Stämme handelt, die von den Römern entwurzelt wurden.

Rom war gierig. Der wahnsinnige Hunger nach Macht und vermeintlichem Ruhm, der die Anführer eines eigentlich kleinen Stammes mitten auf dem italienischen Stiefel dazu trieb, große Teile Europas und Nordafrikas zu unterwerfen, brachte viel Leid mit sich. Andere Staaten wurden nicht nur unterworfen, es fanden sogar regelrechte Völkermorde wie etwa an den keltischen Ubiern und Menapiern im Rheinland statt. Auch wenn das Römische Reich in der Spätantike untergegangen ist, blieb der Menschheit dessen Gier erhalten.

Die Kelten hatten einen völlig anderen Bezug zu materiellen Dingen als die Römer, die nicht verstehen konnten, dass ihre Nachbarn den Toten wertvollen Besitz in Form von Gold, Silber und Edelsteinen mit ins Grab gaben. Oder dass man prächtige Kessel und Schwerter in Gewässern versenkte. Den Römern fehlte das ausgleichende druidische Element – ihre Kultur war krank. Und wir erleben heute noch täglich vor unseren Augen, dass die männlich dominierte Giergesellschaft die größten Bereiche unseres Lebens steuert. Gier treibt Firmen und Regierungen an.

Ist es ein Zufall, dass die Silbe »gier« mitten im Wort Regierung steckt? Es ist eigentlich heute noch so wie im alten Rom. Das Erlangen von Eigentum, Macht und Prestige gilt für einen großen Teil der Menschheit als Lebensziel, das Streben nach Gewinn und Wachstum ist der Motor der Gesellschaft. Die Römer wollten immer mehr, wollten Völker unterwerfen und ausbeuten. Letztlich scheiterten sie an sich selbst. Das Streben nach Besitz ist der Versuch, das Dasein zu ergreifen und so lange festzuhalten, wie es geht. Auch wenn autoritäre Herrschaftsformen im Verlauf der Geschichte immer wieder überwunden wurden, hat sich die Gierwirtschaft erhalten. Sie ist der Hauptgrund für die globale Umweltzerstörung und die Ursache für das große derzeitige und künftige Leid. Keiner kann die Gier verbieten. Menschen, die glaubten, dass Alternativen zum Kapitalismus – ob man sie jetzt Sozialismus oder Kommunismus nannte – die Gier überwinden können, sehen sich längst eines Besseren belehrt.

Wenn wir die Gier überwinden wollen, müssen wir bei uns selbst anfangen. Am Anfang steht immer Achtsamkeit. Sie hilft uns zu erkennen, wo uns unheilsame Kräfte gierig werden lassen. Sodann sollten wir diese destruktiven Motivationen gegen konstruktive austauschen. Dass dies funktioniert, zeigen uns die Naturvölker, und auch innerhalb der keltischen Kultur lassen sich Beispiele finden. Die Gier ist ein Produkt des menschlichen Geistes und lässt sich verwandeln. Ihr gegenüber stehen Mitgefühl und Liebe. Was die Erde betrifft, sollten wir Menschen erkennen, was wir anrichten, und die Schädigung unserer Umwelt unterlassen. In Mitteleuropa hat man beim Thema Waldsterben bewiesen, dass es Möglichkeiten des Eingreifens gibt. Auch die deutliche Einschränkung von FCKW-Gasen hat gezeigt, dass Gesellschaften durchaus in der Lage sind, vernünftig zu handeln. Allerdings beseitigt ein symptomatisches Vorgehen keine Gier. Wer sich selbst nur als kleines Rädchen im Getriebe empfindet und Entscheidungen Politikern, Konzernchefs oder generell »den anderen« überlässt, trägt nur wenig zur Besserung bei.

Zauberwort Achtsamkeit

Wir stehen an einem Wendepunkt. Der Autor Manfred Folkers schreibt passend dazu in seinem Buch »Achtsamkeit und Entschleunigung. Für einen heilsamen Umgang mit Mensch und Welt«: Wenn das Giersystem bestehen bleibt, sich auch künftig ungebremst ausdehnen darf und die Menschen sich weiterhin von ihm zu einem verschwenderischen Umgang mit den natürlichen Ressourcen treiben lassen, kann es für den Zustand des Planeten Erde keine heilsamen zukunftsfähigen Prognosen geben. Ungefesselt wird die vom Gierprinzip beherrschte Ökonomie unseren Heimatplaneten so lange malträtieren, bis die Erde selbst diese Entwicklung umdreht und sich die Wirkungen der zurzeit noch geleugneten Ursachen in einer deutlichen, nicht mehr kontrollierbaren Wucht zeigen.«[2] Nun, die Anzeichen sehen wir seit einigen Jahren vermehrt. Muss es denn erst so weit kommen, dass die Menschheit dazu gezwungen wird, von der Gier zu lassen? Wenn man sich anschaut, dass vor allem wohlhabende Menschen der Gier verfallen sind, sollte man nicht mehr von Unwissenheit sprechen, sondern schlichtweg von Dummheit.

2 Manfred Folkers: Achtsamkeit und Entschleunigung, S. 118.

Kühne Punks

Für die Griechen waren die Kelten die »Keltoi«, »Keltai« oder »Galatai«. Mit Letzterem sind die Galater gemeint, Adressaten des Apostels Paulus in seinem Brief an die Galater. Die Römer nannten die Kelten »Celtae« oder »Galli«. Die germanischen nördlichen Nachbarn kannten sie als »Welsche«. Dieser Begriff begegnet uns heute noch: Bezeichnungen wie »Wales«, »Cornwall«, »Wallis«, »Walsertal« oder »Wallone« gehen auf das germanische Wort zurück. Vermutlich haben sich die Kelten selbst »Keltoi« oder »Keltai« genannt und damit in ihrer Sprache »die Kühnen« gemeint.

Es ist ihnen nie gelungen, ein einheitliches politisches Gebilde zu schalten, das man als keltische Nation bezeichnen könnte. Dazu waren die einzelnen Stämme, Clans und Großfamilien zu eigenständig und der von ihnen besiedelte Raum zu groß. In ihrer Hoch-Zeit, also etwa vom 5. vorchristlichen Jahrhundert bis zur römischen Eroberung, lebten keltische Stämme auf den britischen Inseln, im heutigen Belgien und in den Niederlanden (die Nordgrenze verlief etwa dort, wo die Rheinausläufer ins Meer münden), in Frankreich, Luxemburg, halb Deutschland (bis zum nördlichen Niederrhein), in der Schweiz, Österreich, Tschechien, der Slowakei, in Ungarn, Rumänien, in einem

Teil der Türkei, in der nordostitalienischen Poebene sowie in Spanien und Portugal. Wenn man heute von den Kelten als Volk spricht, sind vor allem sprachliche, religiöse und kulturelle Gemeinsamkeiten dafür ausschlaggebend, weniger genetische. Aber auch was das Aussehen betrifft, lassen sich Gemeinsamkeiten erkennen. Die Römer und Griechen verglichen die Haarpracht der Keltenmänner oft mit Pferdemähnen. Manche kneteten ihr Haar mit Kalkwasser und strichen es senkrecht aus der Stirn. Andere schmierten sich Fett auf die Kopfhaut und färbten die Haare mit »Sapo« rot. Unser Wort Seife ist von diesem pflanzlichen Reinigungs- und Färbungsmittel abgeleitet, das unter Zuhilfenahme von Talg und Asche hergestellt wurde. Was die Stimmen betrifft, besteht bei den antiken Autoren ebenfalls Einigkeit: Sie werden als tief und rau bezeichnet. Müsste man heute einen typischen Kelten aus der Zeit der römischen Kriege beschreiben, wäre ein Wort passend: Punks!

Unsere antiken Gewährsleute beschreiben die Kelten als den germanischen Nachbarn nicht unähnlich. Ammianus Marcellinus schildert sie als groß, mit heller Haut und von recht wildem Aussehen. Von der hellen Hautfarbe leitet Isidor von Sevilla den Namen der Gallier ab. Das griechische Wort »gala« bedeutet »Milch«. Von den Siluri und Picti in Britannien ist bekannt, dass sie Kriegsbemalungen und Tattoos trugen.

Die Kelten hatten eine klare Einteilung in drei Kasten: Adel, Volk und Knechte. Cäsar berichtet, dass die Männer über Leben und Tod ihrer Frauen und Kinder gebieten durften. Es soll nicht selten vorgekommen sein, dass beim Tod eines vornehmen Mannes seine Ehefrau(en) und Bedienstete ihm (unfreiwillig) ins Jenseits folgten. Adelige Männer hatten das Privileg, mehrere Frauen heiraten zu dürfen. Im Volk war jedoch die Einehe üblich. Laut Cäsar war das Verhältnis Adel zu Volk 1 : 10. Die keltischen Adeligen bezeichneten einen Gefolgsmann als »ambactus«. Wörtlich übersetzt bedeutet dies »jemand, der um einen anderen herum ist«. Unser Begriff »Amt« ist aus diesem Wort hervorgegangen.

Könige und Seher

Durch die Romanisierung der keltischen Welt ist auf dem europäischen Kontinent die keltische Sprache nicht überall, aber größtenteils verschwunden. Die Bevölkerung hatte Sitten, Sprache und Kultur der Römer übernommen. Historiker deuten dies aus Grabsteininschriften, die nach dem ersten Jahrhundert keine keltischen Namen mehr aufführen. Fluss- und Ortsbezeichnungen blieben unter den Römern aber weiterhin erhalten. Auch heute noch begegnen uns Orts-, Gewässer- oder Personennamen, die keltischen Ursprungs sind. So bleibt die Erinnerung an das Volk der Helvetier in der lateinischen Form des Schweizer Staatsnamens (Helvetia) erhalten. Dort spricht eine Minderheit noch Rätoromanisch. Diese Sprache geht auf den Stamm der Räter zurück, die ursprünglich in der heutigen Schweiz lebten, während die Helvetier im Schwarzwald zu Hause waren. Die Stadt Bregenz benannte man nach dem Stamm der Briganti. Aus dem keltischen Ortsnamen Cambodonum wurde Kempten. Im heutigen Paris waren einst die Parisier beheimatet. An die Belgen erinnert der Staatsname Belgien. Die seit dem Mittelalter für das antike Caledonia geläufige Bezeichnung Scotland/Schottland geht auf die Scotti zurück, die aus Irland übergesetzt hatten, um später gemeinsam mit den dort ansässigen Pikten das römische Britannien anzugreifen. In Gallien lebten laut Tacitus in antiker Zeit 64 Stämme. In Galatien (Inneranatolien) waren es sechs, in Irland fünf, in Spanien vier. Die kleinsten Stämme hatten maximal 50 000 Mitglieder, die größeren bis zu 200 000, die sich wiederum auf diverse Unterstämme verteilten. Zunächst hatte jeder Stamm einen eigenen König. Zu Zeiten Cäsars waren an deren Stelle allerdings schon Adelsgeschlechter getreten, die die Regierung übernahmen. Ein Keltenkönig hatte nicht nur den Oberbefehl im Kriegsfall, sondern neben rechtlichen auch sakrale Aufgaben. So galt der Galaterkönig Deiotarus als einer der berühmtesten Seher seiner Zeit.

Für die Könige spielte das Thema Gesundheitsvorsorge eine sehr große Rolle. Es war ihre Pflicht, körperlich unversehrt zu bleiben. Man befürchtete ansonsten den Entzug der göttlichen Gnade. Zunächst lebten die Kelten in dörflichen Siedlungen, später legten sie auch kleinere Städte mit burgartigen Befestigungen oder Fluchtburgen und Fürstensitze in Höhenlagen an. Etwa ab dem 2. Jahrhundert v. Chr. entstanden zentrale Städte als Mittelpunkte der Stammesgebiete. Die meisten Namen dieser Städte trugen die Endung »acum«, z. B. Antennacum für das heutige Andernach oder Mogontiacum für Mainz. Übrigens lautet der längste heute noch erhaltene keltische Ortsname Llanfairpwllgwyngyllgogerychwyrndrobwllllantysiliogogogoch. Wörtlich übersetzt bedeutet er »Haseln in der Nähe eines schnellen Wirbels und der St.-Thysilio-Kirche gegenüber der Steininsel Gogo« und gehört einem walisischen Dorf auf der Insel Anglesey. Aus Platzgründen findet man auf Landkarten allerdings nur die Abkürzung Llanfair P. G.

Die Kunst des Überlebens

Das Pech der Kelten war, dass sie nie als geeinigter, militärisch organisierbarer Staat auftraten. Dadurch waren sie den straff gedrillten und nach Plan agierenden Römerheeren unterlegen. Im Zuge der Romanisierung Europas gingen sie in den nachfolgenden Völkern auf. Der keltische Geist war und ist jedoch nicht unterzukriegen. Mittlerweile erleben wir die dritte Renaissance des keltischen Kulturlebens. Jede dieser Wiederbelebungen erschuf eine zentrale (Identifikations-) Figur. Im frühen Mittelalter war dies der Sagenkönig Artus, später war es Ossian, der um 1760 von James Macpherson erfundene schottische Romanheld, und in der Jetztzeit, seit Ende der 1950er-Jahre, der römervertrimmende Schnauzbart Asterix. In den beliebten Büchern der französischen Comic-Autoren René Goscinny und Albert Uderzo haben die Kelten vor nichts Angst – außer davor, dass ihnen der Himmel auf den Kopf fallen könnte. Diese Aussage ist historisch belegt. Eine schriftliche Quelle aus dem Jahre 335 v. Chr. berichtet von einem Treffen Alexanders des Großen mit keltischen Gesandten in der ungarischen Tiefebene, wo den Kelten die Frage nach ihrer größten Angst gestellt wurde und ebenjene berühmte Antwort fiel. Heute zählt man die Kelten offiziell zu den »verschwundenen Völkern«. In der Weltgeschichte kann man zwei Formen von »Völkerschwund« beobachten: Die erste Variante ist die der Ausrottung eines gesamten Volkes samt Verwüstung des Landes und anschließender Neubevölkerung. Variante zwei, die auf die Kelten zutrifft, ist der Wechsel von Namen, Lebensart und Staatsform. Die Kelten wurden, mit Ausnahme einiger weniger Stämme, von den Römern nicht vernichtet. Ihre Nachfahren leben heute noch, der größte Teil der Mitteleuropäer hat keltische Vorfahren.

Haben die Druiden auf dem europäischen Kontinent ihre Mitmenschen davon überzeugen können, dass es sinnlos war, gegen eine organisierte Übermacht wie das römische Heer bis zum letzten Blutstropfen zu kämpfen? Wir wissen es heute nicht. Der Gedanke ist jedoch legitim. Die keltischen Völker erscheinen uns im Rückblick als eine wandlungs- und aufnahmefähige Sorte Mensch, der eine Anpassung an die Kultur einer Übermacht näher lag als der schrittweise Untergang in aussichtslosen Guerillakämpfen. Der rote Faden, der sich durch die Geschichte des Keltentums zieht, ist die Übernahme von Sinnvollem und die Anpassung an Vorhandenes und Neues. Die Kelten dachten und handelten vermutlich sehr pragmatisch. Ihre Art zu agieren war geprägt vom weiblichen Prinzip des Verbindens und

Heilens. Die Römer dagegen verkörperten mit der gewaltsamen Unterwerfung ihrer Nachbarvölker und einem grenzenlosen Expansionsdrang den männlichen Aspekt des Bekämpfens, Besiegens und Unterwerfens. Dieser Umstand führt uns zu einem wichtigen Lernschritt auf dem druidischen Weg: der Fähigkeit, sinnvoll und friedlich zu leben, ohne zu kämpfen.

Friedlich leben, ohne zu kämpfen

Die römischen Eroberer waren aggressiv. Eitle Kaiser und Heerführer trieben ihre Soldaten von Sieg zu Sieg, nur um allen anderen und sich selbst zu beweisen, was für tolle Kerle sie waren. Den keltischen Weg zu gehen bedeutet, seine Probleme selbst zu lösen, ohne dass andere Menschen oder gar Völker darunter leiden müssen. Eine hilfreiche Übung ist dabei die feste Absicht, so gut zu sein, wie man kann. Lernen Sie aus Niederlagen, anstatt nach Ausreden zu suchen. Und schieben Sie die Schuld für Ihre Misserfolge nicht anderen in die Schuhe. Niederlagen haben nur einen Zweck: Sie drängen uns die Frage auf, was wir beim nächsten Mal besser machen können. Die Römer sind durch ihre Kriege und Eroberungen vielleicht materiell reicher geworden. Glücklicher waren sie trotzdem nicht.

Und diese Erkenntnis führt uns gleich zu einem weiteren Punkt. War die individuelle keltische Seele, als sie sich noch uneingeschränkt entfalten konnte, glücklicher als das kollektive Bewusstsein der römischen Eindringlinge? Die Druiden haben durch ihre spirituelle Praxis erkannt, dass Glück letztlich der Ausdruck eines Lebens in Harmonie ist. Und diese Harmonie – mit der Geistigen Welt, mit der Natur, mit allem, was ist – war ihr zentrales Thema.

Von glücklichen Menschen lernen

Eine gute Übung auf dem druidischen Weg ist es deshalb, glückliche Menschen zu beobachten und von ihnen zu lernen. Der allererste Schritt ist der in Richtung innerer und äußerer Harmonie. Im Bewusstsein, Teil eines großen Ganzen zu sein, empfindet sich ein glücklicher Mensch nicht als getrennt von seiner Umgebung. Er ruht in sich selbst und nimmt zugleich aktiv am Leben seines direkten Umfeldes teil. Misserfolge sind für den glücklichen Menschen keine Niederlagen, sondern lediglich Rückmeldungen. Er bewertet sie nicht als persönliches Versagen, sondern als Lernschritte. Glückliche Menschen nehmen sich selbst nicht allzu ernst. Übertriebene Ernsthaftigkeit führt leicht zu Verbissenheit. Wer über sich selbst lachen kann, geht mit sich und mit seinen Mitmenschen behutsamer um. Abgesehen davon werden beim Lachen glücklich machende Stoffe im Organismus freigesetzt. Glückliche Menschen arbeiten zielstrebig, ohne sich selbst zu zermürben. Sie vergeuden keine Energie mit unnützem Grübeln und können langfristige Ziele verfolgen, ohne dabei auf den kurzfristigen Genuss und die Freuden am Rande zu verzichten. Weil sie sich selbst Genuss gönnen, vermeiden sie Frustrationsgefühle. Die keltische Kultur ist voller Beispiele dafür.

Als die Römer und später die Germanen der keltischen Kultur ein oberflächliches Ende setzten, taten die Kelten das einzig Vernünftige: Sie arrangierten sich mit den Gegebenheiten und haderten nicht mit ihrem Schicksal. Optimistisch stellten sie eine Verbindung her zwischen den für sie neuen Perspektiven einer anderen Kultur und ihren Erkenntnissen und Überlieferungen. Sie hatten erkannt, dass sich alles in einem steten Wandel befindet. An den westlichen Rändern der alten Welt hat das ursprüngliche Keltentum länger überleben können und immer wieder Renaissancen erlebt – in Irland, Wales, Schottland, Cornwall, auf der Insel Man und in der Bretagne. Dort lebte eine scheinbar ausgestorbene Kultur fort – vor allem in der sakralen Buchmalerei und in der literarischen Mythologie machte sie auf sich aufmerksam. Wie stand es aber um die Religion der Kelten? Um die Heilkunde? Ist das Wissen der Druiden wirklich, wie uns die Geschichtsbücher erklären, mit der Christianisierung untergegangen? Und überhaupt, welche Wirkung hatte die Einführung des christlichen Glaubens in Europa auf das druidische Wissen?

Der Klügere gibt nach

Es hätte auch anders kommen können. Die westliche Geschichte und das immer noch vorherrschende, von einem bibelgläubigen Christentum geprägte Weltbild sind bis in die heutige Zeit mit einem Mann verbunden: Kaiser Konstantin, genannt der Große. Konstantin beherrschte das Römische Reich von 312 n. Chr. bis zu seinem Tode im Jahre 337. Heute wird er als Schlüsselfigur in der Geschichte und Entwicklung des Christentums bezeichnet. Die Überlieferung präsentiert uns diesen Mann als frommen Konvertiten, der dem Christentum zur offiziellen Anerkennung verholfen hat. Die Legende berichtet von einer Vision, die er vor der entscheidenden Schlacht gegen seinen Thronrivalen Maxentius gehabt haben soll. Im Schlaf sah er ein am Himmel schwebendes Kreuz mit der Inschrift »In hoc signo vinces« (In diesem Zeichen wirst du siegen). Konstantin soll nun eilig die Schilde seiner Soldaten mit den griechischen Buchstaben chi und rho, den beiden ersten Buchstaben des Wortes »Christus«, versehen und den Gegner bezwungen haben. Von da an galt Konstantins Sieg gleichsam als Triumph des Christentums über die Heiden.

Im Jahre 325 leitete er das Konzil von Nizäa. Damals wurde bestimmt, dass Rom offizielles Zent-

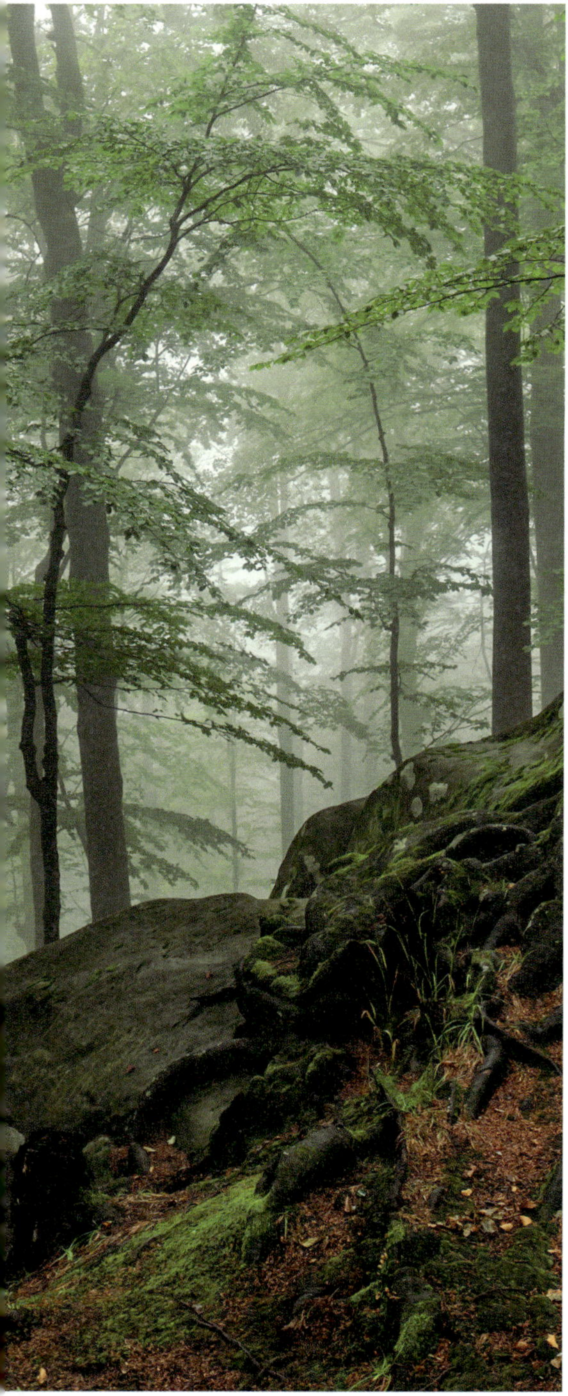

rum des christlichen Glaubens sein sollte. Und es wurde damit begonnen, festzulegen, was ein Mitglied der christlichen Religionsgemeinschaft in Zukunft zu glauben habe und was nicht. Abweichungen von den festgeschriebenen Dogmen galten bald schon als Häresie. Wir dürfen annehmen, dass das Christentum, wie wir es heute kennen, eigentlich nicht aus der Zeit Jesu stammt, sondern zur konstantinischen Zeit mehr oder weniger amtlich festgelegt wurde. In diesem Sinne verwende ich in den folgenden Kapiteln den Begriff Christentum.

Übrigens blieb Konstantin zeit seines Lebens ein Anhänger des heidnischen Sol-Invictus-Kultes, in dessen Zentrum die Leben spendende Sonne stand. Er selbst wurde erst auf dem Totenbett getauft. Für ihn waren die inzwischen sehr zahlreich gewordenen Christen im Römischen Reich wichtige Verbündete im Kampf um die Macht. Ein Glaube, der der Politik nutzte, wurde toleriert und gefördert. Bis zu diesem Zeitpunkt waren die Christen in erster Linie Anhänger der Lehren Jesu gewesen. Konstantin richtete den Glauben auf einen einzigen Himmelsgott aus und erhob diesen zu seinem offiziellen Schutzherrn. Die Rolle von Jesus als Messias wurde zunächst ignoriert, vielmehr sah sich Konstantin selbst in dessen Nachfolge. Die Christen gingen aus praktischen Gründen diesen Kompromiss ein. Als Gegenleistung wurde ihre Religion offiziell anerkannt. Für unser Thema ist die Tatsache wichtig, dass das Christentum von nun an unaufhaltsam auf dem Weg an die Macht war. Als es schon bald nach Konstantin Regierungszeit römische Staatsreligion wurde, verloren die Kelten mit ihrer alten Religion auch den Berufsstand der Druiden. Denn diese waren als Vertreter einer persönlich erfahrbaren Spiritualität in einen durch Regeln und Gesetze gleichgeschalteten Verordnungsglauben nicht eingliederbar. Sie wurden zu Feinden der Kirche erklärt. Religiöse Funktionäre agieren wie die meisten Menschen in Machtpositionen – Kräfte, die ihren Status zu gefährden drohen, werden von ihnen bekämpft und vernichtet. Die keltischen Heiler und Schamanen, einstmals die Angesehensten ihres Volkes, waren nun Geächtete und Verfolgte. Es war ihnen nicht mehr möglich, wie früher den Druidennachwuchs auszubilden und ihre uralten, ewigen Lehren weiterzugeben. Nur im Untergrund, in den Wäldern, wo das Auge des Gesetzes die verborgenen Treffen weniger Eingeweihter nicht erspähen konnte, lebte das geheime Wissen weiter.

Auf dem Land, bei der bäuerlichen Bevölkerung, blieben viele alte Riten und Vorstellungen erhalten, sie änderten lediglich Äußerlichkeiten und passten sich dem Christentum an bzw. integrierten die Menschen den christlichen Glauben in ihr heidnisches Weltbild. Dies gilt nicht nur für die römische Zeit, sondern für das komplette Mittelalter und die darauf folgenden Jahrhunderte.

Retter der Kultur

In Irland und Schottland sah die Situation etwas anders aus. Der Einfluss Roms und die Völkerwanderung drangen nicht bis hier hin vor. In Irland entwickelte sich ein eigenständiges Christentum, das das Druidentum in sich aufnahm, anstatt es zu vernichten. Das alte magische Heilwissen war hier leichter einzugliedern, zumindest in den ersten Jahrhunderten. Die irischen Mönche verschwendeten ihre Energie nicht an die aussichtslose Bekämpfung alter heidnischer Elemente. Sie widmeten sich einer Aufgabe, deren Wert wir erst heute richtig abschätzen können: der Rettung der Schriften des klassischen Altertums. Vom europäischen Festland waren Kultur und Wissenschaft in den Jahrhunderten zwischen dem Untergang Roms und dem Mittelalter so gut wie verschwunden. Barbarische Eroberer, zerstörungswütig und ohne Sinn für kulturelle Errungenschaften fremder Völker, hatten im 5. Jahrhundert n. Chr. das Römische Reich überrannt. Die Vandalen plünderten Kunstschätze, verbrannten wertvolle Bücher und zerstörten in einem gewaltigen Rundumschlag die klassische Zivilisation Europas. Schriften, die gerettet werden konnten, wurden auf dem Seeweg nach Irland in Sicherheit gebracht, weit weg von den Brandstiftern. Und die Iren hatten ja gerade erst richtig lesen und schreiben gelernt! In den neuen Klöstern wurde daraufhin geschrieben, was das Zeug hielt. Die Mönche kopierten alles, was sie in die Finger bekamen – in diesem Fall die gesamte noch vorhandene westliche Literatur. Nur durch die emsige Arbeit der keltischen Neuchristen in den kargen Mönchszellen, aber auch in der freien Natur konnten die griechisch-lateinische und die römisch-christliche Kultur erhalten werden. Der Abt Columban, der auch als Dichter berühmt war und noch in der Druidentradition stand, gilt heute als Schlüsselfigur bei der Rettung der klassischen abendländischen Literatur. Man kann ohne Übertreibung sagen, dass ohne die irischen Mönche, so gesehen christliche Druiden oder druidische Christen, die lateinische Literatur verloren gegangen wäre. Für die Bewohner der Grünen Insel ist dies eine selbstverständliche Tatsache, die den meisten Mitteleuropäern allerdings völlig unbekannt ist. Später, als sich auf den Trümmern Roms neue Zivilisationen gebildet hatten, kehrten die Bücher auf den Kontinent zurück.

Die Indianer Europas

In gewisser Weise sind die Kelten auch eine Art Indianer Europas. Es finden sich verblüffende Übereinstimmungen: Auch die »American Natives«, die Ureinwohner Nordamerikas, lebten in weit auseinander liegenden Gebieten, um sich mit ihren roten Brüdern gelegentlich zu bestimmten Zwecken – z. B. militärischen – zusammenzutun. Beide Völker sind in ihrer Spiritualität erd- und naturverbunden, der Boden und die nicht sichtbaren Wesen aus der anderen, der feinstofflichen Welt werden mit großem Respekt behandelt.

Die roten Brüder wie auch die keltischen Schnauzbärte richteten ihr Handeln nach dem Prinzip der Balance mit der sie umgebenden Natur aus. Und beide Kulturen lebten im Hier und Jetzt, ohne Blick auf ein Himmelreich, in das man nach einem braven, gottgefälligen irdischen Dasein käme. Die Kelten haben uns vorgelebt, wie man gemeinsam mit Geistern, Göttern und sonstigen Feinstofflichen seine Zeit auf der Erde verbringt, ohne auf Erlösung in ferner Zukunft zu hoffen. Der keltische Weg ist der »irdische Weg«.

Ortsbewusstsein

Unsere nächste Übung auf dem keltischen Weg ist eine ganz einfache, dafür aber wesentliche: Werden Sie sich bewusst, dass das wahre Leben immer direkt vor Ihrer Nase stattfindet. Auch die angehenden Druiden mussten erst lernen, im Hier und Jetzt zu leben, bevor sie den Kontakt zu den Geistern und Göttern herstellen konnten. Mehr als sieben Jahre lang waren sie damit beschäftigt, ihre Umgebung genau zu beobachten, die Eigenarten und Heilwirkungen der Pflanzenwelt zu erkennen, die Kraft der Bäume zu erforschen und das Wetter vorherzusagen. Machen Sie, wie die Nachwuchsdruiden auf ihrem Einweihungsweg, kleine, aber effektive Schritte. Setzen Sie sich mit dem Land, in und auf dem Sie leben, auseinander. Viele Menschen interessieren sich heute für Heilmethoden und -pflanzen fremder Völker. Aber: Kennen Sie all die grünenden und blühenden Schätze Ihrer Umgebung? Wissen Sie um die starken Kräfte unserer heimischen Bäume? Gehen Sie Ihren eigenen Wurzeln auf den Grund. Lauschen Sie bei Ihrem nächsten Spaziergang dem Rauschen der Blätter, anstatt sich in Gedanken zu verlieren und sich nach dem Plätschern ferner Meereswellen zu sehnen. Erfreuen Sie sich bei Ihrer Wanderung an den Schönheiten von Wald und Wiese, anstatt vom exotischen Dschungel zu träumen. Bleiben Sie in Ihren Gedanken stets »vor Ort«. Tun Sie es den druidischen Barden gleich, und halten Sie Ihre Eindrücke in einem Gedicht oder Märchen fest. Oder malen Sie, unbedarft wie ein Kind, ein Bild. Warum nicht mit Stift und Malblock auf der Parkbank sitzen statt mit einem Reiseführer für den nächsten Urlaub? Es ist einfacher, als Sie glauben, den Eindruck, den eine Landschaft hinterlässt, auf Papier zu bringen. Spüren Sie die Kraft der Erde, auf der Sie gehen? Fühlen Sie die Energie der Bäume? Hören Sie die Stimmen der Natur? Je mehr Sie im Hier und Jetzt leben, desto intensiver werden Sie die Verbindung zur Natur und den in ihr lebenden Wesen aufnehmen. Gehen Sie den Weg der Druiden, hier und jetzt.

Kelten und »American Natives« haben noch eine weitere Gemeinsamkeit, die wir uns einmal aus der Nähe anschauen wollen.

Aller Anfang – Schamanismus

Das heilkundliche Wissen der Druiden wurde mündlich an solche Schüler weitergegeben, die man für den Beruf des Druiden für fähig hielt, zusammen mit praktischen Hinweisen und technischen Anleitungen. Aber woher, um alles in der Welt, stammt dieses »magische« Wissen, in dem die Heilkunde einen zentralen Platz hat und das uns heute noch fasziniert? Und wieso finden sich deutliche Parallelen zwischen räumlich weit voneinander entfernten Kulturen, beispielsweise in der Anwendung von Heilkräutern oder bezüglich bestimmter ritueller Handlungsabläufe? Wer sich mit den heilkundlichen Traditionen der Völker dieser Erde befasst, wird immer wieder mit der Nase auf verblüffende Ähnlichkeiten gestoßen. Zwei Erklärungsmodelle stehen uns zur Verfügung:

In vielen Büchern findet sich die interessante These, dass alles Wissen dieses Planeten zu jeder Zeit vorhanden war und ist. Sie können sich vereinfacht eine Art unsichtbare, riesige Festplatte vorstellen, auf der sämtliche Informationen gespeichert sind. Manche Menschen haben die Fähigkeit, auf diese zuzugreifen. Durch Meditation oder bestimmte Trancetechniken versetzen sie sich bewusst in einen Zustand, der ihnen Zugang zu diesen Daten gewährt. Dies erklärt manche außersinnlichen Phänomene, Hellsichtigkeit zum Beispiel. Die Druiden als Magier könnten auf diese Art und Weise erfahren haben, welche Heilpflanze sie für welche Krankheit zu verwenden hatten. Auch kann es auf diesem Weg möglich gewesen sein, sämtliche anderen Heilmöglichkeiten zu erkennen.

Erklärung zwei geht von der Existenz einer Geistigen Welt aus. Dort befinden sich, feinstofflich und für uns mit den normalen Sinnen nicht wahrnehmbar, nicht inkarnierte Seelen. Einfach ausgedrückt: In der Geistigen Welt halten sich diejenigen auf, die zurzeit keinen menschlichen Körper besitzen, um damit auf Erden zu wandeln. In Kreisen, in denen der Glaube an die Wiedergeburt eine Rolle spielt, wird diese Geistige Welt als die »andere Seite« betrachtet, in der auch die Pflanzen- und Naturgeister, Feen, Elfen und Engel angesiedelt sind. Mit unseren normalen Sinnen können wir diese Welt nicht wahrnehmen. Aber auch hier gilt: Durch bestimmte Veranlagungen, erlernbare Techniken und Lebensweisen ist es möglich, mit ihr in Kontakt zu treten und Informationen aus ihr zu erhalten. Was den Bereich der Heilung angeht, kommt diese Theorie dem schamanischen Weltbild sehr nahe.

Und damit sind wir beim Thema. Aus der Sekundärliteratur römischen und griechischen Ursprungs und aus den Büchern über keltische Mythen, die die irischen Mönche per Hand vervielfältigten, erfahren wir Folgendes: Die Druiden haben bei Heilungsritualen die Kräfte der Natur angerufen; diese Kräfte sollten ihnen helfen, eine Krankheit aus einem Menschen zu entfernen. Bei Segnungszeremonien wurden die Elemente und die geistigen Helfer der Natur- und Tierwelt beschworen. Um in Kontakt mit der Anderswelt, dem Bereich der Seelen und Geistwesen zu treten, hatten die Druiden gelernt, ihr Bewusstsein zu verändern. Sie nahmen bestimmte pflanzliche Drogen ein, um in diesen Bewusstseinszustand zu gelangen. Ebenso kannte man, wie die Indianer, Schwitzhütten. Rituelle Gesänge und Tänze zu Trommelbegleitung waren weitere Methoden der Reise. All diese Vorgehensweisen sind eindeutig schamanisch. Auch weisen Funde, wie beispielsweise ein in Hooks Cross in Großbritannien entdeckter Geweihkopfschmuck, darauf hin, dass die keltischen Druiden Tiergestalt annahmen, um mit der Geisterwelt in Kontakt zu treten. Für die Kelten waren ihre Götter, Göttinnen und Geister, mit denen sie in Teamarbeit zu heilen beabsichtigten, durchaus im direkten Kontakt erreichbar, von Angesicht zu Angesicht. Allerdings nicht von jedem Durchschnittskelten, dafür waren die Druiden als Schamanen zuständig. Was einen Schamanen von einem gewöhnlichen Naturheiler unterscheidet, ist die Fähigkeit zur Reise in die Anderswelt. Mithilfe der Geistwesen können Schamanen Krankheiten heilen, indem sie sie wie einen dünnen Faden aus dem Körper des Patienten »herausziehen«.

Da es in der jenseitigen Welt keine Zeit, nach unserem Verständnis bemessen, gibt, sind die Schamanen auch in der Lage, Ereignisse aus der Vergangenheit wie auch zukünftige Geschehnisse zu sehen. Das lineare Zeitsystem gilt nur für die grobstoffliche Natur, für Mineralien, Pflanzen, Tiere und Menschen, weil sie aus Gründen der Evolution und der seelischen Entwicklung vorwärtsschreiten und dabei altern müssen. Die Geistige Welt unterliegt diesem Diktat nicht. Gestern, heute und morgen liegen für sie auf einer Ebene.

Wie die Zeitreise ist auch das Zurückholen von Seelen bzw. Seelenanteilen eine schamanische Disziplin. Konkret: Heilung, Vorhersage und praktische Magie sind die drei Bereiche, auf die es ankommt. Der Begriff Schamane stammt aus Sibirien, er entspringt der tungusischen Sprache. Wörtlich übersetzt bedeutet er etwa so viel wie »Feuer fangen«.

Schamanismus ist wohl das eigentlich älteste Gewerbe der Welt. Wahrscheinlich ist es so alt wie die Menschheit. Schon die berühmten alten Felsmalereien aus der Altsteinzeit zeigen uns in beeindruckender Weise tanzende und träumende Männer und Frauen, die als Botschafter zwischen den Welten agieren. Ein Schamane kümmert sich in erster Linie um die Seelen seiner Mitmenschen. Er schafft eine Verbindung zu den anderen Seelen, die ihn umgeben: der Seele des Landes, des Bodens, der Natur, und zur Geistigen Welt, in der körperlose Wesenheiten wohnen. Es geht beim Schamanismus auch um ein stabiles Verhältnis zwischen den Menschen und Gott bzw. der Götterwelt. Der Schamane stellt ein gesundes Gleichgewicht her zwischen Geist und Materie, zwischen Innen und Außen. Für die Kelten, denen die andere Welt, die sie als Realität wahrnahmen, sehr wichtig war, bedeutete diese Ausbalancierung sehr viel. Denn sie fanden auf diese Weise ihren Platz in der Natur, ja, im Kosmos.

Tatsächlich ist die Übersetzung »Feuer fangen« eine Deutung, die die Arbeit der Schamanen treffend umschreibt. Die gewohnte Sichtweise wird regelrecht durchbrannt, der Blick auf eine ansonsten unsichtbare Realität freigelegt. Schamanen wissen aus ihrer praktischen Heilerarbeit, dass es in der Geistigen Welt Wesen gibt, denen an unserem Wohlergehen und unserer Weiterentwicklung gelegen ist. Die meisten Geister waren nach Auffassung der Kelten selbst einmal Menschen und haben am eigenen Leib erlebt, wie wir uns fühlen, wenn wir krank sind, was uns bedrückt und wo die Schwierigkeiten eines irdischen Lebens liegen. Sie sind die besten Ratgeber, die wir finden können. Und sie helfen heilen. Es ist nicht so, dass das Schamanentum eine Angelegenheit ferner Vergangenheit ist. Die letzten 2000 Jahre sind praktisch nichts gegen die vielen 100 000 Jahre, in denen die zwischen den Welten Reisenden ihre Arbeit zum Wohle ihrer Mitmenschen getan haben. Der Schamanismus ist zeitlos; alle Naturvölker, die einigermaßen von den »Geschenken« der modernen Zivilisation verschont geblieben sind, würden niemals auf den Gedanken kommen, den Kontakt zur feinstofflichen Welt abzuschaffen. Und dort, wo durch politische oder kulturelle Veränderungen die Vertreter der Schamanenzunft nicht mehr verfolgt werden (zum Beispiel in einigen Regionen Sibiriens oder bei den Sami in Skandinavien), holt man sie auch bei der nächsten Gelegenheit wieder zurück. Bei den meisten Menschen besteht eine unbewusste innere Sehnsucht nach einer »Rückbindung« (und genau dies bedeutet das lateinische Wort »religio« in der Übersetzung).

Rückbindung mit der feinstofflichen anderen Welt, Rückbindung an den nicht greifbaren Bereich der Seelen, Geistwesen und Engel, Rückbindung an das Göttliche. Sie können diese Sehnsucht unterdrücken, indem Sie Ihr Ego in den Vordergrund rücken und die Welt als einen Supermarkt betrachten, der zur Selbstbedienung einlädt. Ebenso können Sie unermüdlich arbeiten und auf diese Art das Leben vergessen. Gerade in Deutschland wird den Menschen gern eingeflößt, der Sinn des Lebens liege darin, im Beruf möglichst viel zu leisten und äußeren Wohlstand und Ansehen zu erreichen. Manche Menschen jagen diesem Ziel ein Leben lang nach und werden darüber krank. Ein weiterer beliebter Versuch, dem realen Alltag zu entfliehen, sind Drogen: legale wie Zigaretten oder Alkohol, ebenso illegale. Bei Selbsthilfeorganisationen wie den Anonymen Alkoholikern ist die Erkenntnis weit verbreitet, dass »Sucht« fast immer auch mit »Suchen« zu tun hat. Der Süchtige sucht nach einer anderen, besseren Welt, zu der ihm die Droge Zugang verschaffen soll. Im Zustand des Rausches glaubt er sich in eine andere Dimension versetzt, die ihm das maßregelnde Alltagsdasein verwehrt. Im britischen Sprachraum kennt man für einen Volltrunkenen die schöne Umschreibung »he's away with the fairies« – er ist mit den Feen unterwegs. Diese Feen entpuppen sich allerdings allzu oft als weiße Mäuse.

Wer keltische Sagen liest, stößt schnell auf Hinweise auf den Schamanismus: Da wird sich in Tiere verwandelt, können Menschen fliegen und kommunizieren mit der Anderswelt. Sagenhelden leben eng mit Tieren zusammen und können in die Zukunft schauen.

Bei vielen Menschen lässt sich eine unbewusste Sehnsucht nach dem Schamanismus erkennen. Er verspricht eine Lebensqualität, die uns in der modernen Welt immer mehr abhandenzukommen scheint. Wir leben dreidimensional. Die vierte Dimension, die jenseitige Welt, wird unterdrückt, wodurch der moderne Mensch von Barrieren umgeben ist. Der Schamanismus ist eine Möglichkeit, diese Mauern zu überwinden. Er kann uns dahin führen, wo wir Einheit und Verbundenheit mit allem finden, wo Religionen oder Kulturen keine Rolle spielen.

Seit einigen Jahren, so hat es für mich den Anschein, erwacht in immer mehr Menschen das schamanische Bewusstsein. Es zeigt sich in einem generellen Interesse am Thema. Man liest entsprechende Bücher, informiert sich im Internet, besucht Vorträge und Workshops. Auch spüren viele eine Art spirituelles Bedürfnis, das meist nicht von der jeweiligen Religion befriedigt werden kann. Es ist, als ob sie sich hinter einem Schleier befinden, der zwar immer durchsichtiger wird, von dem sie aber nicht wissen, wie sie ihn zur Seite schieben können. Dann stellt sich ein Widerstand ein. Die Menschen merken, dass das bisher gelebte Leben nicht alles gewesen sein kann, stellen vieles infrage, entwickeln ein Gespür für die Dinge »dazwischen«. Widerstände können von den Menschen kommen, die wollen, dass alles beim Alten bleibt – der Partner vielleicht, die Familie, Arbeitskollegen oder Vorgesetzte. Auch schleichen sich Zweifel ein: Soll man sich nicht einfach, wie so oft zuvor, simpler Unterhaltung und Ablenkung zuwenden und seine gesellschaftliche Rolle als Konsument erfüllen, anstatt nach dem Sinn des Lebens zu suchen? Viele Menschen bleiben in dieser Position. Sie lesen vielleicht esoterische Bücher in ihrer Freizeit, integrieren das Angebot seitens des entsprechenden Marktes in ihr Konsumverhalten. Auch dieses Buch ist ein Teil des Angebotes. Für die meisten von uns ist es in Ordnung und sinnbringend, sich theoretisch zu informieren und die Sichtweise zu erweitern. Wer vom Leben allerdings dazu ausersehen worden ist, den schamanischen Weg weiterzugehen, auf den wartet nun eine oftmals harte Prüfung. Wenn wir uns die Biografien von bekannten Heilern und/oder Lebenslehrern anschauen, ist da meist von einer ernsthaften Krankheit die Rede, die der Betreffende durchleben musste. Von einer Zeit der Depression, von einem tiefen, schwarzen Loch, von Ängsten und Hilflosigkeiten. Die Heiler, die ich kenne, sind nahezu alle durch diese tiefen Täler gegangen, manchmal waren dies die Existenz bedrohende Zustände, in denen sie sich für einige Zeit befanden. In keltischer Zeit hatte man es als Schamanenanwärter einfacher, denn man wurde von Menschen begleitet, die sich in diesem Metier bestens auskannten. Druiden, die Nachwuchspersonal ausbildeten, wussten, dass immer ein Übergangsritual stattzufinden hatte. Man kannte entsprechende Riten, in denen die Kandidaten symbolisch starben und wiedergeboren wurden. Dies waren harte Prüfungen, in denen die Anwärter die Grenzen der Belastbarkeit erreichten. Man nutzte dazu Hilfe aus dem Pflanzenreich: Drogen, die es dem Bewusstsein ermöglichten, sich auf diese Ausnahmesituation einzustellen. Und auch Heilpflanzen, die in der Lage waren, hinterher wieder alles ins Gleichgewicht zu bringen. Wer aus einer Krise erwacht, entdeckt sein individuelles Potenzial. Sein Ego hat sich verändert, es hat seine Vergänglichkeit erlebt und fügt sich, es steht nicht mehr im Weg. Die innere Wirklichkeit meldet sich, und man kann viel besser zwischen Wahrnehmungen und Traumbildern unterscheiden, der Kontakt zur »anderen Seite« wächst. Erste Reisen in die andere Welt werden möglich, man kann das Jenseits erforschen. Dort zeigt sich das persönliche Totemtier, auch andere Helfer tauchen auf. Bald darauf tritt der innere Schamane auf, der Mensch begegnet seinem inneren Lehrer. Der nächste Schritt ist die Erfahrung, sich willentlich in die Welt der Geister bewegen zu können. Und nach der Erfahrung mit dem inneren Geschehen beginnt die Arbeit im Außen.

Ein schamanisches Bewusstsein zu haben bedeutet, dass wir erkannt haben, dass alles mit allem verbunden ist, dass wir ein Teil eines großen Ganzen sind, das wir nicht nach Belieben manipulieren können. Der Mensch ist nicht die Krone der Schöpfung. Dieser Auffassung ist man nur innerhalb von Menschen konstruierter Religionen. Hier treffen wir auch auf den großen Unterschied zum positiven Denken amerikanischen Strickmusters: Im Schamanentum wird die äußere Welt nicht verändert. Was stattfindet, ist Integration, ist Einordnung in das, was ist. Das ist die wesentliche Arbeit der Schamanen: die Menschen zurückzuführen zur Einheit. Jedes sogenannte Naturvolk weiß, dass man nur überlebt, wenn man sich als Teil des Waldes, der Wüste, des Gebirges oder sonstigen Lebensraums empfindet und verhält. Als Teil des Ganzen, nicht als Fremdkörper, der etwas verändern oder neu erschaffen möchte. Nur wenn wir selbst mit anderen Augen schauen und Innen und Außen, Geist und Materie nicht als getrennt betrachten, verstehen wir das Wesen des Schamanismus und dessen, was wir in diesem Buch als Heilkunst der Kelten bezeichnen.

Die Kelten haben nicht von sich aus in Harmonie mit allen Dingen gelebt. Auch damals gab es Umweltverschmutzung, Ausbeutung und Exzesse. Allerdings hatten sie Institutionen, die immer wieder vor Ort daran erinnerten, wenn es etwas zu korrigieren gab, und die vor allem auch als Autoritäten diesbezüglich anerkannt waren. Die Schamanen-Druiden zeigten klar auf, wenn ihre Mitbürger sich vom großen Ganzen entfernt hatten, wenn sie der Mit- und Umwelt und damit sich selbst Schaden zufügten.

Auch wenn das Interesse an Schamanismus weiter wächst, wird sich nur ein kleiner Bruchteil der Menschen in unseren Breitengraden tatsächlich ernsthaft mit den Praktiken alter Schule befassen. Gleichzeitig gebe ich dem Schamanismusexperten John Matthews recht, wenn er sagt, dass die Pflege der Erdenergien und der wenigen ausgedörrten Streifen Grüns, die wir Parks nennen, ebenso ein Teil schamanischer Aktivität ist wie der Aufbau eines Steinkreises oder die Verehrung alter Götter an heiligen Stätten.[3] Wichtig für die Menschheit ist, dass jeder Einzelne seinen Platz innerhalb der großen Ordnung hat. Dass er sich als Teil der Natur erkennt und diesen Platz einnimmt. Es ist heutzutage dringend nötig, dass der Mensch eine Harmonie aller Kräfte wieder möglich macht, in sich selbst, durch eigenes Tun, und im Außen durch Unterlassen des Begrenzens und Manipulierens. Man kann schamanisches Handeln nicht aus einem Buch lernen. Bücher wie das, das Sie gerade in den Händen halten, können lediglich dazu beitragen, dass sich immer mehr Mensch für die Welt hinter dem Schleier sensibilisieren. Es kann nur einen Anstoß geben, einen Startschuss für eine neue Reise.

Die Lehrzeit keltischer Schamanen war lang. Und auch wir, die es gewohnt sind, in sogenannten Crashkursen und Turboseminaren eilig auf neue Aufgaben vorbereitet zu werden, sollten Geduld mitbringen.

In der christlich geprägten Kultur wird uns schon von Kindesbeinen an beigebracht, dass wir eigentlich alle gefallene Wesen sind, von Geburt an sündig. Wir mussten das Paradies verlassen, wollen aber wieder dorthin zurück. Bete, glaube, arbeite und büße, sagen die Priester seit vielen Jahrhunderten, vielleicht hast du ja Glück, und der liebe Gott erhört dich und nimmt dich nach deinem irdischen Ableben in den Himmel auf. Auch bei den Buddhisten kommen Neugeborene mit einer gewissen Hypothek auf die Welt. Das Karma ist eine Art Konto mit Soll und Haben, das der Mensch in früheren Existenzen selbst geschaffen hat. Ein gutes Leben, gekennzeichnet durch gute Taten, gute Ge-

3 Vgl. dazu John Matthews: Der Artus-Weg.

danken und Selbsterkenntnis wirken sich auf die Lebensumstände positiv aus. Ebenso wie unbewusste Handlungen und unterlassenes Lernen dies im Negativen tun. Beides führt dazu, dass dem Menschen Situationen präsentiert werden, anhand derer er sein Fehlverhalten erkennen und korrigieren kann.

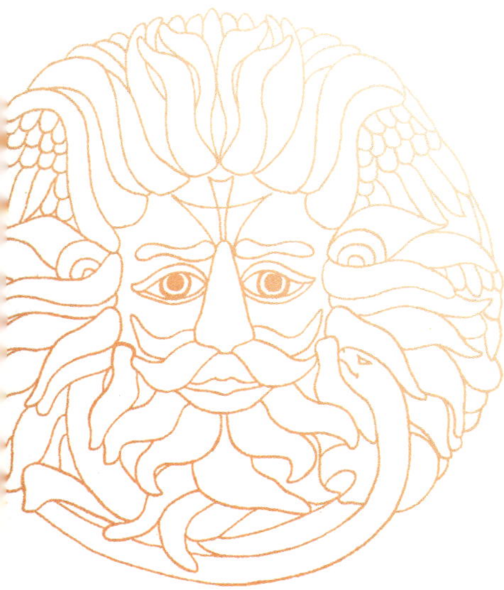

Schamanismus praktisch

Als die Menschen in Stämmen und Großfamilien lebten, wie es auch die Kelten taten, hatte der schamanische Druide als Heiler eine zentrale Funktion. Es wird ganz sicher noch einige Zeit dauern, bis dies auch bei uns wieder zur Selbstverständlichkeit wird. Die Schamanen der Zukunft werden vermutlich mit Hightech-Unterstützung arbeiten. Dadurch wird sich die Form ändern, der Inhalt jedoch nicht. Die Vorteile schamanischer Heilkunde liegen auf der Hand. Schauen wir uns in der Welt um und blicken dabei auf das Tier- und Pflanzenreich, erkennen wir Ordnung. Nur der Mensch lebt auf eine in Bezug auf die Umwelt und die Natur und damit auf sich selbst destruktive, chaotische Weise. Der Schamanismus ist eine, ja, vielleicht die beste Möglichkeit, die Trennung Mensch – Natur – Kosmos aufzuheben und die alte Harmonie wiederherzustellen.

Der erste und wesentliche Schritt dorthin, den wir als Menschen tun müssen, ist anzuerkennen, dass es eine geistige, feinstoffliche, beseelte Welt gibt. Erklärungen mancher Völkerkundler, Biologen und Psychologen, dass schamanische Reiseerfahrungen nur der menschlichen Imagination in einem veränderten Bewusstseinszustand entspringen, führen in die falsche Richtung. Solange wir eine beseelte und bewusste andere Welt verneinen, nehmen wir verständlicherweise nicht von uns aus Kontakt zu ihr auf! Und die Möglichkeiten der Geistigen Welt, diesen Kontakt zu uns herzustellen, sind zwar vorhanden, von uns sind diese Kontaktaufnahmen jedoch nur dann wahrnehmbar, wenn wir dafür offen sind. Der Geistigen Welt scheint sehr daran gelegen zu sein, dass wir »zurück« finden. Damit ist kein Zurück in die Steinzeit oder in das Zeitalter der Druiden gemeint. Es geht um das Rückbinden an die göttliche Quelle. An das Paradies, in dem alle Menschen gesund sind und aus dem wir herausgefallen zu sein glauben. Für den Schamanen sind seine Erlebnisse echt. Er sieht die Geister, er spricht mit ihnen. Er erhält Antworten auf Fragen und konkrete Ratschläge. Er ist in der Lage, mit allem zu verschmelzen, und erlebt das Gefühl, in den Kosmos eingebettet und verbunden zu sein, am eigenen Leib. Und der Glaube an eine beseelte Welt macht das Leben einfacher. Viele Dinge lassen sich dadurch leichter erklären.

Den Glauben an die Geistige Welt erwecken

Wenn es Ihnen schwerfällt, sich vorzustellen, dass Bäume und Pflanzen beseelt sind, stellen Sie sich doch einfach einmal die Frage nach Ihrer eigenen Seele. Sie haben eine? Sehen Sie, da ist schon der erste »Geist«. Überzeugte Christen glauben an Heilige, an Engel. Bitte sehr: noch mehr Geister! Buddhistisch orientierte Leser sind wahrscheinlich mit dem Aspekt der Reinkarnation (Wiedergeburt) vertraut. Auch hier: Geister! Nämlich in Form der Seelen, die aktuell keinen organischen Körper besitzen. Deshalb lautet diese Übung: Machen Sie sich damit vertraut, dass es eine geistige, feinstoffliche Welt gibt, wie auch immer Ihre Vorstellung davon aussehen mag. Und versuchen Sie, eine Offenheit für die Botschaften aus der Geistigen Welt zu entwickeln.

Jeder Mensch ist auf irgendeine Art zur Verzückung oder Ekstase fähig. Solche Zustände erleichtern uns den Kontakt mit der Geistigen Welt. Die schamanischen Druiden haben gelernt, diese Fähigkeit zur Schärfung ihrer Sinne einzusetzen. Der bekannte Psychiater Stanislav Grof hat für solche außergewöhnlichen Bewusstseinszustände den Begriff »holotrop« geprägt, was so viel bedeutet wie »auf Ganzheit ausgerichtet«.

Eins sein mit allem

Achten Sie einmal darauf, wann Sie sich als »eins mit allem, was Sie umgibt« empfinden. In tiefer Meditation? Beim Gebet? Bei Naturerlebnissen? Beim Musikhören oder Musizieren? Beim Sport? Bei der Beschäftigung mit Kunst? Bei der Liebe? Immer dann, wenn wir unsere Seele ohne Beschränkung in unser Tun einfließen lassen, sind wir der Ganzheit nahe. Unser rationaler Verstand tritt dann zurück und nimmt für kurze Zeit die Barrikaden mit, die unser wahres Selbst am direkten Kontakt mit dem großen Ganzen hindern.

Wenn Sie sich regelmäßig dieses Empfinden in Erinnerung rufen und es, so oft wie möglich, zulassen, trainieren Sie Ihre Fähigkeit der willentlichen Erzeugung solcher Ganzheitlichkeitszustände. Um diese ekstatischen Zustände bewusst und gezielt hervorrufen zu können, hatten die keltischen Heiler Methoden, die denen der Schamanen überall auf der Welt gleichen: Spezielle Atemtechniken und monotone Trommel- oder Rasselrhythmen beeinflussten das Bewusstsein. Auch das in der Bibel schon empfohlene Fasten ist eine Möglichkeit der Vorbereitung. Den meisten Naturvölkern sind psychedelische Pflanzen bekannt, sie gelten als heilig, als Helfer aus dem Reich der Natur, die den Schamanen die Reise erleichtern. Auch die Druiden hatten entsprechende Helfer aus dem grünen Bereich, die wir in einem späteren Kapitel noch näher betrachten werden.

Moderne Schamanen benutzen auch jüngere Methoden wie Hypnose, Rebirthing, Urschreitherapie, holotrope Atemarbeit oder Biofeedback. Alle diese Anwendungen haben das Ziel, die Hirnwellenfrequenzen und damit das Bewusstsein zu verändern. Mittlerweile hat man spezielle elektronische Geräte entwickelt, die durch akustische und optische Reize auf die Hirnwellen einwirken können. Die amerikanische Anthropologin Joan Halifax hat einmal gesagt, den Weg des Schamanen zu folgen bedeute ein Erwachen für andere Ordnungen der Wirklichkeit und dass der Mensch sich für visionäre Bereiche öffnet.[4] Als Schamane nehmen Sie das wahr, was die anderen nicht sehen oder hören. Ein druidischer Heiler reiste nicht mit seinem menschlichen Körper in die Welt der Geister, sondern mit seinem Geist, seinem Bewusstsein. Drüben angekommen, stellte er fest, welche Geister für ihn wichtig waren, für welchen Zweck sie »zuständig« waren und welche Informationen er von ihnen erhalten konnte. Er betrachtete die Geister als eine Art Kollegen.

Einen Begleiter suchen

Bei den Druiden war es nicht anders als bei den Schamanen der heutigen Naturvölker: Sie gingen ihren Weg nicht allein. Berufsschamanen sind immer von anderen Profis ausgebildet worden. Wenn Sie sich wirklich ernsthaft mit der schamanischen Praxis befassen wollen, sollten Sie sich an erfahrene Fachleute wenden. Seriöse Literatur zu diesem Thema ist im Buchhandel erhältlich; darin finden sich auch entsprechende Kontaktadressen.

4 Vgl. hierzu Joan Halifax: Schamanen.

Wenn Sie von sich glauben, dass Sie die Fähigkeit zum Schamanen besitzen, fangen Sie langsam an. Am besten, indem Sie die in diesem Buch vorgestellten kleinen Anleitungen nach und nach in Ihrem Alltag praktizieren. Es ist sehr ratsam, die Sinne und das Bewusstsein zu schulen. Schamanismus im klassischen Sinne ist nicht ganz ungefährlich, wenn man ihn allein betreibt. Bitte bedenken Sie, dass die Druiden ihren Nachwuchs viele Jahre lang ausbildeten, ehe sie sie ans praktische Arbeiten heranließen! Wer die bewusste Balance nicht halten kann, läuft leicht Gefahr, die Welten nicht mehr unterscheiden zu können. Dies ist auch von den nativen Völkern bekannt. Es gibt jedoch gewisse Abstufungen innerhalb der schamanischen Praxis. Je mehr Menschen damit beginnen, kleine, einfache, schamanische Elemente in ihren Alltag einzubauen, desto größer wird das Energiefeld, das wir gemeinsam aufbauen. Praktizierende Schamanen überall auf der Welt sind sich einig, dass sich in dieses Feld nicht nur die dafür offenen Seelen einschwingen werden, sondern auch Tiere und Pflanzen und vor allem die uns wohlgesonnenen geistigen Helfer in der Anderswelt.

Wenn das Energiefeld groß genug ist, werden sich vermehrt alte, entwickelte Seelen mit vollem Bewusstsein zu uns gesellen und die Entwicklung der Menschheit vorantreiben. Diese Seelen kennt man beispielsweise im tibetischen Buddhismus als sogenannte Bodhisattvas. Sie können uns aus der jenseitigen Welt helfen oder körperlich als Menschen geboren werden, um auf Erden ihren Mitmenschen bei der seelischen Entwicklung mit Rat und Tat zur Seite zu stehen. Nicht nur die buddhistische Literatur weist immer wieder auf die Anwesenheit dieser Helfer hin, sondern auch die Schriften diverser esoterischer Schulen wie beispielsweise der Theosophen und Rosenkreuzer, die in diesen Fällen von »Meistern« sprechen. Der Dalai-Lama und weitere hohe Würdenträger vom Dach der Welt gelten als solche Erleuchtete. Sie kommen freiwillig »auf die Erde« zurück, um uns zu helfen. Wir können sie als Lebenslehrer ansehen, die ähnlich wie die Seelen in der Geistigen Welt wissen, wo die Probleme der Menschheit liegen und wie man sie löst. In Tibet beispielsweise haben die Mönche mit ihren Meditationen und rituellen Gesängen über Jahrhunderte das nötige Energiefeld aufgebaut. Es ermöglichte den dort lebenden Menschen ein sinnerfülltes Dasein in einem kargen, äußerlich eher schroffen Lebensraum.

Übrigens: Dass ein Schamane ein Mensch ist, der schon von sich aus sonderbar ist und ein wenig neben der Spur läuft, ist ein Irrtum. Bei den Kelten wurden nur die mental

Stärksten in dieses Amt übernommen. Fantasten und Spinner hatten keine Chance. Druidentum war keine mystische Spielerei, es ging um handfeste Ergebnisse. Wer keine lieferte, war schnell wieder raus aus dem Geschäft. Niemand konnte sich nach vorn schieben und sagen: »Hey, ich bin ein Druide, kommt zu mir, ich mache euch gesund!« Letztlich entscheiden immer die geistigen Helfer, mit wem sie zusammenarbeiten. Kein Kontakt, keine Antwort. Bei einigen nordamerikanischen Indianerstämmen ist es durchaus üblich, dass der Schamane seine Bezahlung zurückgibt, wenn der Patient nicht geheilt wurde.

Forscher haben festgestellt, dass in vielen Kulturen künftige Schamanen oft eine Zeit mit rätselhaften Krankheiten durchmachen, bevor sie den Ruf der Geisterwelt hören. Die Geister melden sich in Träumen und Zeichen, oft berichten die Schamanen auch, dass sie klar und deutlich Stimmen aus einer anderen Welt hören können. Diese Übergangszeit ist sehr hart und bringt den Betroffenen an die Grenzen der Belastbarkeit. Zunächst wird der angehende Geisterkontaktierer selbst ein Fall für den örtlichen Schamanen. Der kann nämlich eindeutig feststellen, ob es sich bei seinem Patienten tatsächlich um einen künftigen Berufskollegen handelt oder ob eine zu behandelnde Störung vorliegt (beispielsweise Besessenheit). Findet der Spezialist heraus, dass er einen Schamanenanwärter vor sich hat, steht für diesen eine Lehrzeit an. Jetzt heißt es Rituale üben, lernen, wie man das Bewusstsein verändert, kontrolliert und lenkt. Meist endet diese Zeit mit einer öffentlichen Demonstration der Fähigkeiten. Wer beweist, dass er in Trance fällt und mithilfe der Geister heilt, hat bestanden. Wir haben in Europa nur wenige Möglichkeiten, bei Schamanen zu lernen. Es gibt zwar seriöse Schamanismuslehrer wie den Amerikaner Michael Harner, der weltweit schon über mehrere zehntausend Menschen ausgebildet hat, die wiederum andere schulen. Interessant ist bei seiner Arbeit ganz nebenbei, dass er schon viele christliche Priester in den Schamanismus eingeführt hat. Michael Harner und seine Mitarbeiter helfen Naturvölkern, die ihre Schamanen durch den Kontakt mit der westlichen Welt verloren haben.[5] Mittlerweile kehren die Schamanen nach Europa zurück. Im Vergleich zu den traditionellen Völkern mit ihren Dorfschamanen ist die Möglichkeit dennoch eher gering, in der westlichen Zivilisation auf einen Fachmann zu treffen.

5 Michael Harner: Zitiert in Schamanen und die Geister sind Alliierte, in »esotera« 5/97, S. 27.

Auf Nummer sicher gehen

Wenn Sie es ernst meinen mit der schamanischen Praxis, gehen Sie Schritt für Schritt vor. Die Beschäftigung mit dem Schamanismus kann Ihr Leben verändern. Wenn Sie einmal mit der Geistigen Welt in Kontakt gekommen sind, werden Sie Ihr bisheriges Weltbild über Bord werfen. Fragen Sie sich deshalb vorher genau, ob Sie dies auch möchten. Geistwesen können Ihr Leben komplett umkrempeln und zeigen Ihnen im Gegenzug aber auch einen Weg des Mitgefühls. Sie repräsentieren ein liebendes Universum. Wenn Sie achtgeben, wird sich Ihnen vielleicht sogar Ihr persönliches Krafttier zeigen und der Ihnen zugeordnete Schutzengel auftauchen.

Wen trifft ein Schamane denn nun wirklich im »Drüben« an? Die Theorie von der Wiedergeburt, an die ja auch die Kelten glaubten, gibt eine schlüssige Erklärung: In der Geistigen Welt warten die Seelen auf uns, die zurzeit nicht inkarniert sind, also momentan nicht wie wir in einem Körper aus Fleisch und Blut auf Erden wandeln. Sie haben uns gegenüber den Vorteil eines zweifachen Blicks – auf das materielle wie auch auf das nichtmaterielle Leben. Praktizierende Schamanen berichten davon, dass die Geister sich ihnen sehr oft in Tiergestalt zeigen. Die meisten Schamanen haben ein eigenes Krafttier, das ihnen als Ratgeber und auch als Reiseführer durch die Geistige Welt zur Seite steht. Der Schamane geht zuerst zu seinem Krafttier und bittet es um Vermittlung. Aus Sicht der Schamanen werden alle Menschen mit einem Krafttier geboren, leider ist sich die Mehrheit der Erdenbewohner dessen aber nicht bewusst.

Wir können davon ausgehen, dass die geistigen Helfer auch in Europa nur auf den Kontakt mit uns warten. Wir müssen nur das Tor zu ihrer Welt wiederfinden, dann kommt das alte Wissen zu uns zurück. Deshalb ist es so wichtig, dass wir Menschen erneut lernen, in die Anderswelt zu reisen, und die zeitlosen Rituale praktizieren. »Wenn wir als moderne Schamanen die Sprache des Kosmos wieder erlernen, die alles Lebendige miteinander verbindet, können wir ins Paradies zurückfinden«, so der bekannte britische Autor John Matthews, der selbst Schamanismus praktiziert und auch unterrichtet.[6]

Schamanismus ist in Mode. Auf Kongressen treffen heute oft entsprechende Funktionsträger aus Afrika, Asien, Amerika oder Australien zusammen. Die »Feuerfänger« kehren Schritt für Schritt ins westliche Bewusstsein zurück – und mit ihnen die Geistige Welt.

Von Elfen und Krafttieren

Für die Kelten war die jenseitige Welt real. Götter, Elfen, Feen, Pflanzen-, Erd- und Wassergeister – sie alle gehörten mehr oder weniger zum Alltag, waren fester Bestandteil nicht nur der anderen Realität, sondern auch der fassbaren Umgebung. Denn eine krasse Trennung zwischen hüben und drüben, zwischen oben und unten gab es eigentlich nicht. Die Bewohner der Anderswelt konnten nach Belieben zwischen der grobstofflichen materiellen Welt und dem feinstofflichen geistigen Bereich wechseln. Bei den Menschen war diese Reise nur den schamanischen Druiden und manchen Hexen vorbehalten. Kein Kelte wäre je auf die Idee gekommen, diese Weltsicht anzuzweifeln.

Eigentlich alle Urvölker, egal wo, haben ihre Natur- und Ahnengeister. Zeitungsberichten zufolge sind beispielsweise 54,4 Prozent aller Isländer davon überzeugt, dass es auf ihrer Insel Naturgeister gibt.[7] Die Mehrheit der Menschheit, nämlich zwei Drittel, glaubt an die Wiedergeburt der menschlichen Seele und eine Zwischenstation im Jenseits. Und es wären vermutlich noch viel mehr, hätte man nicht im Jahre 553 n. Chr. im Zweiten Konzil von Konstantinopel die Lehre von der Reinkarnation, die bis dahin ein wesentlicher Bestandteil der christlichen Religion war, offiziell »gestrichen«.

Was sich seit der Zeit der Kelten geändert hat, ist also nicht unbedingt die Bereitschaft, an die Geister zu glauben. Die Menschheit hat verlernt, mit ihnen zu sprechen und zusammenzuarbeiten. Wenn wir heute eine Zusammenarbeit mit der geistigen, feinstofflichen Welt suchen, bieten sich für den »Anfänger« zwei Wege an: Der Kontakt zu nicht inkarnierten Seelen ist durch Medien herstellbar. Die Kelten konnten auf diesem Wege mit Verstorbenen reden. Dies ist auch heute theoretisch und praktisch machbar. Die jenseitige Welt brachte unseren Vorfahren auf verschiedene Art Heilung, auch dies ist heute möglich. Allerdings ist

6 John Matthews: Wegweiser zum Paradies, in »esotera« 5/98, S. 24.

7 Elfen-Umfrage in Island, in »esotera« 12/98, S. 10.

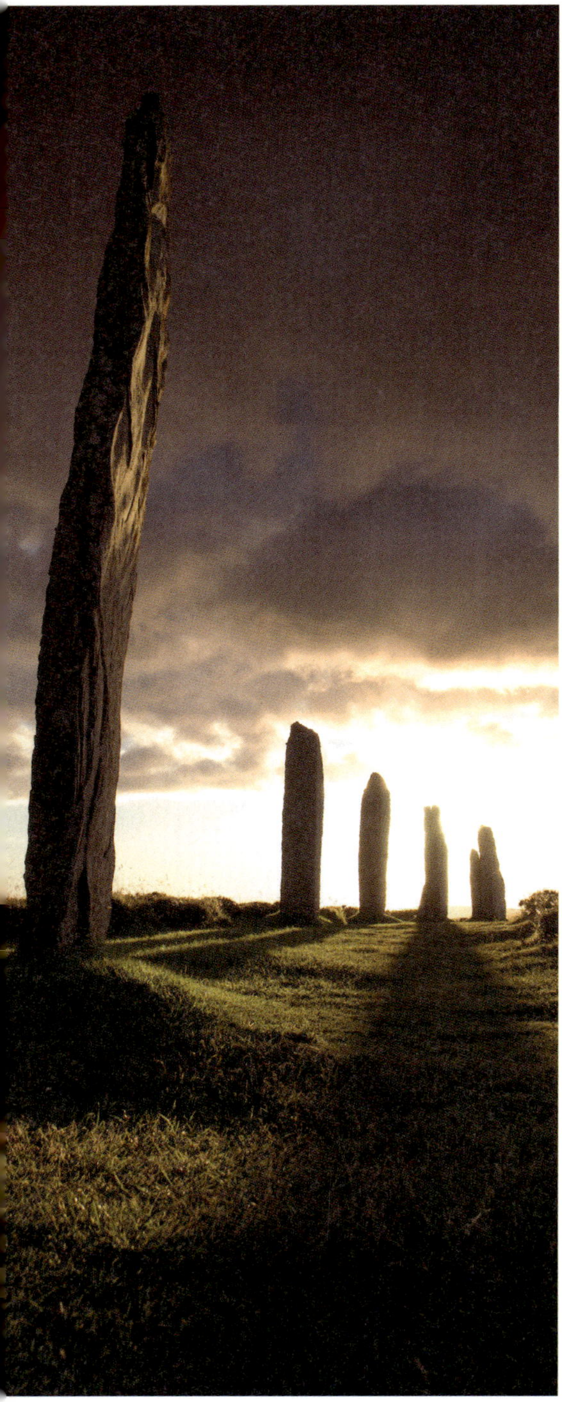

es für uns nicht so einfach, gute und seriöse Medien zu finden.

Wie wir von den Schamanen erfahren, befinden sich die Seelen »auf der anderen Seite«, von wo sie die Welt aus einer übergeordneten Position betrachten und selbst uneingeschränkt auf ihre Erfahrung aus sämtlichen vorherigen Leben zurückblicken. Dadurch sind sie Lehrmeister von unschätzbarem Wert. Sie können uns auf Fehlverhalten hinweisen und durch Verbesserungsvorschläge korrigierend auf unser Leben einwirken. Die Druiden hatten bei ihren schamanischen Reisen und Heilungen Hilfsgeister, die sie anleiteten und ihnen Energien zuführten. In der heutigen Zeit arbeiten Geistheiler mit jenseitiger Hilfe, ebenso die südamerikanischen und philippinischen Tranceheiler, die sich als Medium für körperlose Ärzte zur Verfügung stellen. Dabei handelt es sich, so heißt es aus Insiderkreisen, um die Seelen verstorbener Mediziner, die in die Körper der Tranceheiler schlüpfen und ihrem Handwerk auf diese Weise weiterhin auf Erden nachgehen.

Der zweite Kontaktweg führt zu den Naturgeistern. Sie führen seit Jahrhunderten ein Schattendasein. Wir können die Naturgeister zurückholen, wenn wir ihnen Raum geben in unseren Meditationen und Heilungsimaginationen, in Träumen und Ritualen. Die Kelten verehrten die Naturgeister an heiligen Plätzen, weil sie dort ihre Nähe am stärksten spürten. In der Natur finden sich überall »starke Orte«, wo auch heute noch die natürlichen Energien stärker spürbar sind als anderswo. Sie laden uns ein zu einem Rendezvous.

Kontakt mit Schutzgeistern

Ähnlich wie die Indianer waren auch die Kelten davon überzeugt, dass jeder Mensch einen Schutzgeist hat. Auch sie sahen ihn in Form eines Tieres. Wir dürfen es deshalb getrost als Kraft- oder Totemtier bezeichnen. Unseren Vorfahren erschien das Krafttier in ihren Träumen. Sie schätzten seine Qualitäten und wussten, dass diese auch für ihr Leben eine entscheidende Rolle spielten. Der Mensch, der wie die Kelten und ihre indianischen Geistesverwandten von klein auf mit seinem Krafttier vertraut ist, besitzt mit diesem eine starke Schutzmacht, die ihn auf seinem gesamten Lebensweg betreut.

Wir mögen heute das Totemtier als verbildlichten Teil des Unterbewusstseins betrachten, für die Kelten war es real. Es kann uns heute nicht schaden, wenn wir diesen Boten zwischen unserer Seele und unserem rationalen Verstand, zwischen dem, was wir äußerlich wahrnehmen, und dem, was wir innerlich verarbeiten, zu neuem Leben erwecken. Es muss ja nicht gleich ein zwei Meter großer Hase in unser Leben treten, wie es James Stewart im Hollywoodstreifen »Mein Freund Harvey« widerfährt.

Erlebnisbericht: Der Weg zum eigenen Krafttier

Vor einigen Jahren nahm ich als Gast an einigen fröhlichen Seminaren der amerikanischen Bewusstseinslehrer Ilona Selke und Don Paris teil. Im Mittelpunkt eines Kurses stand die Kontaktaufnahme zu unserem inneren Helfer, zu unserem Krafttier. Durch meditative Visualisierungsübungen tastete sich jeder Teilnehmer vorsichtig an das aufzuspürende Objekt heran. Wie ich später erfuhr, erwarteten die meisten von uns starke Bären, scharfäugige Adler, wilde Tiger, edle Hengste, rasante Leoparden und dergleichen. Diejenigen, die dann tatsächlich auch vor ihrem inneren Auge ihre persönlichen Tiere wahrnahmen, waren jedoch recht erstaunt, als sich bei einem bärenstark wirkenden Mann eine unscheinbare kleine Maus, bei der hübschen Blonden ein hän-

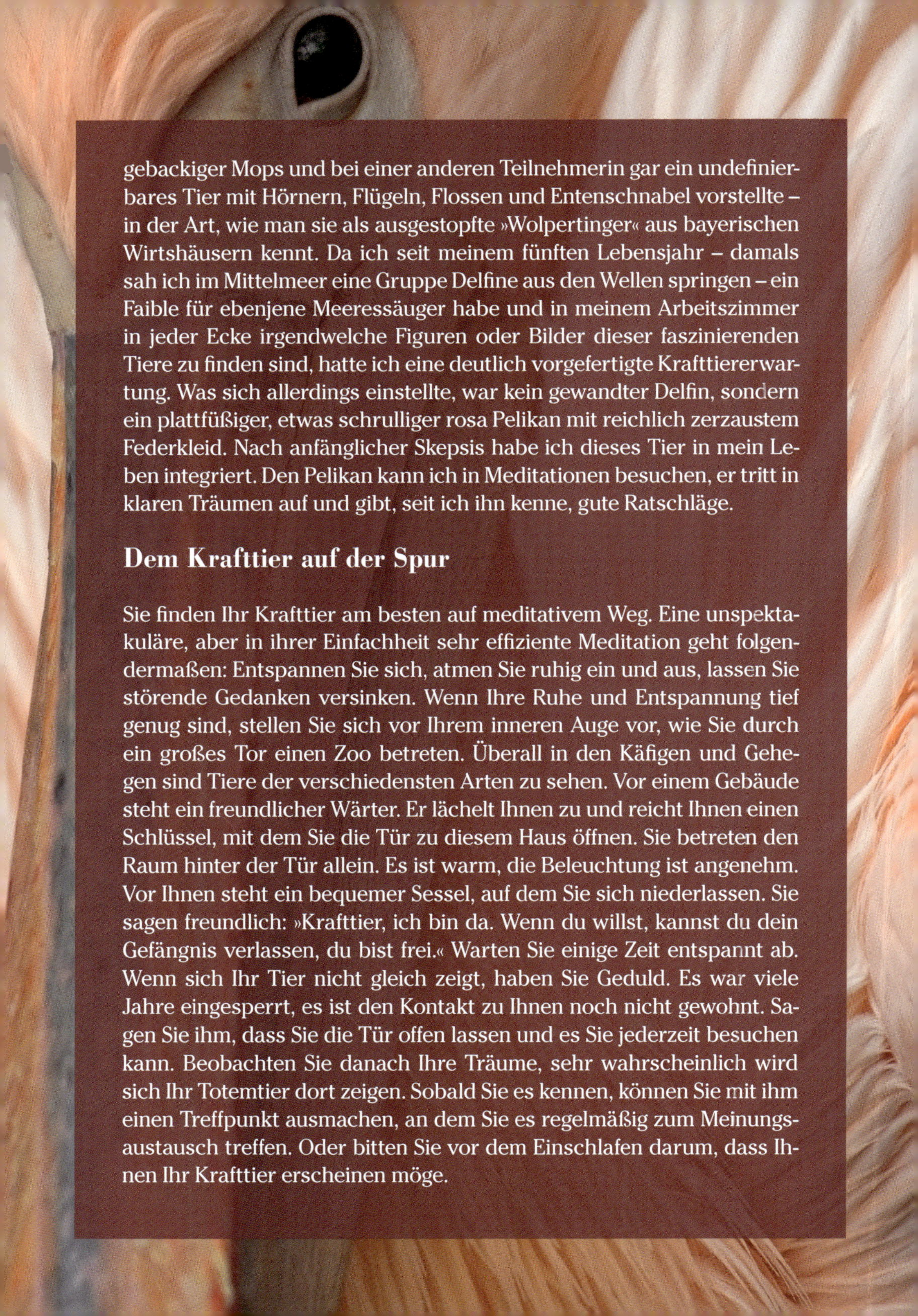

gebackiger Mops und bei einer anderen Teilnehmerin gar ein undefinierbares Tier mit Hörnern, Flügeln, Flossen und Entenschnabel vorstellte – in der Art, wie man sie als ausgestopfte »Wolpertinger« aus bayerischen Wirtshäusern kennt. Da ich seit meinem fünften Lebensjahr – damals sah ich im Mittelmeer eine Gruppe Delfine aus den Wellen springen – ein Faible für ebenjene Meeressäuger habe und in meinem Arbeitszimmer in jeder Ecke irgendwelche Figuren oder Bilder dieser faszinierenden Tiere zu finden sind, hatte ich eine deutlich vorgefertigte Krafttiererwartung. Was sich allerdings einstellte, war kein gewandter Delfin, sondern ein plattfüßiger, etwas schrulliger rosa Pelikan mit reichlich zerzaustem Federkleid. Nach anfänglicher Skepsis habe ich dieses Tier in mein Leben integriert. Den Pelikan kann ich in Meditationen besuchen, er tritt in klaren Träumen auf und gibt, seit ich ihn kenne, gute Ratschläge.

Dem Krafttier auf der Spur

Sie finden Ihr Krafttier am besten auf meditativem Weg. Eine unspektakuläre, aber in ihrer Einfachheit sehr effiziente Meditation geht folgendermaßen: Entspannen Sie sich, atmen Sie ruhig ein und aus, lassen Sie störende Gedanken versinken. Wenn Ihre Ruhe und Entspannung tief genug sind, stellen Sie sich vor Ihrem inneren Auge vor, wie Sie durch ein großes Tor einen Zoo betreten. Überall in den Käfigen und Gehegen sind Tiere der verschiedensten Arten zu sehen. Vor einem Gebäude steht ein freundlicher Wärter. Er lächelt Ihnen zu und reicht Ihnen einen Schlüssel, mit dem Sie die Tür zu diesem Haus öffnen. Sie betreten den Raum hinter der Tür allein. Es ist warm, die Beleuchtung ist angenehm. Vor Ihnen steht ein bequemer Sessel, auf dem Sie sich niederlassen. Sie sagen freundlich: »Krafttier, ich bin da. Wenn du willst, kannst du dein Gefängnis verlassen, du bist frei.« Warten Sie einige Zeit entspannt ab. Wenn sich Ihr Tier nicht gleich zeigt, haben Sie Geduld. Es war viele Jahre eingesperrt, es ist den Kontakt zu Ihnen noch nicht gewohnt. Sagen Sie ihm, dass Sie die Tür offen lassen und es Sie jederzeit besuchen kann. Beobachten Sie danach Ihre Träume, sehr wahrscheinlich wird sich Ihr Totemtier dort zeigen. Sobald Sie es kennen, können Sie mit ihm einen Treffpunkt ausmachen, an dem Sie es regelmäßig zum Meinungsaustausch treffen. Oder bitten Sie vor dem Einschlafen darum, dass Ihnen Ihr Krafttier erscheinen möge.

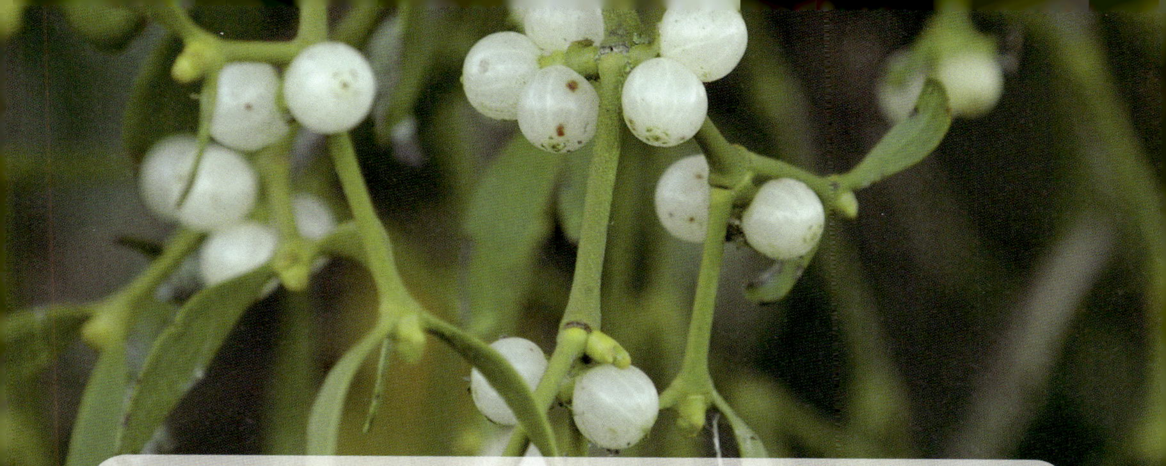

DIE GANZHEITLICHE HEILKUNST DER KELTEN

Unsere heutige Zeit hat ein großes Manko: Ihr fehlen spirituelle Führer. Nicht, dass es entsprechend befähigte Menschen nicht gäbe – sie sind nur schwer zu finden. Da hatten es die Kelten einfacher. Die Kaste derjenigen, die als Mittler zwischen den Welten für ein stabiles Verhältnis ihrer Mitmenschen zum Göttlichen, zu den Geistern und Ahnen und zur Natur sorgten (und damit auch für eine gesunde Psyche), war hochgeachtet. Und vor allem: Sie war präsent. Druiden, Barden und Seher gehörten zum Alltag wie der Schmied, die Fischer oder Bauern. Zum Druiden befähigte junge Männer und Frauen durchliefen eine bis zu zwei Jahrzehnte währende Ausbildung, die mit einer regelrechten Abschlussprüfung endete.

Die römischen Berichterstatter schreiben, dass es eine Hierarchie unter den Druiden gegeben habe. Der »Oberdruide« wurde bei einer Versammlung im Karnutenwald in Gallien demokratisch gewählt. Wir dürfen heute davon ausgehen, dass es auch regionale »Führungskräfte« unter den Druiden gegeben hat und solche, die speziell für die Ausbildung des Nachwuchses zuständig waren. Wie schon erwähnt, war die Heilkunst nur ein Teil der breiten Tätigkeitspalette der Druiden. Allerdings ein sehr wichtiger. Sie waren Magier und Seher, Richter und Pfleger des Rechts, Lehrer, Berater der Könige, Dichter und Musiker. Als Philosophen und Priester gaben sie ihren Mitmenschen Antworten auf Sinnfragen – eine Aufgabe, die mehr oder weniger schon zur Medizin gehörte. Denn die Druiden sorgten dadurch, dass sie den Kelten eine den damaligen Lebensumständen entsprechende plausible Weltsicht vermittelten, für deren stabiles Seelenleben.

Druiden als Allround-Genies

Heutzutage wimmelt es auf unserem Planeten nur so von Spezialisten. Seit es industrielle Massenproduktion gibt, hat der moderne Mensch gelernt, sich auf bestimmte Fachgebiete zu konzentrieren. Ein Arzt ist heute ein Arzt. Von ihm kann man erwarten, dass er über Anatomie, Physiologie und Pathologie Bescheid weiß. Aber Philosophie? Oder gar Musik? Wenn, dann befasst er sich in seiner Freizeit damit. Selten bringt er diese Bereiche in einen Zusammenhang mit seiner täglichen Arbeit. In vielen anderen Berufssparten sieht es genauso aus.

Die Spezialisierung hat zur Folge, dass wir heute auf klare Trennlinien stoßen: Wer krank ist, wird körperlich untersucht, nach erfolgter Diagnose erhält er ein Medikament. Wie es in seiner Psyche aussieht, ist meist seine Privatsache. Eventuell hilft ihm ein anderer Fachmann, ein Psychotherapeut, wieder einigermaßen ins Lot zu kommen. Tiefer gehende Fragen kann aber auch der oft nicht beantworten, schließlich ist er ein Spezialist für das menschliche Seelenleben, nicht aber für Themen, die in den Bereich der Philosophie und der Religion fallen. Die nächste Station wäre ein Geistlicher. Der ist allerdings Vermittler einer vorgegebenen Welt- und Himmelssicht, die nicht für jedermann akzeptabel ist. Resultat: Wir drehen uns im Kreis. Die Druiden als »Allround-Genies« konnten den Kelten dagegen ein Bild von der sichtbaren und der unsichtbaren Welt vermitteln, das die verschiedensten Aspekte umfasste – ganzheitlich, um es mit einem Lieblingswort der Heilpraktiker und spirituell orientierten Ärzte und Therapeuten zu sagen. Da die Druiden als praktizierende Schamanen wussten, dass es eine beseelte jenseitige Welt gibt, konnten sie dies ihren Mitmenschen auch plausibel erklären und beschreiben. Die Druiden kannten die Götter persönlich, sie hatten sie während ihrer schamanischen Reisen selbst gesehen. Durch die Zusammenarbeit mit den Geistern der Natur hatten die Kelten die Möglichkeit, unmittelbar ein Teil dieser Natur zu sein. Der Vollständigkeit halber sei allerdings erwähnt: Auch damals waren nicht alle Menschen einsichtig und vernünftig. Archäologen haben herausgefunden, dass auch zur keltischen Zeit durchaus Raubbau an der Natur betrieben wurde. Wenn es um Bodenschätze ging, waren manche Stämme nicht gerade zimperlich und bedienten sich ohne Rücksicht bei Mutter Erde. Die Kelten waren Menschen wie wir, und auch bei einigen von ihnen galt der materielle Besitz mehr als alles andere – da waren dann auch die fähigsten Druiden machtlos.

Religion – Balsam für die Seele

In der keltischen Glaubenswelt wimmelte es regelrecht von Göttinnen und Göttern. Ihre Religion war polytheistisch. Dies ermöglichte es den Menschen, sich ihre Lieblingsgötter auszusuchen. Wie ein Kind mit einem Hauptgewinn an der Jahrmarktlosbude, sah sich der einfache Kelte vor der Göttergalerie einem kaum überschaubaren Angebot gegenüber. Da wird der Glaube sehr schnell zu einer individuellen Sache.

Eine Gesellschaft mit solch einer Vielzahl von Himmelsbewohnern ist aus sich heraus schon sehr tolerant. Die Kelten wuchsen von Kindesbeinen an mit dieser Toleranz auf. Die Religion diente der persönlichen Entwicklung und vor allem dazu, einen festen Platz in der Welt zu finden. Da keine heiligen Schriften existierten, auf die es sich zu berufen galt und über die man diskutieren und streiten konnte, waren die Eichenpriester die einzigen Institutionen. Wenn wir den Überlieferungen Glauben schenken, erfüllten sie dieses Amt perfekt. Ein Druide war gleichzeitig der Anam Cara, der seelische Beistand, und der Verkünder der Tabus, die nicht übertreten werden durften. Der Vorteil einer Religion, wie die Kelten sie besaßen, liegt in dem Umstand, dass sie keinen Anspruch auf Absolutheit erhebt. In der Natur erfuhr man das Göttliche tagtäglich hautnah. Die energetischen, vor allem aber die seelischen Kräfte des Waldes wurden nicht ausgeklammert oder gar völlig verneint. Die personalen Götter waren Manifestationen der Naturkräfte. An ihnen brauchte man nicht zu zweifeln, es gab keinen Grund, mit ihnen zu hadern. Dadurch fühlte der Mensch sich sicher, gut aufgehoben in seinem Glauben. Dass dies auch der Gesundheit zuträglich ist, liegt auf der Hand: Eine plausible Lebensphilosophie vermittelt einen ruhigen Geist. Wer sich in der Natur geborgen fühlt, der ruht auch in sich selbst.

Die keltische Götterwelt war bunt und kaum überschaubar. Manche Götter und Göttinnen spielten regional eine Rolle, andere wurden in der gesamten keltischen Welt verehrt. Für uns interessant sind diejenigen mit einem Bezug zum Thema Heilung.

Am Anfang des keltischen Götteralphabets steht Alaunus oder Alaunius. Er ist eine Sonnen-, Heil- und Wahrsagegottheit, deren Verehrungsgebiet vom Süden Frankreichs bis in die Region von Mannheim reichte. Ein keltischer Stamm, die Alauni, hat sich vermutlich nach ihm benannt. In seinem Namen schwingen uralte Wörter mit, die eine Übersetzung seines Namens als »Schatz der Harmonie« zulassen.

Ein anderer gallischer Heilgott ist Amarcolitanus, sein Name bedeutet »der ins Weite Schauende«, weist also auf einen Gott mit viel Weitblick hin.

In einigen Regionen Britanniens und Galliens verehrte man Anextlomarus. Er war ein »großer Beschützer«, wie die Übersetzung seines Namens sagt. Er hatte wohl auch eine weibliche Entsprechung, denn auf einer Inschrift in der Schweiz fand man die Namensvariation Anextlomara.

Ein Gott für die Bauern war Arvalus. Sein Name taucht an verschiedenen heilkräftigen Quellen auf. »Stark für die Landwirtschaft« bedeutet sein Name.

Belenos (Belenus, Belinos) ist neben der Göttin Epona die keltische Gottheit, die die meisten Spuren hinterlassen hat. Das halluzinogene Bilsenkraut (Bellenium) klingt ihr in seinem Namen nach.

Der Heilgott Bormo (Borvo, deus Bormanicus), »der Kochende« oder »der Sprudelnde«, ist ein wichtiger Gott der Heil- und Thermalquellen.

Cernunnos wird in diesem Buch mehrfach erwähnt. »Der Gehörnte« ist der Gott der Natur, der Tiere und der Fruchtbarkeit. Seine Spuren finden sich von Britannien bis nach Rumänien. Die bekannteste Darstellung findet sich auf dem Kessel von Gundestrup, den man 1891 in Dänemark gefunden hat. Ein Relief, das ihn zeigt, wurde auch unter der Kathedrale Notre Dame in Paris gefunden. Auffallend auf den Darstellungen ist seine Buddhahaltung; es gibt diverse Abbildungen indischer Götter, die ähnlich aussehen. Manche Wissenschaftler vermuten einen Zusammenhang, der auf die Skythen zurückzuführen sei, deren Einfluss auf die keltische Kunst man inzwischen erforscht hat. Vermutlich war Cernunnos auch der Pate für den heute populären Green Man.

Der Fruchtbarkeitsgott Esus, der »gute Gott«, ist auf zahlreichen Bildern mit einem von Mistelblättern umkränzten Haupt wiedergegeben.

Grannus, der Partner der Göttin Sirona, spielte eine große Rolle an heißen Quellen. Aquae Granni, das heutige Aachen, war ein Ort, der ihm geweiht war. Inschriften mit seinem Namen fand man in vielen keltischen Regionen. Sein Name wird oft mit »Sonne« übersetzt, der seiner Partnerin mit »großer Stern«. Wahrscheinlicher ist aber die Ableitung vom altirischen Wort für »warm«.

Der Gott des schönen Lebens, der Patron der Kultur, ist Lug. Er ist ein Gott, der alles konnte, deshalb nannte man ihn »den Scheinenden«. Mit seinem engen Bezug zum Licht und zur Sonne gingen von ihm starke Heilkräfte aus. Sein Fest ist Lugnasad am 1. August. Es ist eines der vier großen keltischen Jahresfeste, auf die wir an späterer Stelle noch ausführlicher eingehen werden. Man bat ihn und andere Götter an diesem Tag um eine gute Ernte.

Der Gott der Fruchtbarkeit, des Lichts und der Jugend bei den Nordbritanniern war Maponos. In heutiger Zeit wird Maponos als der junge Sonnengott interpretiert, den die Muttergöttin gebar.

Eines der wichtigsten Glückssymbole unserer Zeit ist neben dem Kleeblatt und dem Schornsteinfeger das Schwein. Dies verdanken wir den Kelten. Das keltische Wort »Moccus« (Schwein) war auch der Name des Gottes, der Glück bringen sollte. Vor allem den Händlern und Kaufleuten, deren Schutzpatron er war.

Als Heilgott tauchte Moritasgus in Gallien auf, er hatte die Göttin Damona als Gefährtin. Übersetzt lautet sein Name »großer Dachs«, was auf ein Heilmittel der Druiden hinweisen soll, das aus einem Dachssekret gewonnen wurde.

Bei Erkrankungen der Augen wandten sich die Gallier an den Gott Mullo. Sein Name konnte bisher nicht konkret zugeordnet werden.

Der Heilgott für alles, was mit Wasser in Zusammenhang steht, war bei den Britanniern Nodons, der auch als Schutzpatron der Hunde bekannt ist. An seinem Heiligtum in Lydney Park in Gloucestershire fanden sich mehrere Votivgaben, auf denen Hunde und Fische zu sehen sind.

Ogma, ein Bruder der inselkeltischen Götter Dagda und Lug, brachte den Kelten die Dichtkunst. Er war

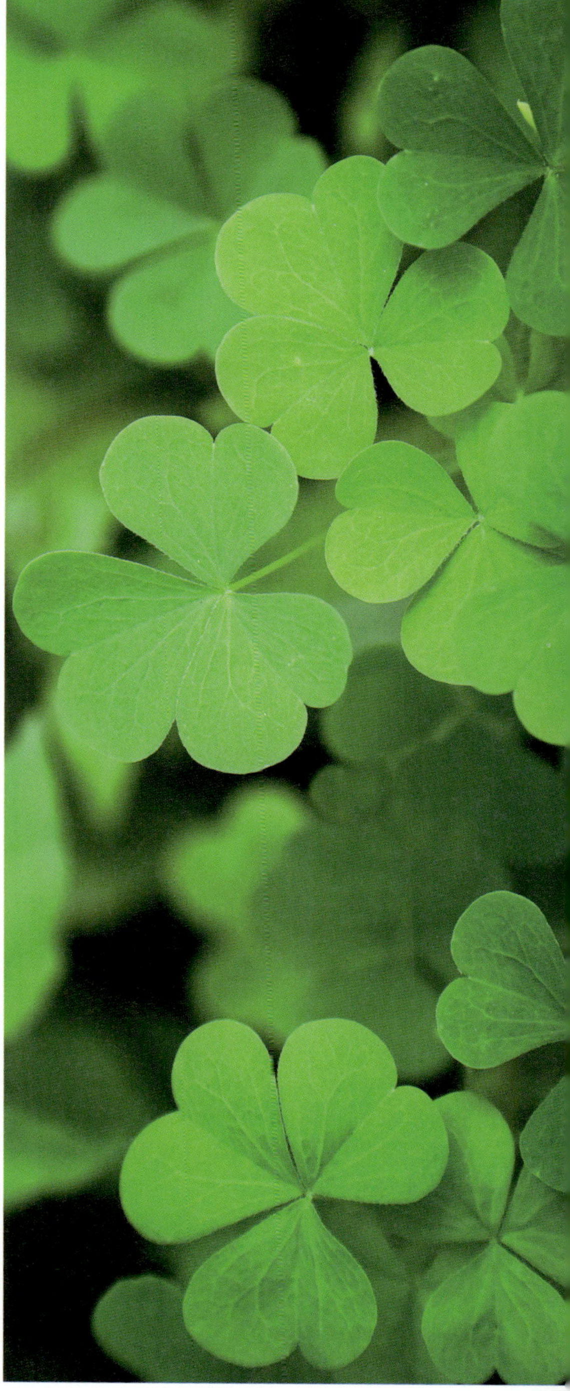

der Schutzgott der Barden. Um geheimes druidisches Wissen weitergeben zu können, soll er die keltische Oghamschrift erfunden und den Menschen vermittelt haben.

Sein Kollege, der allerdings als Gott des gesprochenen Wortes immer wieder zur Vorsicht im Umgang mit der Schrift gemahnt hat, hieß Ogmios. Sein Bereich: Die nur mündlich von Eingeweihten an Einzuweihende weitergegebenen Wissensbereiche der Druiden.

Ein Heilgott, der in der griechischen wie auch in der keltischen Mythologie eine Rolle spielt, ist Telesphoros. Bei den Griechen bildet er zusammen mit Asklepios und Hygieia eine Triade (Dreiheit). Telesphoros kam um 100 n. Chr. zu den Kelten. Wobei manche Historiker glauben, dass dies eine Rückkehr gewesen sei, denn die Galater hätten ihn um 300 v. Chr. nach Kleinasien gebracht.

Vindonnuns war ein weiterer Sonnen- und Heilgott, wobei nicht ganz klar ist, ob er ein individueller Gott war oder sein Name ein Zusatz war, beispielsweise für Belenus. An ihm geweihten Quellen wurden Votivgaben mit Augenmotiven gefunden. Übersetzt bedeutet der Name »der weiße Gott«.

Wenn auch kein Gott, so doch eine wichtige irische Sagengestalt ist Dian Cecht. Er war berühmt für seine Heilkunst und der oberste Heiler des Volkes der Túatha Dé Danann. Von ihm heißt es, dass er ausgestochene Augen wiederherstellen konnte und aus Silber Ersatzhände für verwundete Kämpfer baute. Er besaß eine legendäre Quelle des Lebens, in die getötete Krieger getaucht wurden, um danach wieder weiterzuleben. Noch im 8. Jahrhundert berief sich ein heilkundiger Mönch in einer in der Stiftsbibliothek von Sankt Gallen erhaltenen Handschrift auf Dian Cecht, auf den er das Rezept für eine heilkräftige Salbe zurückführte. Dian Cechts Sohn Miach hatte die Heilerveranlagung seines Vaters geerbt. So schaffte er es, König Nuada seinen abgeschlagenen Arm nachwachsen zu lassen. Sein eifersüchtiger Vater tötete ihn daraufhin. Auf seinem Grab wuchsen 365 verschiedene Heilkräuter, die seine Schwester Airmed mit ihren Tränen tränkte. Sie benannte die Pflanzen, kannte ihre Wirksamkeit und bewahrte sie auf.

Mog Ruith ist ein zauberkundiger Druide in der irischen Mythologie. Manche Sagen siedeln ihn im 1. Jahrhundert n. Chr. an, andere im 3. Er wird auch Meister der Räder genannt, weil er angeblich aus dem Lauf von Rädern weissagen konnte. Mit seinen Zauberkünsten half er dem König, das Land vor Eroberern zu bewahren. In einer der Sagen wird berichtet, er habe im Heiligen Land beim samaritanischen Zauberer Simon Magus gelernt und sei derjenige gewesen, der Johannes dem Täufer den Kopf abschlug. Dies habe einen Fluch über Irland mit Kälte und Hungersnöten nach sich gezogen. In Jerusalem, so wird weiter berichtet, habe er eine Flugmaschine, eine Art frühen Helikopter, erfunden. Seine Tochter, die Druidin Tlachtga, wurde von den drei Söhnen des Lehrmeisters ihres Vaters vergewaltigt. Sie bekam Drillinge und starb bei der Geburt. Im County Meath wird heute noch ihr Grab verehrt.

Am Anfang des keltischen Göttinnen-Alphabets steht Abnoba. Sie ist eine Muttergöttin und die Schutzpatronin des Schwarzwaldes, der in der Antike nach ihr benannt war (Abnoba mons). Sie galt als die Beschützerin des Waldes und seiner Bewohner, vor allem aber der Heilquellen. Unter ihrem Schutz standen die Jäger wie auch deren Beute. Nach Badenweiler, wo sie ein bedeutendes Thermenquellenheiligtum hatte, kamen Frauen zur Kur, deren Kinderwunsch bislang unerfüllt geblieben war. Aufgefundene Inschriften weisen sie als Fruchtbarkeitsgöttin aus.

Ebenfalls im Fruchtbarkeitsmetier war Aericura. Sie hat auf Darstellungen immer einen Korb mit Äpfeln bei sich und wurde in einer großen Region – von Italien und Slowenien bis nach Britannien – verehrt.

Im heutigen Kroatien verehrte man die Liebesgöttin Ansotica. Die Römer erkannten ihre Venus in ihr. Heute noch existiert eine weiße Marmorstatue, die sie mit einer Toga bekleidet zeigt.

Zu den großen Waldgöttinnen gehört Arduinna. Nach ihr wurden die Ardennen im heutigen Belgien benannt. Im Rheinischen Landesmuseum in Bonn befindet sich ein Inschriftenstein, der in der Nähe von Düren gefunden wurde. Eine Statue zeigt sie im Jagdgewand mit Pfeil und Bogen und auf einem Eber reitend.

Eine britannische Heilgöttin war Arnemetia. Ihr Name bedeutet »beim heiligen Ort«. Wie so viele keltische Göttinnen wurde auch sie christianisiert. Man machte aus Arnemetia die heilige Anna. Einige Heilquellen in Großbritannien, die heute St. Anne's Well heißen, gehen auf ihre frühere Verehrung zurück.

Eine weitere Anna ist die irische Göttermutter Danu (Anu). Sie fand ihren Platz oft in den später entstandenen Volkssagen und Märchen. In Schottland ist sie die »sanfte Anna«, eine Art Frau Holle, die die Kraft hat, das Wetter zu beeinflussen, Stürme, Gewitter, Hagel und Regen zu besänftigen. Auf ihrer Verehrung wurzelt der Sankt-Anna-Kult in der Bretagne. Offiziell gilt er der Großmutter Jesu, in der bretonischen Volksseele ist aber eine andere Person damit gemeint.

Brigid (Brigit, Brigantia) war die große Mutter. Das keltische Wort

»Brig« bedeutet »Hoheit«. Mehrere Orte in Europa erinnern mit ihren Namen an diese wichtige Göttin: Bregenz am Bodensee, Bragana in Portugal und Brig im Wallis beispielsweise. Brigid gab Schutz und heilte, sie sorgte für Frieden und Ausgleich. Ihr Stellenwert war bei den Kelten so hoch, dass die christliche Kirche in ihrer Anfangszeit kaum eine Chance hatte, ihre Verehrung zu unterbinden. Den Kirchenmännern blieb nichts anderes übrig, als ihr ein neues Image zu geben. Die große Muttergöttin wandelte man deshalb in die Mutter Gottes um.

Am Handrianswall stand die Heil- und Quellgöttin Coventina hoch im Kurs. Coventina's Well in Northumberland ist eine heute noch aktive Heilquelle. Ein Flachrelief zeigt die Göttin auf einem Blatt liegend mit einer Pflanze in der Hand. Ebenfalls an einer Quelle zu Hause war Damona, die Partnerin des Heilgottes Bormo. Im gallischen Alesia fand man eine Damona-Statue.

In einigen Museen finden wir bildliche Darstellungen von Matronen aus gallorömischer Zeit. Diese Muttergottheiten traten meist zu dritt auf. Allein mehr als 800 Votivsteine und Altäre wurden in der ehemaligen römischen Provinz Niedergermanien gefunden, die meisten davon im südlichen Rheinland. Alle stammen aus den ersten drei nachchristlichen Jahrhunderten. Viele wurden gestiftet, um Schutz, beruflichen Erfolg oder Gesundheit zu erbitten, manche auch als Dank für in Erfüllung gegangene Wünsche. Die Darstellungen ähneln sich. In der Mitte ist eine jüngere Frau mit schulterlangen, offenen Haaren postiert. Daneben sieht man zwei ältere Frauen, die Hauben auf den Köpfen tragen. Es sind die junge Frau, die Mutter und die Seniorin. Vielfach erkennt man Fruchtkörbe mit Obst sowie Pflanzen, Füllhörner und kleine Kinder. Dargestellt werden das zyklische Geschehen in der Natur mit den Jahreszeiten und die allgemeine Fruchtbarkeit. Mehrere Matronen stellen Schutz-, Quell- oder Wassergöttinnen dar.

Eine Göttin der häuslichen Fruchtbarkeit war Nantosuelta. Ihr Partner war Sucellus. Auf Darstellungen trägt sie Schutzattribute, die in Verbindung mit Haus und Hof stehen. Ein kleines Haus auf einem langen Stab, ein Füllhorn, einen Opferaltar. Ihr Name könnte »die das Tal erblühen lässt« bedeuten.

Eine Küstengöttin war Nehalennia, die die keltischen Menapier ganz im Westen der heutigen Niederlande, in der Provinz Zeeland, verehrten. Wer dort zur See fuhr, benötigte jemanden, der ihm dabei half, sein Schiff sicher durch die Fluten zu navigieren. Händler und Kaufleute baten sie um Beistand und geschäftlichen Gewinn. In christlicher Zeit übernahm in den Niederlanden bis heute ein langbärtiger Mann ihren Posten: Sinterklaas, der heilige Nikolaus.

Vielleicht haben die Kelten die Göttin Noreia schon von ihren Vorfahren übernommen. Zentren des Noreia-Kultes, der sich schon für die Zeit um 1500 v. Chr. nachweisen lässt, sind das heutige Kärnten, die Steiermark und Slowenien. Historiker vergleichen sie mit der ägyptischen Göttin Isis, mit Artemis und erkennen in der Erdgöttin die »große Mutter«. Sie war eine Schicksalsgöttin, für Fruchtbarkeit und für Heilung zuständig, speziell in Zusammenhang mit Wasser.

Stevie Nicks von Fleetwood Mac hat einer keltischen Göttin mit einem Song ein neuzeitliches Denkmal gesetzt: der walisischen Naturgöttin Rhiannon. Dort ist sie die Partnerin von Cernunnos und die »große göttliche Königin«, wie es die Übersetzung des Namens besagt.

Eine gallorömische Heilgöttin, die an den Quellen der Seine verehrt wurde, ist Sequana. Dort gab es einen großen Tempelbezirk mit rituellen Bädern und Wohnhäusern für Therapeuten. Ähnlich wie an unseren heutigen Pilgerzentren boten kleine Läden Devotionalien an, mit denen sich die Besucher direkt mit ihren Anliegen an die Göttin wenden konnten. Hoch im Kurs waren kleine Eichenholzplastiken, die Körperorgane darstellten.

Sirona, die Heilgöttin der Nacht, der »große Stern«, hat auf Darstellungen oft eine Mondsichel bei sich. Auch sie heilte an Quellen und konnte Kindersegen fördern.

Auf Altkeltisch bedeutet Sulis nichts anderes als »Sonne«. Ihr großes Heiligtum Aquae Sulis war ein großer Kurort mit Heilquellen und stand im heutigen Bath in Somerset, England.

Die nordspanischen Kelten verehrten eine schöne junge Göttin namens Xana. Auch sie ist in manchen Ortsnamen noch zu entdecken. Sie lebte in einer Gebirgshöhle und ging morgens zum Baden an eine Quelle. Wer sie dort sah und einen Wunsch aussprach, dem sollte dieser in Erfüllung gehen, wenn sie die Worte hörte.

Nicht das Ende – Sterben und Tod

Bei den klassischen Autoren finden sich immer wieder Hinweise darauf, dass die Kelten an eine Wiedergeburt glaubten. Den Griechen und Römern war Pythagoras' Philosophie von der Seelenwanderung sehr wohl bekannt, und sie brachten diese auch in Verbindung mit den Lehren der Druiden. Für die Druiden war dieser Glaube sehr wichtig. Cäsar und auch Mela führten auf ihn zurück, dass die Kelten den Tod wenig fürchteten und von daher recht tapfere Krieger waren. Zwei Theorien waren bei den Römern und Griechen in Umlauf und sind es bei den »Neuheiden« noch heute: Die erste Theorie handelt von der Reinkarnation als der Wiederfleischwerdung auf Erden, die zweite, die wir aus der Mythologie kennen, berichtet von einer Kopie der irdischen Welt, einer Art Spiegelbild im Jenseits, in das die Seele nach ihrem Erdentod übergeht. In der frühirischen Sagenwelt ist dieses, die »normale« Welt spiegelnde Jenseits frei von Krankheit, Alter und Tod.

Die Kelten legten ihren Toten einen Teil deren Besitzes mit ins Grab. Man kann dies so deuten, dass die Menschen dem Verstorbenen sein Eigentum mit auf die Reise ins Jenseits gaben, damit er es dort benutzen konnte. Es ist aber auch denkbar, dass mit einem Menschen dessen Habe begraben wurde, weil sie ihm gehört hatte und durch sein Ableben für die Nachkommen nicht mehr verwendbar war. Man kann sich auch vorstellen, dass reiche Familien durch eine prunkvolle, verschwenderische Beerdigung, bei der mit dem Entschlafenen auch Gold und Silber ins Erdreich gelassen wurden, gern ihren Besitz zur Schau stellten.

Tod und Sterben

Der Totenkult der Kelten lässt sich in vielerlei Richtungen deuten. Dass die Kelten an Wiedergeburt glaubten, ist allgemein akzeptiert. Er wird auch als Erklärung dafür herangezogen, dass sie todesmutig in den Kampf zogen. Klar, ein Weiterleben in der Anderswelt ist ein schöner Trost. Religionsvertreter versuchen immer, ihre Schäfchen damit zu trösten, dass es ein »Danach« gibt. Befasst man sich aber näher mit der keltischen Spiritualität, so, wie ich sie in diesem Buch darzustellen versuche, ist sie eher eine Anleitung für das Leben im Hier und Jetzt. Manche Psychologen und Therapeuten, die ihre Patienten auf den gegenwärtigen Lebenszeitpunkt konzentrieren möchten, fragen heutzutage gern, was diese täten, wenn sie am Ende ihres Lebens stünden – was sie bereuen oder anders machen würden, wenn sie ihr Leben noch einmal leben könnten. Es gibt zahlreiche Studien und Veröffentlichungen zu diesem Thema, die sich in vielen Punkten gleichen. Daraus können wir den Schluss ziehen, dass die Mehrheit der Menschen am Ende ihres Weges ähnliche Empfindungen und Erkenntnisse bei der Rückschau hat. Nachdem ich das aus meiner Sicht sehr empfehlenswerte Buch »Die fünf Geheimnisse, die sie entdecken sollten, bevor sie sterben« von John Izzo gelesen hatte (er befragte 235 als »weise Alte« bekannte Menschen nach ihren Ratschlägen für jüngere Generationen, nach Rezepten für Glück und Erfüllung), habe ich mir angewöhnt, in Meditationen regelmäßig eine Zeitreise zu machen. Ich sehe mich dann selbst als alten Menschen in einem bequemen Schaukelstuhl auf einer sonnigen Terrasse am Mittelmeer sitzen und auf mein Leben zurückschauen. Und wenn im jetzigen Leben eine Entscheidung ansteht, reise ich wie Doc Emmett Brown »Zurück in die Zukunft«, um mich selbst zu treffen und zu befragen Wie gesagt, die verschiedenen Befragungsergebnisse ähneln sich, schauen wir uns die wichtigsten einmal an.

Leben Sie im Hier und Jetzt

Eckhart Tolle, der momentan neben dem Dalai-Lama wohl meistgelesene Lebenslehrer, erinnert uns in seinen Bücher immer wieder daran: Das Leben findet jetzt statt, hier, vor unserer Nase. Gestern ist vorbei und morgen ist noch nicht da. Die meisten von uns beschäftigen sich in ihrer Gedankenwelt entweder mit dem, was war, oder mit dem, was eventuell kommen könnte. Und dabei verpassen sie möglicherweise das, was wirklich ist.

Bleiben Sie sich treu

»Be yourself, no matter what they say«, singt Sting in seinem Hit »Englishman in New York«. Sei du selbst, egal, was sie sagen. Schon in unserer frühesten Kindheit wird damit begonnen, uns einzureden, wie wir zu sein haben, damit die Eltern, Großeltern, Klassenkameraden, Lehrer, Chefs, der Staat, die Lebens-, Ehe- und Liebespartner und der Rest der Welt mit uns einverstanden sind. Daraus resultiert nur zu oft ein angepasstes, fremdbestimmtes Leben. Das Gegenteil davon bedeutet nicht, dass man zum Exzentriker wird, der sein Ego pusht, sondern dass man sich immer wieder selbst fragt, ob das, was gerade geschieht, das Leben ist, das man führen will. Ob man der Stimme seines Herzens folgt und ob man der Mensch ist, der man gern sein möchte.

Lieben Sie, was Sie tun

Wir alle wissen, dass es glücklich machen kann, wenn man das, was man tut, liebt. Oder wenn man das, was man liebt, tut. Während viel von Liebe gepredigt und geschrieben wird und damit meist die Nächstenliebe gemeint ist, kommt die Selbstliebe oft zu kurz. Der Spruch »liebe dich selbst wie deinen Nächsten« steht nicht in der Bibel. Wer mit der Liebe bei sich selbst anfängt, tut gut daran. Aufopferung für andere führt selten zu Glück, in den meisten Fällen höchstens zu einem frommen Spruch in der Todesanzeige. Wahre Liebe kann dann entstehen, wenn man sie zulässt.

Mehr geben als nehmen

Schenken macht Freude. Materieller Besitz ist kein Garant für Glück. Das Leben ist uns gegeben worden, und wir geben in Liebe zurück. Das klingt jetzt irgendwie wie eine gereimte Binsenweisheit, aber wenn wir uns stets fragen, was wir dem Leben geben können, damit unser Beitrag anderen zu mehr Glück verhilft, kommen wir dem Sinn unseres Daseins immer ein Stück näher. Wenn wir nur Gegenleistung erwarten, kann es leicht passieren, dass wir enttäuscht werden. Denn der Fluss des Lebens besteht aus Geben und Nehmen. Wir sind Gebende und dürfen als Resultat unseres Tuns Empfangende sein. Das liest sich wie auf einem Abrisskalenderblatt, ist aber so.

Sein Leben nicht bereuen müssen

Wenn Menschen in ihrer letzten Lebensphase etwas bereuen, ist es meist etwas, was sie nicht getan haben. Eine Chance nicht am Schopf gepackt zu haben und stattdessen den gewohnten, sicheren Weg gegangen zu sein, hängt ihnen später mehr nach, als einen Fehler begangen zu haben. »Hätte ich damals doch bloß ...« ist dann ein vielgedachter Satz.

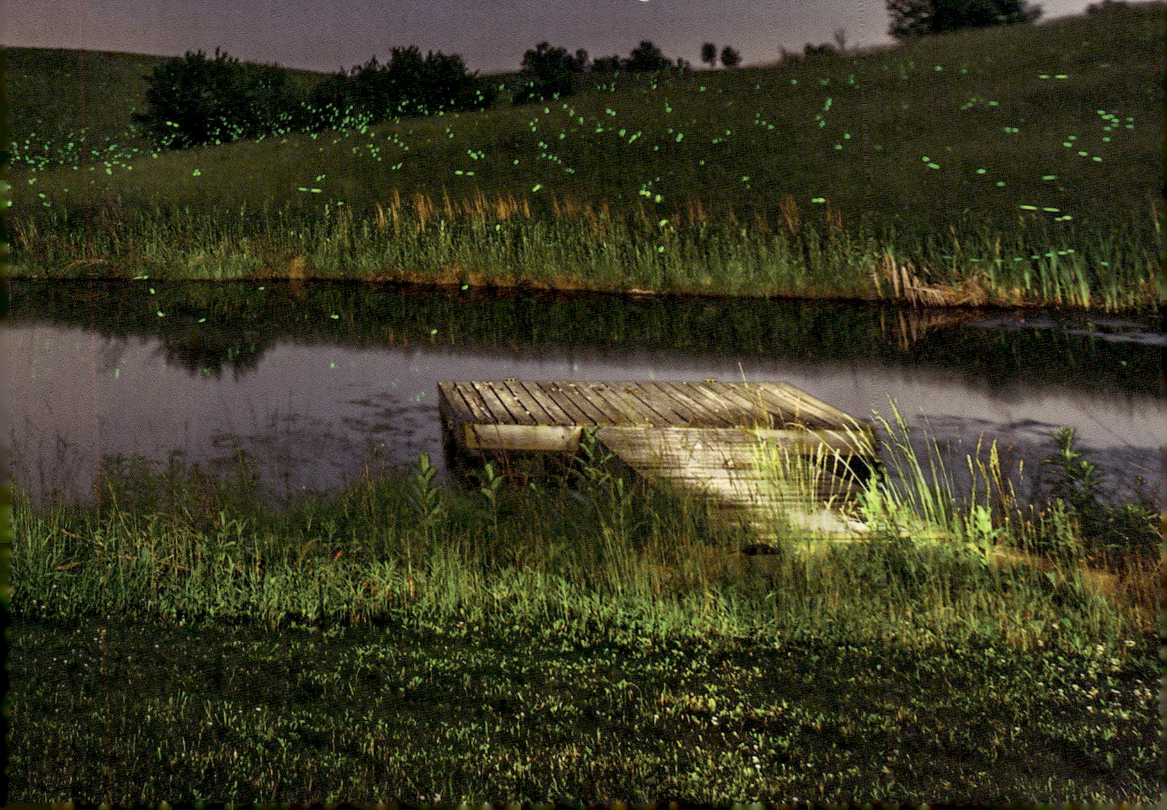

Der wiedergeborene Druide

Wer als Tourist im 20. Pariser Arrondissement den Friedhof Père Lachaise besucht, stößt wahrscheinlich auf die weltweit größte Promidichte. Nur sind diese Prominenten alle tot. Mehrere Hunderttausend Menschen sind hier bestattet, viele von ihnen waren zu Lebzeiten Musiker, Dichter, Wissenschaftler, Politiker oder Filmstars. Einige Gräber fallen ganz besonders auf, weil sie ganz selten einmal unfrequentiert bleiben. Die Ruhestätte des The-Doors-Sängers Jim Morrisson beispielsweise ist seit 1971 ein täglicher Anlaufpunkt für Fans des Kaliforniers und seiner Musik. Einen ähnlichen Zulauf hat das ständig blumengeschmückte Grab eines Mannes, der sich zeitlebens Allan Kardec nannte. Den Namen hatte sich Hippolyte Léon Denizard Rivail gegeben, weil der Druide, der er in einem früheren Leben gewesen sei, so geheißen habe. Viele Besucher – manchmal stehen sie regelrecht Schlange, um die an einigen Stellen schon abgegriffene Büste zu berühren – haben ein südamerikanisches Aussehen. Denn in Brasilien ist Kardec Kult, auf Basis seiner Bücher hat sich eine religiöse, spiritistische Strömung gebildet. 1804 in Lyon geboren, arbeitete der Schüler Johann Heinrich Pestalozzis ab 1828 in Paris als Lehrer. Der hochgebildete Träger der Ehrenmedaille der Gelehrtengesellschaft von Arras starb im März 1869. Seine akademischen Werke veröffentlichte er unter seinem Geburtsnamen, das Druidenpseudonym verwendete er für seine spiritistischen Schriften, die heute noch erhältlich sind. Im Jahre 1854 änderte sich sein Gelehrtenweltbild schlagartig, als er auf Einladung eines Freundes an einer der damals in den Pariser Salons so beliebten Geisterséancen teilnahm. Er vermutete zunächst hinter den sich bewegenden und durch die Luft schwebenden Tischen, die er an diesem Abend erstmals sah, ein ihm unbekanntes Naturgesetz, das er ergründen wollte. Dies gelang ihm nicht. Später begann er, selbst mit Trancemedien zu arbeiten, durch deren Mund die Geisterwelt seine Fragen beantwortete. Nachdem die Geistwesen ihn darum gebeten hatten, wie er sagte, veröffentlichte Kardec im April 1857 »Das Buch der Geister«, in dem er 1019 Fragen und Antworten zusammenfasste. Das Buch voller Informationen zur Natur der Geistwesen und der Geisterwelt sowie zur Beziehung zwischen der geistigen und der irdischen Welt wurde rasch zu einem Standardwerk des Spiritismus, dem vier weitere folgten. Alle fünf Bücher bilden zusammen die Lehre Kardecs, die große Beachtung fand. Sogar Napoleon III. lud ihn zu sich ein, um mit ihm über das Thema zu sprechen. Wobei Kardec stets betonte, dass er nicht der Urheber der Informationen sei, sondern lediglich das von den Geistern durch die Medien Gesagte aufgeschrieben, thematisch geordnet und kommentiert veröffentlicht habe. Er schrieb, dass der Spiritismus nicht von Menschen begründet worden sei, sondern von den Geistern selber.[8] Dies seien der essenzielle Charakter und die Stärke des Spiritismus. Kardec veröffentlichte Durchsagen über die Unsterblichkeit der Seele, die Natur der Geister und ihre Beziehungen zu den Menschen, über die moralischen Gesetze, das gegenwärtige und das künftige Leben sowie die Zukunft der Menschheit. Weitere Themen waren Seele, Universum, Mensch, Tiere, Kultur, Moral und Religion. In seinem »Buch der Medien« gab er konkrete Anleitungen für die Kommunikation mit der Geistigen Welt. Er fand heraus, dass der Spiritismus mit den moralischen Lebensregeln Jesu übereinstimmte, und versuchte, Religion und Naturwissenschaften in Einklang zu bringen. In mehr als 30 Sprachen wurden seine Werke übersetzt. Bald schon nannte man seine Lehre Kardecianismus, deren wichtigster Bestandteil die Reinkarnation darstellt. Geister leben entweder inkarniert als Menschen oder nicht inkarniert in der Geistigen Welt. Beide Welten können über Medien kommunizieren. Der Sinn der Wiedergeburt ist eine geistige und moralische Entwicklung. Höher entwickelte Geister stehen den Menschen bei, zum Beispiel als Schutzengel, und wer den höchsten Stand der Entwicklung erreicht hat, kann besondere Aufgaben zur Weiterentwicklung anderer übernehmen, wie es beispielsweise Jesus getan hat. Auch ist moralisches Handeln wichtiger als Gebete oder sturer Glaube – der Sinn des Betens ist die Kontaktaufnahme mit Geistern und Engeln. Spiritistische Sitzungen dienen der Weiterentwicklung der Menschen, nicht der Voraussage zukünftiger Ereignisse. In allen Menschen steckt die Fähigkeit, ein Medium zu sein, sie lässt sich schulen. Leicht erkennen wir deutliche Parallelen zum Druidenschamanismus. Allan Kardec hat seinen zweiten Namen also nicht von ungefähr gewählt.

8 Vgl. dazu Allan Kardec: Das Buch der Geister.

Spiritistische Sitzungen sind heutzutage relativ leicht möglich. Schreibende Tische bestehen aus einem Holzbrettchen mit drei Beinen. Eines davon ist von innen hohl, und man steckt einen Bleistift hinein. Man benötigt eine große Papierfläche, beispielsweise eine umgedrehte Tapetenrolle, die man auf einem Tisch ausbreitet. Man stellt das Kontaktgerät auf die Tapete, und jeder Teilnehmer legt zwei Finger auf das Brettchen. Ein Sprecher bittet im Raum anwesende Geister, sich bemerkbar zu machen. Bald spüren die Teilnehmer ein leichtes Knacken in dem dreibeinigen Tischchen, und es bewegt sich über die Tapete, während die Teilnehmer ihre Finger nicht von der Oberfläche des Brettchens nehmen. Dann fragt man nach der Identität des anwesenden Geistes. Entweder er schreibt nun mithilfe des Bleistiftes seinen Namen oder buchstabiert ihn anhand eines Alphabetes, das man vorher an den Rand der Papierfläche geschrieben hat. Der Tisch fährt die einzelnen Buchstaben ab. Im Handel sind auch sogenannte Ouija-Bretter erhältlich, die kleine Räder haben, ansonsten aber ähnlich funktionieren. Zur Orientierung kann man zusätzlich Zahlen oder die Wörter »Ja« und »Nein« auf die Tapete schreiben. Das bewegliche Brett wird sie zur Beantwortung von Fragen ansteuern oder umrunden.

In den 1980er-Jahren waren solche Geisterstunden in unserem Dorf groß in Mode. Meine Frau und ich haben einmal eine spiritistische Sitzung mit drei russischen Ärztinnen aus Aachen veranstaltet, mit denen wir bekannt waren. Wir machten verschiedene Experimente. Beispielsweise baten wir die Ärztinnen, eine Zeit lang nur Russisch zu reden (was wir beide nicht sprechen können), während meine Frau und ich unsere Finger auf dem dreibeinigen Tischchen hielten. Der Tisch beantwortete die gestellten Fragen, indem er Russisch schrieb, natürlich in kyrillischen Buchstaben. Wir konnten zwar nicht lesen, was da mithilfe unserer beider Hände geschrieben worden war, unsere drei Gäste allerdings schon. Wir haben auch an Sitzungen mit dem englischen Medium Gaye Muir teilgenommen. Die Britin schaute dabei in die Runde, sprach einzelne Besucher an und überbrachte ihnen Botschaften der Seelen Verstorbener, die mit im Raum waren. Teilweise ergaben sich daraus ergreifende Situationen.

Spiritismus als reine Unterhaltung ist nicht zu empfehlen. Wie in der stofflichen Welt gibt es auch »drüben« Wesen, die sich sonderbar verhalten können. Und Geister, die sich provoziert fühlen, neigen zum Spuk. Einmal hatte ich einen Geist ziemlich gereizt, der für meinen Geschmack zu ungenaue Antworten geschrieben hatte. Er rächte sich noch stundenlang, indem er andauernd an Wände, Türen und Schränke klopfte. Irgendwann wurde unser Klopfgeist meiner Frau unheimlich, und sie fürchtete um ihre Nachtruhe. Er stellte seine Klopferei erst ein, als ich mich ganz offiziell bei ihm entschuldigt hatte. Der Geisterwelt sollte man mit Respekt begegnen. Wer sich unreif verhält, wie ich es damals tat, wird auf Geister treffen, die seiner Frequenz entsprechen. Auch mögen es die Unsichtbaren gar nicht, wenn sie für irdische Zwecke missbraucht werden, zum Beispiel, wenn man von ihnen künftige Lottozahlen erfahren will oder unredliche Ziele verfolgt. In vielen Fällen wird dann den Teilnehmern an einer spiritistischen Runde eine Spukdemonstration geboten, die nicht unbedingt lustig ist. In den meisten Fällen melden sich Verstorbene, die einen Bezug zu den Teilnehmern haben. Mein Vater informierte uns z.B. über die Ursachen für seinen tödlichen Unfall, in seiner markanten, mir wohlbekannten Handschrift.

Wer glaubt, dass er mit dem Spiritismus die Möglichkeit bekommt, zu hoch entwickelten Geistwesen Kontakt aufzunehmen, sollte meines Erachtens nicht zu viel erwarten. Kann sein, dass sich Oma oder Opa meldet und Grüße ausrichten lässt. Oder ein unsichtbarer Kobold. Ich persönliche halte Spiritismus nicht für empfehlenswert, vor allem wenn junge, noch nicht gefestigte Menschen sich intensiv damit beschäftigen. Experimente, beispielsweise wenn man sich in einer Phase befindet, in der man seine Weltsicht überdenkt und dabei beim Thema Glauben ankommt, können hingegen eventuell hilfreich sein. Mich haben die Erlebnisse mit den Geistern dazu gebracht, dass ich die Geistige Welt als existent betrachte. Sie ist um uns, auch wenn wir sie nicht sehen können. Aber ich muss nicht regelmäßig mit meinen verstorbenen Vorfahren kommunizieren – es reicht aus, wenn ich sie in liebevoller Erinnerung behalte und ihr Andenken ehre.

Die Meister der Weisheit

Die Römer nannten die Druiden »Meister der Weisheit«, »Magistri sapientiae«; sie stellten ihre Philosophie mit denen der großen Zivilisationen Indiens, Ägyptens und Persiens auf eine Stufe. Einige römische Berichterstatter waren gar überzeugt, in den Kelten die eigentlichen, ursprünglichen Väter der Philosophie gefunden zu haben. Im Bereich der Heilkunst verfügten die Druiden über ein umfangreiches Kräuterwissen. Sie kannten die Kraftorte der Umgebung und wussten, wo Heilquellen zu finden waren und wie man deren Wasser heilbringend nutzen konnte. Sie beherrschten heilige Rituale und Zauberformeln und waren psychologisch bewandert. Als Philosophen ordneten sie den Menschen in eine kosmische Ganzheit ein, zu der Tiere und Pflanzen, Mineralien, die Elemente und überhaupt alles Existierende, auch die nicht sichtbare Geisterwelt, zählten. Ähnlich den heutigen östlichen Lehren sprachen sie von einem Fortbestehen der Seele nach dem Tode und der Möglichkeit der Wiedergeburt. In Ritualen waren die Druiden Kontaktleute zwischen ihrem Volk und den Göttern und Geistern. Dadurch, dass sie per schamanischer Reise Zugang zur Anderswelt erlangten, brachten sie den Menschen konkrete Antworten auf Fragen und klare Anleitungen zur Lebensführung von dort mit. Als Kenner des Jahreslaufes waren die Druiden die Herren der Zeit. Sie verfügten über astronomisches Wissen und kannten die besten Termine für Saat und Ernte. Dies machte sie für ihr Volk unentbehrlich. Die Aufgaben als Priester, Seher und Magier fallen in den schamanischen Bereich. Als Dichter und Musiker hatten sie auch die Aufgabe, Wissen zu vermitteln, denn sie hielten in ihren Liedern den Lauf der Geschichte fest. Nicht zu unterschätzen ist auch ihr Wert als Richter. Im Gegensatz zu vielen anderen antiken Völkern gilt die keltische Rechtspflege im Rückblick als sehr fortschrittlich. Kern der druidischen Rechtsprechung war nämlich die Wiedergutmachung, nicht die Bestrafung oder Vergeltung einer Tat.

Gesetz und Strafe

Wer ein Gesetz überschreitet, der muss mit Strafe rechnen – das ist in den meisten Kulturen so. Die Kelten hatten bestimmte Tabus, »Geis« genannt. Wer sich nicht daran hielt, konnte einiges aufs Spiel setzen. Die Mehrheit der Menschen lebte damals in kleinen dörflichen Gemeinschaften auf relativ engem Raum, wo jeder jeden kannte. Gesetzesübertretungen kamen schnell ans Licht. Von den Druiden wusste man, dass sie mit der Welt der Geister in Kontakt standen und über Informationen verfügten, die anderen Menschen nicht zugänglich waren. Und so richtig unbeobachtet durfte sich kaum ein Kelte gefühlt haben, weder im Haus noch im Dorf – und erst recht nicht in der freien Natur, wo es von Göttern, Feen und Elfen nur so wimmelte. Gesetzesübertretungen, das konnte man sich leicht vorstellen, blieben nicht ungesehen. Die Druiden, deren Aufgabe es war, nicht nur die Natur zu beobachteten, sondern auch die Menschen um sie herum, hatten einen Zugang zu übersinnlichen Informationslieferanten. Aus diesen Quellen dürften sie von den universell gültigen Gesetzen erfahren haben, die das Schicksal jedes einzelnen Menschen maßgeblich beeinflussen. Dies sind die Gesetze der Polarität und der Resonanz, die sich nicht an die von Menschen gemachten Regeln halten, die regional, politisch und kulturell unterschiedlich sind.

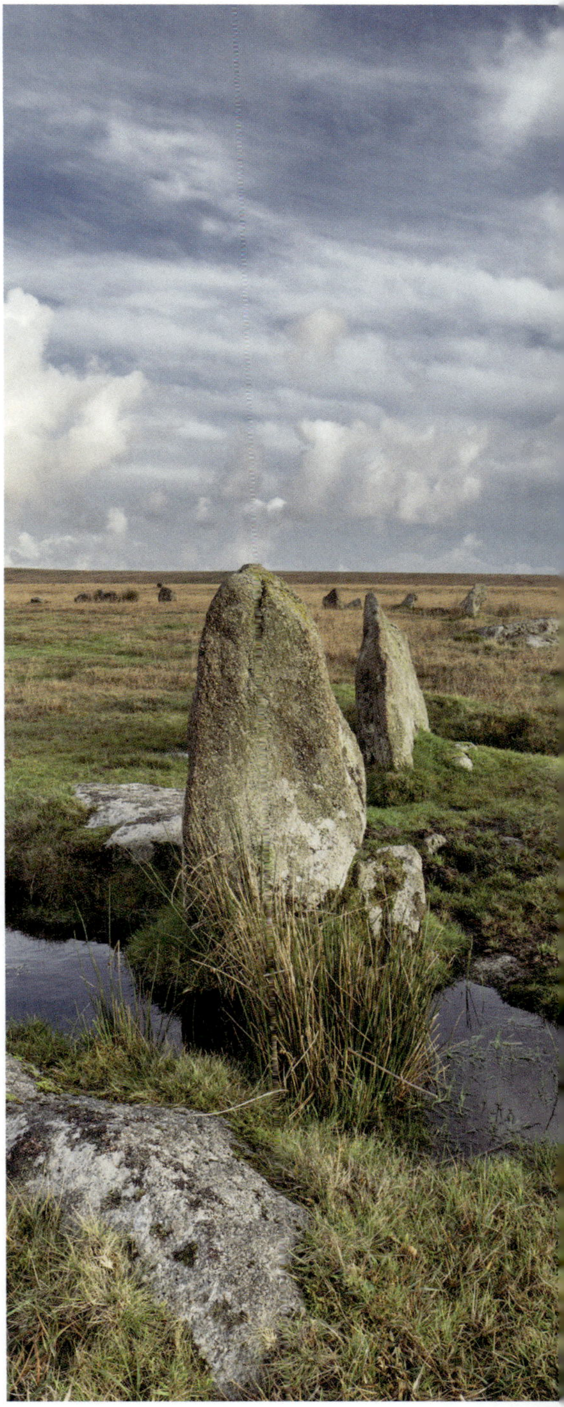

Der natürlichen Vorlage vertrauen

Jeder Mensch dürfte staatliche Gesetze kennen, die er nicht versteht. Wir alle werden zur Einhaltung dieser Gesetze gezwungen. Handeln wir dagegen, droht uns Strafe. In Kulturen, in denen man in und mit der Natur lebt(e), ergaben sich die Gesetze aus der Vorlage der Natur. Überall in der Natur lässt sich erkennen, dass eine deutliche Tendenz zu Kooperation und Synergien herrscht. Die Verknüpfung der Lehren Darwins, nach denen immer die Stärksten überleben, mit sozialen Kontexten hat dazu geführt, dass sich bei der großen Mehrheit der Menschen in der westlichen Welt eine Ellbogenmentalität etabliert hat. Wer Erfolg haben will, muss stärker sein als andere. Er muss gewinnen, besiegen. Die Römer haben nach diesem Motto gehandelt, auch wenn sie Darwin nicht kennen konnten. Doch Kampf und Sieg über andere widerspricht der Einheit, der die Gesetze der Polarität und der Resonanz zugrunde liegen. Aber viele Schulmediziner sind heute immer noch der Überzeugung, dass man mit der Bekämpfung beziehungsweise Unterdrückung von Symptomen Menschen tatsächlich heilt.

Mach's wieder gut

Dass Bestrafung in vielen Fällen nicht zur Einsicht und zu einem besseren Lebenswandel führt, darüber sind sich nicht nur die Bewährungshelfer auf der ganzen Welt einig. Strafe bewirkt Aggression. Hier können wir alle von den Kelten lernen. Eine Schuld wird nicht dadurch getilgt, dass der Straftäter mit Geld oder seiner Freiheit für sein Vergehen bezahlt. Er kann nur durch das klare Erkennen seines Fehltrittes und dessen Folgen zum eigenen Gleichgewicht zurückfinden. Und da bietet sich die Wiedergutmachung am ehesten an. Wer aus nächster Nähe die Folgen seiner Tat wahrnimmt und auch die Chance erhält, seinen Fehler auszubügeln, dem bieten sich größere Möglichkeiten, sein unrechtes Tun einzusehen.

Die Chronisten der Antike berichten widersprüchlich. Mal sind die Druiden faszinierende Heiler, mal mit Vorsicht zu genießende Hexer. Das greifbare historische Material über die Druiden lässt kein einheitliches Bild zu. Überall im keltischen Leben scheinen sie ihre Finger im Spiel gehabt zu haben – von der Zukunftsdeutung bis zur Politik. Eigentlich waren die Druiden die wahren Machthaber, denn ohne ihren Rat wurde keine politische Entscheidung getroffen. Manche Stammesführer waren sogar Druide und König in Personalunion. Ansonsten kannte die Hierarchie im Druidenberuf sieben Rangstufen. Druiden der obersten Stufe wurden als »Ollam« bezeichnet. Die soziale Stellung dieser Oberdruiden war höher als die des Königs. Nach dem Ollam bekleidete der »Gutuator«, der »Vater des Gebetes«, die zweitwichtigste Position. Die »Vates« waren die Seher und Propheten und nahmen die Opferungen vor. Sehr oft bekleideten Frauen diesen Rang. Die Kaste der Sänger und Dichter wurde als »Fili« bezeichnet, jedenfalls ist dieser Name aus Irland überliefert. Der Unterricht für die einfachen Druidengrade war nach dem Erlernen der wichtigsten mythischen und rechtlichen Traditionen beendet, wie Ingeborg Clarus berichtet.[9]

Jenes Wissen spielte eine wichtige Rolle für das tägliche Leben im Frieden wie auch zu Kriegszeiten. Wer auf der druidischen Karriereleiter das Priesteramt übernehmen wollte, musste einige Jahre länger lernen. Neben der recht umfangreichen keltischen Theologie wurden die Anwärter unter anderem in Erdkunde und allgemeiner Naturkunde, in Astronomie und Astrologie und natürlich in Medizin unterrichtet. Der aufschlussreichste und auch vollständigste Text, den uns die greifbare historische Literatur bietet, ist Cäsars Bericht über die Druiden in seinem »Gallischen Krieg«: »Die Druiden versehen den Götterdienst, besorgen die öffentlichen und privaten Opfer und legen die Religionssatzungen aus. ... Sie entscheiden bei fast allen öffentlichen und privaten Streitigkeiten. Sie sprechen das Urteil, wenn ein Verbrechen begangen wurde, ein Mord geschah, Erbschafts- oder Grenzstreitigkeiten ausbrechen, sie setzen Belohnungen und Strafen fest. Fügt sich ein Privatmann oder ein Volksstamm ihrem Entscheid nicht, so schließen sie die Betroffenen vom Götterdienst aus.

Dies stellt bei ihnen die härteste Strafe dar.«[10] Cäsar berichtet weiter, dass die Druiden zu einer bestimmten Jahreszeit an einem heiligen Platz »im Lande der Carnuten, das als Mitte ganz Galliens gilt«[11], tagten. Die Römer haben versucht, das Dru-

9 Ingeborg Clarus: Keltische Mythen, S. 42.

10 Julius Cäsar: Der Gallische Krieg, S. 265.
11 Ebenda, S. 267.

idententum zu unterdrücken. Sie fürchteten sicherlich seine politische Macht. In der Tat gab es nach der römischen Eroberung Aufstände, hinter denen offensichtlich Druiden standen. Eine komplette Ausrottung der Eichenpriester gelang jedoch nicht. Vermutlich blieben einzelne Druiden noch bis zum Zusammenbruch Westroms im 5. Jahrhundert n. Chr. als Redner und Lehrer aktiv. In der danach einsetzenden schriftlichen irischen Überlieferung finden sich viele Aussagen über die Druiden, hauptsächlich als Propheten. Man geht heute davon aus, dass die Druiden noch bis ins 16. Jahrhundert in Irland wirkten. Danach gingen sie in der »Filidh«, Wahrsager und Dichter, auf und blieben so weiterhin als Propheten, Lehrer und Berater politischer Entscheidungsträger tätig.

Druidentum heute

Manche moderne Druiden sehen sich gern als die Träger der Weisheit des sagenumwobenen Atlantis. Dieses universelle Wissen sei nach dem Untergang der atlantischen Kultur mündlich an Auserwählte weitergereicht worden. Historische Beweise oder Ansatzpunkte dafür gibt es nicht. Der Gedanke ist jedoch sehr romantisch. In England entstanden die ersten Druidenorden neueren Art im 18. Jahrhundert. Sie sind zum Teil heute noch aktiv. Ein Auslöser des damaligen Druiden-Booms waren die Abenteuer des Helden Ossian (Oisin). Zwischen 1760 und 1765 hatte James Macpherson diese fiktive Geschichte von den Heldentaten eines schottischen Königssohns geschrieben, die eine wahre Flut an fantasievoller Literatur über die Druiden nach sich zog.

Im Jahre 1781 wurde der Alte Orden der Druiden gegründet. Prominentester neuer Druide in Großbritannien war Winston Churchill, der 1908 aufgenommen wurde. Ab 1872 entstanden auch in Deutschland Druiden-Logen. Bereits seit 1830 waren neue Druiden in Amerika und wenig später in Australien aktiv. Seit den 1950er-Jahren gab es ebenfalls jüdische Druiden. Wenn sich auch das Erscheinungsbild und die Praxis des Druidentums in den Jahrtausenden immer wieder stark verändert haben, so kann man heute durchaus rückblickend sagen, dass es auf dieser Erde seit mindestens zweieinhalb Jahrtausenden ein Druidentum in irgendeiner Form gibt. Das moderne Druidentum der Jetztzeit spielt eine Rolle als »europäischer Weg des Heilwerdens an Körper, Geist und Seele«[12]. Die heutigen Druiden wollen die alte Verbindung zu Mutter Erde und zum Göttlichen wiederherstellen.

Es gibt jedoch keine einheitliche Richtung unter den Druiden. Jedenfalls dürften sie mehr sein als weiß gewandete Nostalgiker, die bei der Sonnenwende in Verzückung geraten. Es wäre in der Tat hilfreich, wenn ein neues Druidentum, das auf den spirituellen Wurzeln der keltischen Ahnen fußte, Impulse geben könnte zur Überwindung der momentanen Orientierungslosigkeit. Denn ein Problem vieler Westeuropäer ist, dass sie ihre Wurzeln gar nicht kennen und folglich aus dieser Quelle nicht schöpfen können. Dabei könnten eine keltisch orientierte neue Spiritualität und Heilkunde gerade in der heutigen Zeit Akzente setzen. Druidische Philosophie betont, wie schon erwähnt, das Leben im Hier und Jetzt. Ihr Kern ist die individuelle Aufgabe, die jeder Mensch in seinem Leben hat. Der Kreis galt dabei als eines der wichtigsten keltischen Symbole. Er symbolisierte den Glauben an die Wiedergeburt. Jeder Mensch kommt demnach in einem ewigen Kreislauf auf die Erde zurück. Die übrige Zeit verbringt er mit den anderen Geistern im feinstofflichen Zwischenreich. Dort kann er von schamanischen Druiden besucht werden und die Erdlinge mit Rat und Tat unterstützen. Ein Ziel und damit ein Platz im Himmel oder im Nirwana ist nicht vorgegeben. Der Weg auf der Erde wie auch in der jenseitigen Welt ist bereits das Ziel. Auf diesem Weg erlangt die Menschenseele durch Erfahren und Lernen immer mehr Wissen. Dieses Wissen dient der geistigen und körperlichen Heilung des Individuums wie auch dem großen Ganzen.

12 Anja Senser/Klaus Langer: Heilbuch der Druiden, S. 18.

Leben im Hier und Jetzt

Haben Sie schon einmal eine Katze beobachtet, wenn sie durch die Natur streift? Sie ist hellwach, mit all ihren Sinnen ist sie in der Gegenwart. Sie registriert jede Bewegung, jedes Geräusch, jeden Geruch. Sie lebt jetzt, im Augenblick. Für die Katze ist das Leben ein andauernder Moment. Sie denkt nicht an den Schnee von gestern oder an den Regen von morgen. Für sie zählt nur das, was ist. Wenn eine Katze auf der Jagd ist, ist sie auf der Jagd. Wenn sie in der Sonne oder am Ofen liegt, genießt sie die Wärme, gibt sie sich ganz dem Wohlfühlerlebnis hin.

Und der Mensch? Am Arbeitsplatz träumt er vom Urlaub, im Urlaub denkt er an die Arbeit. Am Abend denkt er an den Morgen, am Morgen hat er schon den Abend im Sinn. Durch unser zukunftsgerichtetes Denken leben wir viel zu oft in einer Art Trance, eingeschlossen in unsere eigene Gedankenwelt. Richtig wache Momente sind die, wenn wir uns der Natur, oder besser: dem Natürlichen, nahe fühlen. Wenn die Zeit plötzlich stillzustehen scheint und die Sekunde zur kleinen Ewigkeit wird.

Es gehörte zur Lebensart der Kelten, den Moment zu schätzen. Sie waren sich ihres Daseins im Hier und Jetzt bewusst. Die Druiden trainierten und schärften im Wald ihre Sinne, vor allen den sechsten Sinn, die außersinnliche Empfindungskraft. In diesem Sinne ist jede Katze ein Druide! Wenn Sie selbst den Wunsch verspüren, viel öfter als bisher im Hier und Jetzt zu sein, können Sie von der Katze lernen. Halten Sie öfter einmal inne, schauen Sie sich Ihre Umgebung an, bis ins Detail, ohne zu analysieren. Konzentrieren Sie sich auf das, was Ihre Hände gerade berühren. Welche Düfte oder Gerüche dringen gerade an Ihre Nase? Welche Klänge empfängt Ihr Ohr? Kümmern Sie sich in diesem Moment nicht um das, was gestern war oder morgen kommt. Seien Sie sich einfach Ihrer Bewusstheit bewusst – wach, klar, aufmerksam. Richten Sie Ihr Empfinden auf den Atemrhythmus. Lockern Sie Ihre Muskeln, entspannen Sie Ihre Bauchdecke. Sie sind ein Bestandteil Ihrer Umgebung, ein Teil des Ganzen, das Sie umgibt. Wenn Sie diese kleine Übung in Ihren Alltag integrieren, werden Sie lernen, sich wie eine Katze wohlzufühlen. Sie brauchen ja nicht gleich anzufangen zu schnurren.

Richteten wir heute an einen Druiden die Frage, was bewusstes Leben im Hier und Jetzt bedeutet, käme vermutlich die Antwort »Sei wach im Wachsein«. Der Druide erklärte uns wahrscheinlich, dass das Leben eine Summe von Abermilliarden einzelner Augenblicke sei. Jeder dieser Augenblicke sei unwiederbringlich. Und der Druide hätte eine weitere einfache Lektion für uns:

Leben im Moment

Arbeiten Sie, wenn Sie arbeiten. Essen Sie, wenn Sie essen. Schlafen Sie, wenn Sie schlafen. Denken Sie über ein Problem nach, wenn es angebracht ist. Klammern Sie sich nicht an das Vorher. Und hoffen Sie nicht auf das Nachher. Das Leben findet im Moment statt.

Das Thema Zeit taucht in der keltischen Mythologie recht oft auf. Die schamanischen Druiden berichteten ihren erstaunten Mitbürgern, dass in der jenseitigen Welt eine andere Zeitqualität herrsche als im Diesseits. Man glaubte, dass ein Jahr in der »Welt der Feen« etwa 100 Menschenjahren entsprach. Als Beweis galt die Geschichte vom Sänger Oisin, der drei Jahre im »Land der ewigen Jugend« verbrachte. Als er in die menschliche Welt zurückkehrte, stellte er erstaunt fest, dass dort 300 Jahre vergangen waren. Wie Marty Mcfly alias Michael J. Fox in »Zurück in die Zukunft« war er aus der Zeit der Sterblichen hinauskatapultiert worden. Die Vergänglichkeit des Erdenlebens wurde ihm schmerzhaft bewusst, als er erkennen musste, dass alle Menschen, die ihm einst nahegestanden hatten, längst tot waren. Die Kelten erzählten sich solche Legenden gern an den vier wichtigsten Jahresfesten. Samhain (1. November), Imbolc (1. Februar), Beltane (1. Mai) und Lughnasad (1. August) waren »Zeiten zwischen den Zeiten«, an denen eine alte Jahreszeit starb und die Natur für einen kurzen Moment ihren Atem anhielt. Diese heiligen Zeitpunkte eigneten sich besonders gut für schamanische Heilungszeremonien.

Praktiker und Spezialisten

Die Ausübung der Heilkunde war eine der wichtigsten Aufgaben der Druiden. Vermutlich gab es neben »Allgemeinpraktikern« auch Spezialisten. So fand man in den Bädern von Bath in England Metallstempel mit dem eingravierten Namen »Titus Janianus« und einem Hinweis auf eine Augensalbe. Historiker vermuten, dass jener Janianus dort eine regelrechte Augenklinik unterhalten haben muss. Die Heilstätten der Kelten lagen so gut wie immer an besonderen Plätzen – Heiligtümern, die wir heute gern als Kult- oder Kraftorte bezeichnen. Ähnlich wie bei christlichen Heilquellen waren diese Stätten sehr oft auf bestimmte Gebrechen bezogen.

So betonen beispielsweise die Holz-, Stein- oder Metallmodelle, die man am Teich von Sequana bei Dijon gefunden hat, die Augenprobleme der dorthin pilgernden Gallier. Anderswo tauchten vermehrt Holzfigürchen von Heilungssuchenden mit Klumpfüßen auf. Wir dürfen annehmen, dass man an diesen Spezialplätzen eine Naturheilkunde in Kombination mit der besonderen Schwingung des Kraftortes und göttlicher Heilung praktizierte. Heute würde man diese Art von Medizin als holistisch bezeichnen, denn auch der psychologische Aspekt muss eine Rolle gespielt haben. Es gab nämlich heilige Schlafräume für die Kranken, wo man den Besuch Heilung bringender Götter und Geister erwartete. Blieb solch ein Besuch aus, waren darauf vorbereitete Tempeldiener zur Stelle, die diese Rolle übernahmen. Vor allem bei Depressionen, Neurosen und bei eingebildeten Krankheiten muss diese Art von Scheinmedizin sehr hilfreich gewesen sein.

Keltische Vielseitigkeit

Die keltische Heilkunst ist ganzheitlich. Alles, was dem Kranken nützt, ist auch sinnvoll. Ein hervorstechendes Merkmal der antiken Druiden ist ihre Vielseitigkeit. Pflanzenheilkunde, Heilen mit Licht, Klängen, Farben und allen anderen Erscheinungsformen vorhandener Energien waren ihnen ebenso geläufig wie die Teamarbeit mit den Geistern oder psychotherapeutische Maßnahmen. Wenn wir heute den Geist der keltischen Heilkunst wiedererwecken wollen, ist es sinnvoll, ebenso vielseitig zu sein. Wenn Sie Ihren Geist und Körper heilen oder gesund erhalten möchten, sollten Sie möglichst alle Aspekte der Heilkunde einschließen. Die Apparatemedizin erfüllt genauso ihren Sinn und Zweck wie die Alternativmedizin. Jede hat ihre speziellen Einsatzbereiche. Manchmal ist es besser, zur Pflanzenheilkunde zu greifen, ein anderes Mal ist ein Antibiotikum sinnvoller. Die beste Medizin ist immer die, die der kranke Mensch gerade braucht. Heute steht Ihnen eine breite Palette an ganzheitlichen Methoden zur Verfügung. Suchen Sie sich zu Ihrer Lieblingsmethode den passenden Arzt oder Heilpraktiker. Als Therapeut sollten Sie offen sein für neue Behandlungsmöglichkeiten. Die Druiden lernten ihr »Handwerk« 20 Jahre. Auch wir können immer dazulernen, täglich. Wir müssen nur Augen und Ohren offen halten.

In verschiedenen Museen, wie etwa im großen Keltenmuseum in der österreichischen Stadt Hallein, befinden sich menschliche Skelettköpfe aus der Keltenzeit, die Spuren von Operationen aufweisen – Schädelöffnungen, die die Patienten eindeutig überlebt haben müssen. Wir können uns vorstellen, dass die Druiden als Operateure ihr Handwerk verstanden haben müssen. Auch für die Patienten war solch ein Eingriff eine schwere Belastung, verbunden mit Ängsten und Schmerzen. Die keltischen Mediziner werden Drogen benutzt haben, um den Kranken zu einer größtmöglichen Schmerzfreiheit zu verhelfen, und sicherlich auch heilende Rituale, um sie zu beruhigen.

Optimale Vorbereitung auf medizinische Eingriffe

Immer mehr Krankenhäuser sind offen dafür, dass bei kleineren medizinischen Eingriffen ruhige Musik läuft, die vom Patienten als angenehm empfunden wird. Um den behandelnden bzw. operierenden Arzt nicht abzulenken, können Sie Ihre Musik auch per Kopfhörer vom MP3-Player hören. Bitten Sie darum, dass Sie während der Operation ein Amulett, einen Talisman oder einen Heilstein bei sich oder in Ihrer Nähe haben dürfen. Vor einer Narkose empfiehlt es sich, Ihren Geist und Körper mental auf das Geschehen einzustellen. Programmieren Sie sich im Zustand größtmöglicher Entspannung darauf, dass Sie alles gut überstehen. Sehen Sie sich vor Ihrem inneren Auge nach dem Aufwachen bei rascher Genesung. Als operierender Arzt bzw. als Mitglied des assistierenden Personals sollten Sie während einer Operation tunlichst negative Äußerungen über den Gesundheitszustand oder die Heilungsaussichten Ihres Patienten vermeiden. Untersuchungen haben eindeutig nachgewiesen, dass selbst bei tiefster Narkose die Ohren nicht ausgeschaltet sind und sämtliche akustischen Signale am ausgeschalteten Bewusstsein vorbei direkt ins Unterbewusstsein leiten. Der Patient befindet sich in einer Art tiefer Hypnose, in der er für gesprochene Suggestionen empfänglich ist. Sätze wie »Das sieht schlecht aus« können Verheerendes anrichten. Besser ist es, während des Eingriffs einen positiven Satz, z.B. »Sie sind schnell gesund«, direkt an den Patienten zu richten.

Dass die Druiden nicht nur Schamanen und Kräuterheiler, sondern auch versierte Chirurgen gewesen sind, erwähnen auch die irischen Quellen aus den Mönchsklöstern des 6. Jahrhunderts. Sie berichten von Kaiserschnitten und Amputationen.

Gesund und krank – so sahen es die Kelten

Nach christlicher Auffassung hat es einst eine paradiesische Welt gegeben, in der Frieden herrschte. Das erste Menschenpaar war schön und gesund, sieht man einmal von dem Umstand ab, dass dem Herrn der Schöpfung eine Rippe fehlte. Im Garten Eden herrschte kein Chaos. Adam und Eva lebten in Eintracht mit der sie umgebenden Natur. Wie die Bibel berichtet, bescherte erst der Sündenfall der Menschheit die Konfrontation mit Leid und Krankheit. Zu Beginn des 19. Jahrhunderts verweltlichte der Geist der Aufklärung die Paradiestheorie. Den Platz des ersten Menschenpaares übernahm der »gute Wilde«, von dem man glaubte, dass er einst gesund und glücklich durch den Urwald gestreift sei. Erst die kulturelle Entwicklung hin zu einer Gesellschaft mit schlechterer Ordnung habe diesen Urmenschen verdorben. Genährt wurden diese romantischen Idealvorstellungen durch die Berichte der Seefahrer, die von paradiesischen Zuständen auf Südseeinseln erzählten. Damals entstanden die ersten »Zurück zur Natur«-Bewegungen, als Jean Jacques Rousseau die Frage stellte, wann die Menschen »zu den Brüdern, den Tieren im Walde«[13] heimkehren würden. Solche Paradiese entstammen der kollektiven Wunschvorstellung. In ähnlicher Weise neigen auch ältere Menschen dazu, von der »guten, alten Zeit« zu träumen, in der alles besser gewesen sei.

Wissenschaftler haben herausgefunden, dass die Menschen der Urzeit in der Tat gesünder waren, als es die heutigen sind – allerdings in Bezug auf heute verbreitet Krankheiten. Aber Bedrohungen von außen – Kälte, Nässe, Seuchen, wilde Tiere, feindliche Nachbarn – sorgten dafür, dass Neandertaler und Co. selten ein Alter erreichten, in dem sie sich mit Verschleißerscheinungen und nachlassender Lebenskraft herumplagen mussten. Deshalb dürfen wir heute davon ausgehen, dass es ein Leben ohne Krankheit nie gegeben hat und wohl auch nie geben wird. Gesund- und Kranksein bedingen einander. Es sind zwei Pole des Lebens.

Die Fachliteratur zum Thema »Geschichte der Medizin« hat in Sachen Keltentum so gut wie nichts anzubieten. Meist fällt die Heilkunde unserer Vorfahren unter den Sammelbegriff »magisch-animistische Medizin«. Damit sind medizinische Konzepte gemeint, die auf einer magischen Weltsicht beruhen und von der Existenz einer Geisterwelt ausgehen. Vermutlich haben auch die Kelten geglaubt, dass viele Krankheiten durch Tabuübertretungen entstanden sein müssen. Wer ein Gesetz, eine Regel gebrochen oder

13 Dieter Jetter: Geschichte der Medizin, Stuttgart 1992, S. 6.

überschritten hat, wird von der erzürnten Geisterwelt durch körperliches und psychisches Leiden bestraft. Aber auch ein böser Zauber kann für die Entstehung einer Krankheit verantwortlich sein. Entweder dringt auf einem der beiden Wege eine Krankheit direkt in den Betroffenen ein, oder ein Geist bemächtigt sich des Körpers. Der schamanisch tätige Druide hatte nun die Aufgabe, den Patienten durch seine Therapie von den Symptomen zu befreien und ihn in die Gemeinschaft zurückzuführen. Dies tat er auf spirituellem Weg in Zusammenarbeit mit der Geisterwelt. Ob jemand auf diese Weise behandelt wurde oder mit anderen Mitteln, war von der Diagnose abhängig. Nicht jeder Druide war Schamane. Es gab auch solche, die wir heute als Medizinmänner bezeichnen würden und die sich auf eine bestimmte Heilkunde konzentrierten, ähnlich wie Fachärzte oder viele Heilpraktiker dies bei uns auch tun. Andererseits deuten viele Hinweise auf Druiden hin, die je nach Bedarf entweder schamanisch oder mit anderen Therapieformen arbeiteten. Ein Medizinmann verwendet Heilmittel, die »gegen« etwas wirken oder die Selbstheilungskräfte mobilisieren. Wobei die Kelten sich nicht für die Inhaltsstoffe etwa von Heilpflanzen interessierten, wie wir dies heute tun. Sie unterschieden nicht zwischen dem Materiellen und dem Nichtmateriellen einer Pflanze. Für sie zählte allein die Kraft, die von dem Heilmittel ausging. Für die Kelten war ein »Hexenschuss« vermutlich wirklich ein Treffer, den ein böser Zauber gelandet hatte. Hier war die Pflanze nötig, die diesen Treffer wieder aus dem Rücken des »Betroffenen« herausziehen konnte.

Ein Schamane benutzt die Heilpflanze, die zu ihm selbst passt, weil sie die Trägerin der Heilkräfte ist, die er von seinen spirituellen Helfern übermittelt bekommt. Die druidischen Medizinmänner behandelten Krankheiten mit »normalen« Heilpflanzen, wenn »normale« Ursachen dahinterstanden: äußere und innere Einflüsse wie Kälte, Hitze, Nässe, Viren, Bakterien oder Verletzungen, falsche Ernährung, Bewegungsmangel, psychische Überlastungen, konstitutionelle oder genetische Besonderheiten. Wobei sie sicherlich andere Deutungen verwendeten, als wir dies heute tun. Eine Welt, in der gute wie böse Geister als real empfunden wurden, mag manchem zart besaiteten Kelten Furcht eingeflößt haben. Wer über genügend Fantasie verfügte, dürfte hinter jedem Busch Kobolde oder sonstige gemeine Krankmacher vermutet haben. Eingebildeten oder durch falsches Denken hervorgerufenen Krankheiten waren damit Tor und Tür geöffnet. Ein Druide musste deshalb immer auch ein guter Psychologe sein, der die Tricks kannte, mit denen man die bösen Geister aus den Köpfen der Betroffenen löste.

Angst vor Krankheiten überwinden

Böse Geister spielen heute seltener eine Rolle; eingebildete Krankheiten haben wir aber heute noch zur Genüge. Mit der größte Krankmacher überhaupt, jedenfalls glaubt dies eine große Zahl der heutigen Ärzte und Psychologen, ist die Angst. Angst davor, von einer bestimmten Krankheit befallen zu werden. Angst vor Schadstoffen in der Nahrung. Angst vor Giften. Angst vor Abgasen und Strahlung. Angst vor Alter und Gebrechlichkeit. Angst kann schnell zur Besessenheit werden. Sie führt zu negativen Gedankenmustern, die wiederum von unserem Unterbewusstsein umgesetzt werden. Ihr Unterbewusstsein kennt keine Grammatik, es versteht nur Subjekt und Objekt. Der Satz »Ich werde nicht krank« kommt bei ihm an als »Ich krank!«. Sagen Sie einfach: »Ich bleibe gesund!« Vergeuden Sie keine Zeit damit, über Krankheiten nachzudenken, die Sie eventuell bekommen könnten.

Bei Krankheiten, die mit Geistern in Zusammenhang gebracht wurden – Besessenheit, Verlust des Krafttieres –, wurde der schamanisch ausgebildete Druide gerufen. Allerdings musste erst eine entsprechende Diagnose gestellt werden. Wir sollten aber nicht immer gleich an »böse« Geister denken, wenn die Druiden von Besessenheit sprachen. Ein keltischer Durchschnittsmensch war genauso anfällig für die Verlockungen irdischer Reichtümer, wie wir dies heute sind.

Gier, Aggression, Verblendung

Die Parallelen, die sich in der keltischen Heilkunde immer wieder zu den medizinischen Systemen des Ostens (Tibet, Indien, China) entdecken lassen, erlauben den Schluss, dass auch die Druiden mit ihrer ausgeklügelten Psychologie die sogenannten Geistesgifte als Krankheitsverursacher kannten. Auf einen vereinfachenden Nenner gebracht, sind diese Geistesgifte Begierde, Aggression und Verblendung. Die Begierde zeigt sich im Habenwollen, im Versuch, einen ständigen Hunger nach Materiellem, nach Macht und sinnlichen Genüssen zu stillen. Aggression entsteht, wenn der Mensch das Gefühl hat, dass die Dinge nicht so laufen, wie er es will, und überall Hindernisse bei der Befriedigung seiner Gier auftreten. Verblendung zeigt sich zunächst durch das Unwissen über diese Umstände, gleichzeitig aber auch in Uneinsichtigkeit und egozentriertem Wahrnehmen. Wer diesen drei geistigen Giften zum Opfer fällt, also von ihnen besessen ist, läuft Gefahr, dass seine inneren Energien aus dem Gleichgewicht geraten und er krank wird. Der Rat eines weisen Druiden an entsprechend veranlagte Mitmenschen mag gleich geklungen haben wie die Hinweise, die chinesische, tibetische oder indische Ärzte ihren Patienten geben: Gehen Sie den mittleren Weg. Übertreiben Sie es nicht mit der Jagd nach äußeren Dingen, viel wichtiger ist Ihre innere Entwicklung. Seien Sie offen für die Lehren des Lebens.

Am Anfang steht die Diagnose

Es war auch für die erfahrenen Druiden nicht immer leicht, die Ursache einer Erkrankung zu finden. Wir dürfen davon ausgehen, dass sie, bei allem Glauben an Zauberei und Hexerei, auch psychologisches Wissen besaßen und sich in Anatomie und Physiologie gut auskannten. Darauf weisen Skelettfunde hin, die immer wieder Spuren von fachgerechten Operationen aufweisen. Was den Behandlern im Vergleich zur heutigen Medizin fehlte, war die entsprechende Medizintechnik. Zunächst musste sich der Heiler auf seine Augen, Ohren und seine Intuition verlassen. Man kann schon aus der Körperhaltung, aus der Art, sich zu bewegen, aus der Mimik und Gestik und dem Klang der Stimme einiges über den Gesundheitszustand eines Menschen erfahren. Das Gesicht eines Patienten kann zudem für jemanden, der in der Deutung physiologischer Merkmale bewandert ist, wie ein offenes Buch sein. Organische Probleme können so erkannt werden, ja, sogar bestimmte Krankheitsveranlagungen, ohne dass der Betreffende schon Beschwerden hat. Dies trifft vor allem für die Irisdiagnose zu.

In den medizinischen Systemen des Ostens kommen die Diagnostiker auch heute noch weitgehend ohne technische Hilfe aus. Ein tibetischer Mönchsarzt demonstrierte mir einmal, dass er allein durch Untersuchung des Pulses schon ganz konkrete Hinweise bei der Fahndung nach einer Krankheitsursache erhält. Zur weiteren Klärung wendet er sich der Zunge und den Ausscheidungen des Kranken zu. Der druidische Medizinmann wird ähnlich vorgegangen sein, selbst wenn er für die Entstehung einer Krankheit eine andere Erklärung gehabt hat als sein fernöstlicher Kollege. Ein Druide besaß keine Röntgengeräte und andere Hightech-Instrumente. Um einen Patienten zu »durchleuchten«, boten sich zusätzlich die geistigen Helfer an. Auf diesem Wege waren außersinnliche Diagnosen möglich. Der schamanische Druide konnte die Hinweise seiner nicht stofflichen Assistenten vor seinem inneren Auge sehen. Die auftauchenden Bilder von Tieren, Steinen, Nägeln, Scherben oder ähnlichen Dingen musste er in Bezug zu den Symptomen bringen. Auch viele Geistheiler unserer Zeit kommen auf diese Art zu konkreten Ergebnissen.

Wie innen, so außen

Wer krank ist, hat eine bisher herrschende Harmonie verlassen. Krankheit selbst ist der Versuch des Körpers, das verlorene Gleichgewicht wiederherzustellen. Auch wenn wir heute nicht mehr davon ausgehen, dass uns eine böse Hexe verzaubert hat oder ein Dämon uns besetzt. Wobei ... ganz so abwegig sollten diese Gedanken nicht sein. Auch eine Beleidigung ist eine Art Verzauberung. Der andere hat uns mit seinem Wort in seinen »Bann« geschlagen. Auf seine bösen Worte folgt unsere Wut, die biochemische Prozesse im Körper in Gang setzt. Ebenso können wir dem »Zauber« der materiellen Welt erliegen und damit Gier erwecken, die unser Leben fortan bestimmt. Auch besteht immer wieder die Gefahr, dass wir von krank machenden Gedanken oder Ideen »besessen« werden, die uns nicht mehr loslassen. Jedes »Zuviel« sorgt für Ungleichgewicht in uns selbst – natürlich auch jedes »Zuwenig«. Symptome machen ein Ungleichgewicht im Organismus sichtbar. Deshalb ist es sinnlos, allein die Symptome zu bekämpfen. Medizinmänner der Naturvölker, Schamanen und heilerisch tätige Druiden – sie alle wussten und wissen, dass es nicht darum geht, die Krankheitszeichen zum Verschwinden zu bringen, sondern darum, die Ursache zu finden und die alte Harmonie wiederherzustellen. Wenn Sie unter Beschwerden leiden, die lange andauern oder immer wiederkehren, sollten Sie sich mit der Sprache der Organe vertraut machen. Der Volksmund liefert uns schon seit alter Zeit Hinweise darauf, wo das Übel sitzen könnte. Was sitzt Ihnen im Nacken? Was lastet auf Ihren Schultern? Was drückt Sie nieder? Oder ist Ihnen eine Laus über die Leber gelaufen? Was können oder wollen Sie nicht mehr schlucken? Was fressen Sie in sich hinein? Was geht Ihnen an die Nieren? Was nehmen Sie sich zu Herzen? Wenn Sie für die Mitteilungen Ihres Körpers und Ihrer Seele offen sind, können Sie in der Tat herausfinden, dass bestimmte Organbeschwerden auf Ursachen hinweisen, die nichts mit Viren, Bakterien oder sonstigen Eindringlingen zu tun haben. Rührten sie vielleicht von Ihrem Verhalten? Von Ihrer Einstellung? Ihrer Unbeweglichkeit? Ihrer Uneinsichtigkeit? Ihrem Nicht-lernen-Wollen? Lernen Sie, hinzuschauen!

Unser Körper ist wie ein Spiegel, er kann nicht lügen. Das verschlungene Labyrinth unserer Gedanken, der Psyche und des Geistes steht häufig im direkten Gegensatz zur Intelligenz unseres Körpers. Oft macht uns erst eine schwere Krankheit wieder bewusst, wie kostbar ein Organismus als »Tempel der Seele« ist. Wobei: Seele und Körper sind eigentlich eine Einheit. Wir sollten uns nicht einreden, die Seele säße irgendwo im Kopf oder im Herzen wie eine Maus im Mauseloch. Solange wir hier auf Erden wandeln, durchdringt die Seele den Körper und der Körper die Seele.

Seele und Körper als Einheit

Die Seele ist Licht. Und auch der Körper ist Licht, nur in einer anderen Dichte. Sie können sich die Einheit von Körper und Seele immer wieder bewusst machen, indem Sie sich vorstellen, wie das Licht Ihrer Seele Ihren Körper umhüllt. Mit der Atemluft können Sie dieses Seelenlicht in Ihren Körper hereinziehen und sich im ganzen Körper ausbreiten lassen. Stellen Sie sich vor, wie das Licht, das Sie zuvor als äußere Hülle umgeben hat, nun jede Zelle Ihres Körpers durchdringt und erhellt. Beim Ausatmen verlassen alle dunklen Gedanken und jeglicher finstere Ballast Ihren Körper.

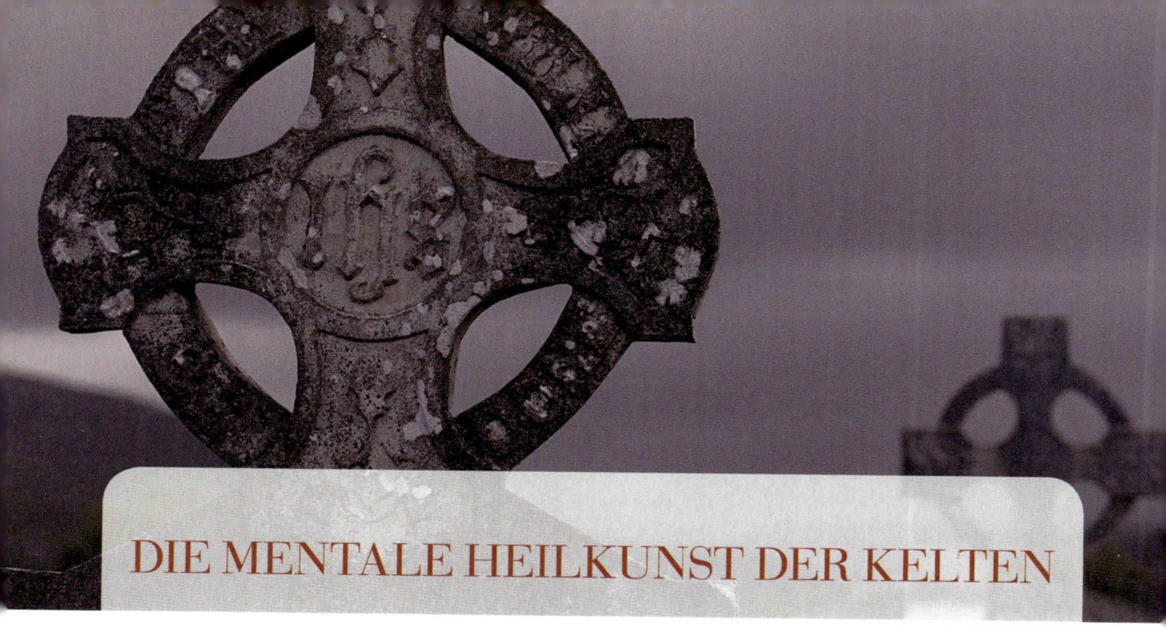

DIE MENTALE HEILKUNST DER KELTEN

Die römischen Berichterstatter schrieben voller Hochachtung über die große mentale Kraft, die die Druiden besaßen. Für den keltischen Mediziner galt dasselbe wie für den Schamanen eines Naturvolkes oder einen modernen Alternativheiler: Er muss immer zu den stärksten Geistern seines Umfeldes gehören, sonst ist er selbst gefährdet. Nach keltischem Glauben war alles mit allem verbunden; Geist und Materie, Mensch, Natur und Kosmos standen in enger Wechselbeziehung. Zwischen allen Wesenheiten empfand man einen Energiefluss, den es im Gleichgewicht zu halten galt. Aber auch die innere Balance spielte eine große Rolle. Möglicherweise haben die Druiden, in allen damals bekannten schamanischen, magischen und psychologischen Techniken ausgebildet, ihr geistiges Potenzial optimal genutzt.

Wir haben zwei Hirnhälften. Die rechte ist für Intuition und Kreativität zuständig – Eigenschaften, die für die Kelten eine große Rolle spielten. Die rechte Hirnseite repräsentiert den »weiblichen« Teil. In der linken spielt sich das analytische Denken ab. Hier sind Mathematik und Logik zu Hause. In der Zeit, als die römischen und griechischen Kulturen in ihrer Blüte standen, begann das Zeitalter der Überbewertung dieser »männlichen« Schädelregion. Schon in frühester Kindheit lernen wir, dass es viel wichtiger ist, richtig rechnen zu können als fantasievolle Bilder zu malen. Durch die Überbetonung der Aufgabenbereiche der linken Gehirnhälfte entsteht ein Ungleichgewicht zwischen logischem, männlichem Denken und intuitivem, weiblichem Handeln. Was dieses Ungleichgewicht bewirkt hat, haben wir täglich vor unserer Nase: eine Welt, in der materielle Dinge als die höchsten Güter angesehen werden, in der das Gesetz des Stärkeren regiert und in der eine rücksichtslose Ausbeutung unserer Um- und Mitwelt zum Zwecke kurzzeitiger Bedürfnisbefriedigung kultiviert wird. Jede Überbewertung eines bestimmten Bereiches innerhalb der menschlichen Psyche kann zu Disharmonie führen. Die Druiden stellten die Balance zwischen allem, was ist, in den Mittelpunkt ihres Denkens und Handelns. Durch seinen Kontakt mit der jenseitigen Welt erfuhr der keltische Heiler, dass alles auf dieser Welt und im ganzen Kosmos mit allem vernetzt ist. Es existiert keine natürliche Trennung; lediglich der Mensch sorgt durch sein überbetont linkshemisphärisches Denken und Agieren für diese destruktive Instabilität. Auch zur Zeit der Kelten befanden sich die Menschen in der steten Gefahr, dem gedanklichen Durcheinander zum Opfer zu fallen und dadurch ihrer Gesundheit zu schaden. Die Druiden wussten dagegen aus eigener Erfahrung, dass der Mensch Herr seiner Gedanken sein kann. Mit beiden Hirnhälften denken zu lernen war eine wichtige Lektion, die jedem angehenden Druiden schon in den ersten Jahren seiner langen Lehrzeit im Eichenhain aufgegeben wurde. Sind wir uns heute auch zu jeder Zeit bewusst, dass wir unser Denken steuern können? In uns allen plappert ständig etwas vor sich hin; Gedanken stehen nicht still. Und wehe, wenn wir ihnen die Freiheit geben, uns zu beherrschen!

Gesundheit beginnt im Kopf

Das Denken ist wie ein bunter, vorwitziger Papagei. Dieser »Vogel« hat zu allem und jedem eine Meinung, und die tut er in Form der Gedanken kund. Gedanken können uns fröhlich und traurig, freundlich und zornig, gesund und krank machen. Doch wir sind diesem Umstand nicht hilflos ausgeliefert. Wer dies einmal begriffen hat, wird nicht nur behutsamer mit dem nimmermüden Schnabeltier wie auch dem allzeit flimmernden Kino in seinem Kopf umgehen, sondern er wird beide auch viel effektiver und zielgerichteter zum Einsatz bringen. Negativität an sich ist ein triftiger Grund für unseren Körper, krank zu werden. Negative Gedanken, Gefühle oder Erlebnisse haben die dumme Angewohnheit, sich in unserem Unterbewusstsein festzusetzen. Die Druiden als Kenner der menschlichen Psyche wussten wohl nur zu gut, dass solche Stolpersteine ihre Mitmenschen oft genug daran hinderten, durch eigene Erkenntnisse wieder gesund zu werden. Was werden sie ihnen geraten haben?

Ein Weg der Selbstheilung

Jede Heilung ist in erster Linie Selbstheilung. Alles, was von außen kommt – Heilmittel, medizinische Hilfe, Zuwendung etc.. –, kann im Idealfall den Kranken in die Lage versetzen, sich selbst zu heilen. In der Antike war die Natur die Arznei liefernde Apotheke. Speziell ausgebildete Sachkundige wandelten die Schätze aus dem grünen Bereich in Medizin um. Sie unterstützten den Heilungsprozess durch weitere Maßnahmen, die sie beherrschten. Um ihren Patienten größtmögliche Selbsthilfe an die Hand zu geben, weihten sie jene in entsprechende Methoden ein. Konkret bedeutet das, dass Therapeut und Patient zusammenarbeiten. Alle in diesem Buch vorgestellten Praktiken basieren auf dem Grundgedanken der Zusammenarbeit. Sie selbst können, während Sie sich von guten Fachleuten helfen lassen, immer auch etwas für Ihre Genesung beziehungsweise vorbeugend für die Erhaltung Ihrer Gesundheit tun. Damit ist nicht nur ein gesunder Lebensstil bestehend aus wertiger Ernährung, Bewegung, frischer Luft und dem Verzicht auf Genussgifte gemeint, sondern in diesem Fall auch eine meditativ ausgerichtete Lebensweise. Wenn wir uns am keltischen Weg orientierten, stellen wir fest, dass er sich auch in der heutigen Zeit gehen lässt.

Geist, Seele und Körper sind eine Einheit – auch wenn wir manchmal glauben, dass eine Trennung vorhanden ist. Wir sagen dann, ich habe Arme und Beine oder ich habe Augen und Ohren und so weiter. So, als ob unser Geist im Kopf gefangen säße und Besitzer von Gliedmaßen und Organen sei. Wir nehmen wahr, dass es ein zentrales Steuerungssystem gibt, das Funktionsabläufe koordiniert, ohne dass wir willentlich oder gedanklich Einfluss darauf zu nehmen brauchen. Dies ist eine sehr gute Einrichtung der Natur, denn wenn wir jede körperliche Aktion erst durch unseren Willen und unseren Verstand hervorrufen müssten, wären wir permanent nur mit Atmen, Herzschlag und so weiter beschäftigt. Allerdings kann unser Geist deutlich mehr auf unsere Organe und körperlichen Funktionen einwirken, als wir gemeinhin glauben. Wie wäre es, wenn Sie abends vor dem Einschlafen und morgens kurz nach dem Aufwachen eine innere Reise durch Ihren Körper unternehmen? Achten Sie dabei zunächst auf eine größtmögliche Entspannung Ihrer Muskeln, auf einen ruhigen Atem und darauf, dass Sie nicht durch störende Geräusche abgelenkt werden. Stellen Sie sich vor, dass strahlendes Licht durch den Scheitelbereich Ihres Kopfes in Ihren gesamten Körper eindringt. Dieses Licht breitet sich überallhin aus, in jede Zelle Ihres Körpers. Bündeln Sie nun etwas Licht zu einem beweglichen Punkt, den Sie durch Ihren Organismus schicken können. Senden Sie ihn zunächst in Ihre Füße, erst in den einen, dann in den anderen. Lassen Sie Ihre Füße von dem Lichtpunkt durchwandern. Überall, wo der leuchtende Punkt ist, erstrahlt Ihr inneres Licht noch heller. Wenden Sie sich direkt an Ihre Füße, und danken Sie Ihnen für all das was sie leisten und geleistet haben. Wenden Sie sich Ihren Füßen mit größter Liebe zu. Lassen Sie den Lichtpunkt nun weiterwandern – in die Beine, Hüften etc. In jeder Region des Körpers lassen Sie den wandernden Punkt Licht verbreiten. Und Sie bedanken sich für die wunderbaren Leistungen, die Ihre Körperteile vollbringen. Wenn Sie gesundheitliche Probleme in bestimmten Organen haben, wenden Sie sich diesen mit besonderer Aufmerksamkeit zu. Versichern Sie ihnen, dass Sie ihnen die beste Pflege zukommen lassen. Dass Sie sie lieben und dass sie keine isolierten Bereiche sind, denen Sie möglicherweise »böse« sein könnten, weil sie schmerzen oder nicht richtig funktionieren. Licht durchströmt alle Organe, alle Bereiche. Licht durchströmt auch den Bereich außerhalb Ihres Körpers, Ihre Aura. Auch Ihre Gedanken, Ihre Seele.

Ich selbst habe eine kleine Vor-dem-Einschlafen-Meditation, die auf den ersten Blick ein wenig kindlich erscheint. Das hat seinen Grund, denn ich habe sie in meiner Kindheit für mich selbst gefunden. Da sie sehr wirksam ist, habe ich sie beibehalten. Ich stelle mir vor, dass in mir – in den Gefäßen, in den Organen, in den Knochen, überall – Abertausende kleine, helle Feen leben. Diese Feen haben Zauberstäbe in der Hand, mit denen sie strahlendes Licht hervorrufen können. Diese Feen sind auch in der Lage, Sachen, die nicht in meinen Körper gehören, beispielsweise, wenn ich etwas gegessen habe, was mir nicht bekommt, oder wenn ich mir Bakterien oder Viren eingefangen habe, mit einer Art Schmetterlingsköcher einzufangen. Ich atme diese Erreger aus, und sie lösen sich auf. Die Feen stehen alle miteinander in Kontakt und freuen sich sehr, dass sie zusammenwirken dürfen. Sie stärken sich gegenseitig und stärken die Körperregionen, in denen sie unterwegs sind. Diese Feen sind stark in der Gemeinschaft, ihre Zusammenarbeit funktioniert optimal. Und ich danke diesen wunderbaren kleinen Wesen von ganzem Herzen.

Denken Sie sich gesund

Negative Gedanken können krank machen. Wenn Sie sich vor Krankheiten fürchten und diesen Ängsten in Ihrer inneren Bilderwelt eine klare Gestalt geben, indem Sie sich selbst krank und leidend sehen, geben Sie Ihrem Unterbewusstsein den Auftrag, diese Bilder in die Wirklichkeit umzusetzen. Gott sei Dank ist es andersherum genauso: Gedanken an Gesundheit, Kraft, Energie und Wohlbefinden werden ebenso von dem verborgenen inneren Lenkmechanismus zu realisieren versucht.
Vermeiden Sie Gedanken an schlimme Krankheiten, die Sie treffen könnten. Schaffen Sie keine inneren Bilder, in denen Sie sich selbst leidend erleben. Wenn Sie sich vor Krankheiten fürchten, drehen Sie den Spieß einfach um: Sehen Sie, sooft es geht, vor Ihrem inneren Auge, wie Sie frisch und gesund durch die Weltgeschichte wandern. Im Krankheitsfall ist es sehr hilfreich, an Gesundheit zu denken. Sogenannte Affirmationen sind wirkungsvolle kurze Sätze, die Sie regelmäßig in der gleichen Form denken können, beispielsweise »Ich bin voller Energie, die mich heilt«. Achten Sie darauf, dass Ihr Unterbewusstsein nur solche Sätze akzeptiert, die in der Gegenwart formuliert sind, also nicht »Ich werde«. Beste Ergebnisse erreichen Sie mit der Kombination aus Affirmationen und positiven Gedankenbildern.

Die Druidenmedizin ist eine Energie-Heilkunde. Mit den Augen der keltischen Heiler dürften negative Gedanken, Empfindungen und Programmierungen als »Krafträuber« betrachtet worden sein, die die Lebensenergie des Menschen schmälern. Eine logische Schlussfolgerung wäre es, den Menschen zu empfehlen, sich von diesen unguten Schwingungen zu befreien. Dies erinnert mich an einen Brauch, der von den Bewohnern unseres Dorfes praktiziert wurde. Nicht weit von unserem Haus befindet sich eine alte keltische Kultstätte, die im Volksmund als »heiliger Hain« bezeichnet wird. Ganz in der Nähe des Zentrums der Anlage, zwischen großen alten Eichen und im Schatten eines mächtigen, von Kirchenleuten errichteten Holzkreuzes, wachsen mehrere immergrüne Sträucher. Die alten Leute des Dorfes wissen noch gut, dass man früher an bestimmten Feiertagen zu den »Feenbüschen« pilgerte, um seine Sorgen und Nöte in die weichen Zweige zu knoten. Was einen bedrückte, überbrachte man einfach zur Entsorgung den Mächten des Waldes und kehrte dann, von jenen Bedrängnissen befreit, mit klarem Geist nach Hause zurück.

Negatives loslassen, Positives bestellen

Auch wenn Sie keinen Feenbusch für Ihre psychischen Altlasten in der Nähe haben, empfiehlt sich ein regelmäßiges mentales Großreinemachen. Schreiben Sie alles, was Sie zurzeit ärgert, auf einen Zettel und vernichten Sie diesen. Sie können ihn verbrennen, durch die Toilettenspülung jagen, mit dem Locher Konfetti daraus machen oder sich sonst eine hübsche Vernichtungsaktion ausdenken. Wichtig ist, dass Sie sich mit dem Blatt Papier auch für immer und ewig von den Ursachen Ihres Ärgers verabschieden. Haben Sie noch ein zweites Blatt zur Verfügung? Notieren Sie Ihre Ziele, Wünsche oder Lebensumstände, die Sie gern so, wie sie sind, erhalten möchten. Formulieren Sie möglichst in der Ich-Form. Nehmen Sie nun den Stift, und umkreisen Sie mit ruhiger Hand das Aufgeschriebene. Zum einen wird Ihr Unterbewusstsein Ihre Ziele aufnehmen und Ihnen bei der Umsetzung optimal behilflich sein. Zum anderen haben Sie eine ehrlich gemeinte »Bestellung« an die Geistige Welt adressiert und dürfen auf Verwirklichung hoffen.

Der nächste Schritt auf dem druidischen Weg zu mehr Gesundheit führt uns zum positiven Denken, das eine unerlässliche Tugend jedes Druiden gewesen sein muss, denn sonst wären die sagenhaften Heilkünste der keltischen Mediziner nie zu so großer Entfaltung gelangt. Positive Gedanken sind dann hilfreich, wenn wir sie zu unseren Verbündeten auf dem Weg zu realistischen Zielen machen. Es hat keinen Zweck, sich in den weichen Sessel zu setzen und dreimal täglich zu denken: »Ich werde Millionär!« Sie sollten auch den Lottoschein ausfüllen. Die Kombination aus Denken und Handeln bringt letztlich den Erfolg. Wichtig ist, dass Sie »positive Rituale« zur Gewohnheit machen, möglichst immer am gleichen Ort.

Positive Rituale

Druiden heilten im Rahmen eines Rituals. Auch für uns normale Menschen sind kleine heilige Handlungen leicht in den Tagesablauf einzubauen. Wenn Sie für sich selbst mehr Gesundheit wünschen, ist es ratsam, regelmäßig einen Ort der Stille aufzusuchen und sich dort ungestört völlig den Gedanken, Bildern und Empfindungen zu widmen, die Sie mit Ihrem gewünschten Zustand verbinden. Dieser kann Ihr Lieblingsplatz in der Natur sein, ein sakraler Ort, ein Kraftplatz, ebenso kann er aber auch innerhalb Ihrer Wohnung sein. Richten Sie sich einen persönlichen kleinen Kraftort in Ihren eigenen vier Wänden ein, den Sie mit Gegenständen bestücken, die für Sie eine Bedeutung haben – Edelsteine, Bilder, Pflanzen usw. Ziehen Sie sich regelmäßig an diesen Ort zurück, um sich in Ruhe Gedanken und Vorstellungen von Gesundheit zu widmen. Achten Sie darauf, dass Sie an diesem Platz nur gute Gedanken und angenehme innere Bilder hegen. Ärger, Sorgen und Nöte haben dort keinen Zugang. Es ist der Ort, an dem Sie neue Kraft und Energie sammeln, um den Alltag optimal zu meistern.

Um sich der Heilung anderer Menschen, der Natur und seiner selbst widmen zu können, benötigte ein Druide größtmögliche geistige und psychische Kraft. Wer heilt, gibt automatisch Energie an andere ab. Dies kann bewusst oder unbewusst geschehen. Wer mit diesen Kräften nicht richtig umzugehen gelernt hat, kann dabei sehr leicht Schaden nehmen. Dies galt für die Kelten genauso wie für die Therapeuten unserer Zeit. Die Druiden trainierten deshalb intensiv den Umgang mit den Heilenergien. Es kann schnell passieren, dass ein Heiler zu viel von seiner eigenen Energie opfert. Dadurch entsteht bei ihm ein Defizit, das seine eigene Kraft schwächt. Das könnte erklären, warum gerade manche Ärzte, Heiler, Therapeuten und Pädagogen einen Burn-out erleben. Zudem gibt es immer wieder Patienten, die gleich einem Vampir den Behandelnden mental »ansaugen« und ihm Energie abzapfen, um sich selbst zu stärken. Leider lernen heute weder Ärzte noch Psychologen während ihres Studiums, wie sie sich vor solchen Energieverlusten schützen können. Dabei ist die Erhaltung und ständige Erneuerung unserer mentalen Heilkraft die unentbehrliche Grundlage allen Heilens. Es ist wie im Sport: Nur wer im Besitz seines vollen Energiepotenzials ist, kann optimale Ergebnisse erzielen. Viele Heiler machen den gut gemeinten Fehler, ihren Patienten aus eigener Kraft helfen zu wollen. Dadurch fühlen sie sich nach einer Behandlung müde und geschwächt. Wenn wir allerdings Schamanen beobachten, stellen wir fest, dass sie sich nach einer Heilungszeremonie, mag sie auch noch so lange gedauert haben, gestärkt und gesund fühlen. Das liegt daran, dass die Schamanen, und die Druiden haben es wohl ebenso gemacht, die Energie aus der Geistigen Welt, aus dem Ätherbereich der Erde und dem Universum beziehen. Außerdem kannten die Druiden die Rituale des Selbstschutzes.

Psychischer Selbstschutz

Menschen mit einer angeborenen Heilbegabung sind von Natur aus sehr feinfühlig. Dies ist verständlich, denn nur durch Sensibilität und Einfühlungsvermögen kann man sich in die Lage eines Kranken versetzen, ihn verstehen und eine Heilwirkung erzielen. Ein Therapeut ohne Mitgefühl ist wie ein Mechaniker, der tote Materie bearbeitet. Der Nachteil für sensible Menschen ist, dass sie selbst empfänglich sind für Störungen, hauptsächlich im nervlichen und psychischen Bereich. Hier ist psychischer Selbstschutz unerlässlich. Schutz vor äußeren Einflüssen liefert eine alte schamanische Visualisierungsmethode, die schon zu Zeiten der Druiden bekannt war und sich über die Jahrtausende erhalten hat. Wir finden sie heute in ähnlicher Form nicht nur in der keltisch-magischen Tradition, sondern auch in denen des Ostens. Diese Übung stärkt das Kraftfeld des Menschen, die Aura, und verwandelt es in eine Art Schutzschild.

Schutz durch Gedankenkraft

Stehen Sie aufrecht mit locker herunterhängenden Armen. Sie können die Übung auch im Sitzen machen. Achten Sie darauf, dass Ihre Wirbelsäule gerade ist und die Füße den Boden fest berühren. Richten Sie Ihre Aufmerksamkeit auf Ihre Atmung, und lassen Sie die Luft tief und gleichmäßig durch Ihre Atemwege fließen. Visualisieren Sie um sich herum ein blaues Licht in einer ovalen Form. Dieses Lichtei reicht etwa 20 Zentimeter über Ihren physischen Körper hinaus, am Kopf und an den Füßen sind es ungefähr 40 Zentimeter. Stellen Sie sich nun über dem Kopf, wo die Aura am höchsten ist, eine Kugel aus weißem Licht vor. Lassen Sie dieses glänzende Licht so hell wie nur irgend möglich leuchten und von oben über Ihre gesamte Aura fluten, bis in Ihren physischen Körper hinein. In Ihrer Visualisierung ist das schützende Lichtei außen nun leuchtend blau, das Innere, in dem Sie sich befinden, angefüllt mit glänzendem, weißem Licht. Die einzelnen Lichtströme pulsieren durch Ihren gesamten Körper und beleben alle Organe. Stellen Sie sich vor, wie dieses Licht Sie gesund erhält und Störungen beseitigt, wie es Sie stark und widerstandsfähig macht. Je mehr funkelndes Licht durch Ihren Organismus strömt, desto stärker wird das Blau des schützenden Eis. Es schützt Sie zweifach: vor inneren Störungen wie auch vor äußeren Einflüssen. Genießen Sie das Gefühl des Geschütztseins für einige Zeit, und blenden Sie die Vorstellung dann aus Ihrem Bewusstsein aus. Seien Sie sich dessen bewusst, dass die Kräfte, die Sie mit dieser einfachen Übung herbeigerufen haben, nun bei Ihnen sind und Sie schützen werden.

Wenn Sie heilerisch tätig sind, ist es für den Erfolg wichtig, dass Sie für die Situation Ihres Patienten Verständnis aufbringen und ihm all Ihre Nächstenliebe entgegenbringen. Mitgefühl ist gut, weil es Ihnen hilft, sich in die Lage Ihres Patienten zu versetzen. Aber achten Sie bitte darauf, dass Sie nicht mit ihm leiden.

Nicht am Leid leiden

Mitleid bedeutet, dass man ein Leid zwar gemeinsam trägt, es heißt aber nicht, dass man Leid übernimmt. Dies würde den Behandelnden schwächen und das Leid des Patienten noch vergrößern, denn dieses würde sich im Heilenden spiegeln und auf den Patienten zurückübertragen. Von den Druiden wird berichtet, dass sie durch ihre starke persönliche Ausstrahlung auf die Menschen gewirkt haben. Solch eine vor negativen Einflüssen schützende Ausstrahlung hat nur derjenige, der in sich selbst ruht. Wer anderen helfen will, muss zunächst lernen, sich selbst zu helfen. Wer sich selbst nicht helfen will, dem kann auch nicht von anderen geholfen werden. Die beste Hilfe ist immer diejenige, die andere in die Lage versetzt, sich selbst zu helfen.

Schutz in der Mitte

Unser Körpermittelpunkt, der Solarplexus, ist ein sehr sensibler Bereich, über den wir fremde Einflüsse aufnehmen können. Wenn wir uns nicht in unserer Mitte befinden, entsteht eine Kluft zwischen unserem Zentrum und dem Ort, an dem unser Bewusstsein ist. In diesen leeren Raum können negative Einflüsse anderer Menschen eindringen. Stellen Sie sich vor, wie Sie aus dem Solarplexus weißes Licht ausstrahlen lassen. Ist energetischer Schutz spontan nötig, legen Sie Ihre rechte Hand auf den Solarplexus. Stellen Sie sich vor, dass Ihre Hand eine Verschlussklappe ist, die Energien weder herein- noch hinauslässt.

Wir können positive Schwingungen in uns selbst erzeugen, indem wir am frühen Morgen eine entsprechende Stimmung in uns wecken und diese fördern. Dies geschieht durch positive Gedanken, durch Hinwenden zu Freude und Heiterkeit. Diese positive Grundstimmung sollte aber über den Tag gehegt und gepflegt werden.

Den Druiden wurde während ihrer langen Schulung im Eichenhain beigebracht, sich auf ihre Atmung zu konzentrieren, sich ihres Atems ganz bewusst zu sein. Zentriert man sein Bewusstsein zusätzlich in der Körperachse, kann man in Sekundenschnelle in die eigene Mitte kommen. Die Macht der Druiden beruhte zu einem wesentlichen Teil darauf, dass sie wenig empfänglich waren für negative Schwingungen. Sie schützten sich durch ihre eigene Präsenz. Weil sie über die Jahre gelernt und trainiert hatten, bewusst im Hier und Jetzt zu sein, waren sie vor fremden Energien gefeit.

Der Schutzkreis

Ein beliebtes Ritual vieler heutiger Druiden ist das Ziehen eines Schutzkreises. Von Hexen und Magiern weiß man, dass sie ihre magischen Handlungen immer im Zentrum eines Schutzkreises vornahmen, der sie gegen äußere Einflüsse und schädliche Energien abschirmte. Der Schutzkreis kann in puncto Selbstschutz eine ähnliche Funktion haben wie das bereits beschriebene blaue Lichtei.

Einen Schutzkreis aufbauen

Entspannen Sie sich. Stellen Sie sich vor, wie Sie mit einem Stab entgegen dem Uhrzeigersinn einen Kreis aus blauem Licht um Ihren Körper ziehen. Dieser für andere unsichtbare Kreis ist Ihre persönliche Schutzzone, in die kein Unheil eindringen kann. In dem Buch »Psychischer Selbstschutz« von Melita Denning und Osborne Phillips, das viel überliefertes Wissen enthält, findet sich der schöne Satz: »Dein Leben ist wie ein Kreis, dessen Mittelpunkt die göttliche Flamme in dir ist. Bedenke: Wo immer dein Weg dich hinführt, du kannst von überall eine direkte Linie zur Kreismitte ziehen, und niemand kann sie dir wegnehmen. Wenn du dies zu deiner Lebensphilosophie machst, bist du unbesiegbar.«[14] Es ist auch möglich, einen solchen Schutz-

14 Melita Denning/Osborne Phillips: Psychischer Selbstschutz, Darmstadt 2004, S. 69f.

kreis mit mentaler Kraft um andere Menschen zu ziehen, wenn Sie glauben, dass dies nötig ist. Besser ist es allerdings, anderen die Technik zu vermitteln, damit sie sich selbst helfen können.

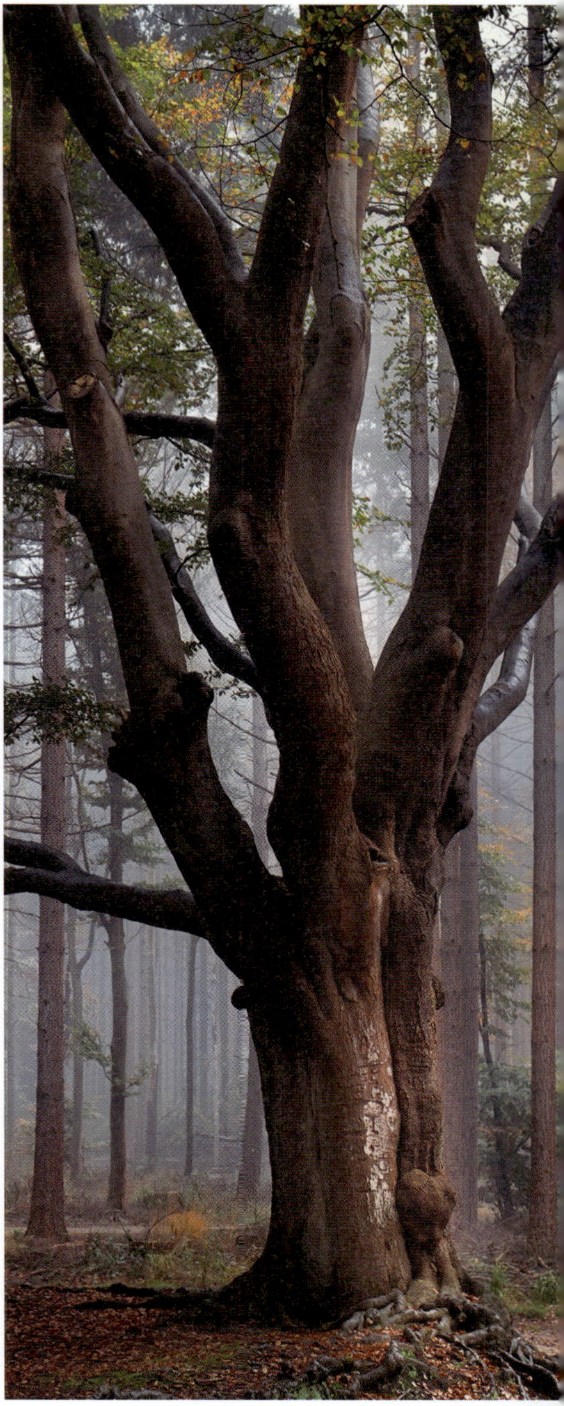

Mit beiden Beinen auf dem Boden – die Erdung

Starke Bäume waren für die Druiden und ihre Mitmenschen mehr als nur überdimensionale Pflanzen, aus denen man Tische und Schränke zimmern konnte. Speziell die Eichen waren für sie die heilige Verbindung zum Erdreich, zur großen Mutter.

Stark wie eine Eiche

Suchen Sie sich im Wald eine große, kräftige Eiche aus. Wenn Sie sich diesem Baum ruhig, mit offenen Armen nähern, werden Sie irgendwann sein Energiefeld spüren können. Der Baum hat eine »Aura« wie wir Menschen, ein Energiefeld, das ihn umgibt, und Sie können es fühlen. Bieten Sie diesem Baum in Gedanken oder laut Ihre Freundschaft an. Sie dürfen ihn auch umarmen, wenn Sie wollen. Bewegen Sie Ihre Handfläche einmal aus circa 20 Zentimetern Entfernung langsam auf die Baumrinde zu – versuchen Sie, das elektrische Feld zu erfühlen, das diesen Baum einhüllt. Danach stellen Sie sich am besten in der unmittelbaren Nähe »Ihres« Baumes hin und entspannen Ihren Körper und Ihren Geist so gut, wie es Ihnen möglich ist. Lassen Sie die Arme entspannt nach unten hängen, und richten Sie Ihre gesamte Konzentration auf Ihre Beine und den Baum neben Ihnen. Stellen Sie sich nun die starken Wurzeln der Eiche vor. Sie reichen tief in den Erdboden hinein und geben dem Baum Halt, sie ziehen Wasser und Nährstoffe aus dem Boden, die die Eiche zum Leben braucht. Über die Ausläufer der Wurzeln ist Ihre Eiche mit den benachbarten Bäumen verbunden. Auf diesem Wege kann ein Baum Informationen erhalten und weitergeben. Der ganze Wald ist ein Netzwerk von Pflanzen, die in Verbindung miteinander stehen. Konzentrieren Sie sich nun auf Ihre Füße, und lassen Sie vor Ihrem inneren Auge Wurzeln aus Ihren Fußsohlen sprießen. Diese Wurzeln dringen ebenso tief in die Erde ein. Sie selbst sind im Wald verwurzelt, mit den Bäumen verbunden, sind Teil des Netzwerkes. Sie sind ... ein Baum! Nichts kann Sie entwurzeln und umwerfen, kein Wort, kein Fluch, kein Sturm. Sie haben die Standfestigkeit einer Eiche. Und Sie sind ein untrennbarer Bestandteil eines großen Ganzen, einer Gemeinschaft, die zusammengehört. Sie sind ein Kind von Mutter Erde wie der Baum neben Ihnen. Genießen Sie dieses Gefühl der starken Erdung noch eine Weile. Dann konzentrieren Sie Ihre Bewegungskraft in den Beinen und spazieren weiter. Vergessen Sie nicht, sich vorher vom Baum zu verabschieden und sich für seine gute Nachbarschaft zu bedanken. Wenn Sie diese Übung zu Hause wiederholen, indem Sie sich an die dabei entstandenen Gefühle erinnern, werden Sie feststellen, dass sie auch dort funktioniert. Allerdings nicht ganz so kraftvoll wie neben einer echten Eiche.

Verbindung mit allem – der Atem

Der durchschnittliche Kelte der Antike atmete täglich etwas mehr als 23 000 Mal ein und aus. Gleiches tut der durchschnittliche Jetztmensch. Die Kelten glaubten, dass die Seele über den Pfad des Atems in den Körper gelangte. Der Mensch atmete die göttliche Inspiration ein, über die Luft stand er in Verbindung zu den Menschen und den beiden Welten. Die Druiden leiteten ihre Meditationen über die Atmung ein, ebenso wie es die Meditierenden aller Kulturen heute noch tun. Es gehören immer zwei Atemzüge zusammen, sieht man einmal vom ersten und dem letzten, den wir tun, ab. Ein, aus, ein, aus – zwei Pole stehen durch ihren ständigen Wechsel in einer rhythmischen Beziehung. Freunde und Feinde – sie alle atmen dieselbe Luft ein, über den Atem sind wir mit allen Wesen verbunden.

Bewusst atmen

Die Heilerdruiden wussten, dass wir mit der Atmung unsere Gesundheit beeinflussen können. Und sie kannten die Methoden, mit denen wir uns auch dann, wenn wir nicht im Gleichgewicht sind, wieder in einen Zustand der Ausgeglichenheit versetzen können. Eine einfache Atemübung wie die »Eichenerdung« hat mit Bewusstheit zu tun. Sie ist kinderleicht, aber sehr effektiv. Richten Sie zunächst Ihre Aufmerksamkeit auf Ihren Atemrhythmus. Öffnen Sie Ihren Mund ein wenig, und lassen Sie die Zunge leicht den Gaumen berühren. Atmen Sie langsam ein und aus. Achten Sie darauf, dass dies in einem gleichmäßigen Rhythmus geschieht. Lassen Sie Ihren Atem einfach fließen, wie es Ihnen angenehm ist. Folgen Sie mit Ihren Empfindungen der Energie, die mit Ihrem Atem in Ihren Körper einströmt, wie sie sich überall in Ihrem Organismus ausbreitet. Spüren Sie, wie Sie mit jedem neuen Atemzug ruhiger werden. Stellen Sie sich nun das größte Glücksgefühl vor, das Sie empfinden können. Genießen Sie dieses Gefühl, und seien Sie sich bewusst, dass es allein durch Ihren Atem hervorgerufen wird.

Wenn Sie diese einfache Bewusstheitsübung regelmäßig machen, auch wenn es nur ganz kurze Momente mehrmals am Tag sind, wird sich dieses Glücksgefühl bald von allein einstellen und Ihre Lebensqualität deutlich verbessern. Die Kelten lebten näher in und an der freien Natur als wir heutzutage. Dadurch spürten sie die natürlichen Rhythmen täglich hautnah. Jede Sache, jede Erscheinung hat ihren Gegenpol: Sommer und Winter, Frühling und Herbst, Tag und Nacht, Leben und Tod, Ebbe und Flut, Lachen und Weinen, Freude und Trauer, Einatmen und Ausatmen. Unsere Atmung ist die beste Möglichkeit, diese Polarität zu erfahren und sich bewusst darauf einzustellen. Wir können uns dessen mithilfe einer winzig kleinen Übung immer bewusst werden.

Spannung und Entspannung

Beim Einatmen spannen sich die Muskeln an, beim Ausatmen entspannen sie sich. Holen Sie tief Luft, und spüren Sie dabei die leichte Spannung Ihres Körpers. Fühlen Sie, wie Ihre Lebensenergie in Ihnen pulsiert? Dies ist die Kraft, die Sie gesund erhält und heilen kann. Atmen Sie ruhig und tief aus. Genießen Sie das Gefühl der Entspannung. Dies ist die Stille, das Innehalten nach jeder Kraft benötigenden Aktion. Ihr Atemrhythmus ist Ihr inneres Pendel, das zwischen den Polen ständig hin- und herschwingt und Sie daran erinnert, dass unsere Körpermitte die Schnittstelle der Energien ist.

Von der Beobachtung der Tiere in der Natur und ihrer Mitmenschen, wohl auch durch eigene Erfahrung, wussten die druidischen Heiler, dass Ängste unsere Atmung beeinflussen. Von ihren Lehrmeistern im Wald lernten sie, wie man eine meditative Grundhaltung einnimmt, bei der ein gleichmäßiges ruhiges Atmen eine zentrale Funktion hat. Beim tiefen Einatmen drang nicht nur frische Luft in die Lungen der Druiden, sondern auch die schützende Kraft des Waldes und all der helfenden Geistwesen aus der Natur. Beim langsamen, entspannten Ausatmen breitete sich diese Kraft im gesamten Körper aus. Dies machte die Druiden gelassener und versetzte sie in die Lage, über die Steuerung des Atems mit ihren Gefühlen umzugehen. Es dürfte für einen atembewussten Druiden kein größeres Problem gewesen sein, einem ängstlichen Kelten Ratschläge in Bezug auf das Atmen zu geben.

Angst ausatmen

Angst kann krank machen. Doch übertriebene Ängste können Sie ausatmen. Sehen Sie vor Ihrem inneren Auge, wie die Angst sich buchstäblich in Luft auflöst. Beim nächsten Atemzug atmen Sie Kraft und heilende Energie ein. Lenken Sie mit der Kraft Ihrer Gedanken diese Energie an die Stellen in Ihrem Körper, wo Heilung benötigt wird. Stellen Sie sich dabei vor, wie diese Stellen erwärmt, aufgehellt und geheilt werden.

Druiden, die nicht nur die sie umgebende Natur, sondern auch ihre Mitmenschen sehr gut beobachten mussten, dürften schnell erkannt haben, dass das Leben jedes Menschen, ob damals oder heute, von drei Faktoren entscheidend geprägt wird: zunächst von seinen angeborenen Veranlagungen, dann von der Umgebung und den Menschen, die ihn erziehen und dadurch nach ihren Vorstellungen zu formen versuchen, und schließlich von der eigenen »Programmierung«. Durch ihren eigenen naturnahen, auf Harmonie und Ausgleich bezogenen Werdegang werden die Druiden die besten Reiseführer auf dem Weg ins menschliche Unterbewusstsein gewesen sein.

Sich selbst programmieren

Ihr Unterbewusstsein ist die Schaltzentrale Ihres Denkens und Verhaltens. In ihm fallen maßgebliche Entscheidungen in Bezug auf Ihre Gesundheit: Durch ein bewusstes gesundes Denken können Sie Ihr Unterbewusstsein gezielt programmieren. Sind Denken und Unterbewusstsein harmonisch zusammenarbeitende Partner, verläuft Ihr Leben nach Ihren Wünschen und Vorstellungen. Bei einer Disharmonie zwischen beiden entstehen Spannungen und Konflikte, die sich in gesundheitlichen Störungen zeigen können. Lassen Sie Ihre Bedürfnisse und Wünsche zu, fördert das die innere Harmonie. Sie sind das Produkt Ihrer eigenen Gedanken und der Programmierung Ihres Unterbewusstseins. Programmieren Sie sich nach Ihren eigenen Vorstellungen, dann können Sie Manipulationen durch andere standhalten. Die beste Programmierung gelingt im Zustand der Entspannung.

Meditation: Reise zum inneren Druiden

Schamanische Druiden waren Profis, wenn es darum ging, veränderte Bewusstseinszustände herbeizuführen. Während seiner Lehrjahre im Eichenhain wurde dem Druidennachwuchs nach und nach beigebracht, wie er diese Zustände willentlich und zur passenden Gelegenheit hervorrufen konnte. Auch wenn wir keine Schamanen sind, können wir auf Reisen gehen, auf die innere Reise zu uns selbst. Wir besuchen den uralten Druiden in unserem Inneren, der alles kennt und immer Rat weiß.

Meine persönliche Druidenmeditation, die ich Ihnen gern schenke, sieht folgendermaßen aus: Ich sitze entspannt mit geschlossenen Augen. Die Hände liegen mit den Handrücken auf den Oberschenkeln, Daumen und Zeigefinger berühren sich leicht. Ich richte meine Aufmerksamkeit auf meine Atmung. Mit jedem Einatmen strömt Ruhe in meinen Körper und in meinen Geist. Beim Ausatmen verabschieden sich alle störenden Gedanken. Besonders hartnäckigen gebe ich die Gestalt eines winzigen Vogels, der durch die Ohren von dannen flattert. Mit der Atemluft kann ich Licht und Wärme in meinen Körper leiten, überallhin, ganz wie ich will. Nach einer Zeit der Ruhe und des Nichtdenkens bin ich bereit für die Reise. Vor meinem inneren Auge erscheint ein Pfad. Ich befinde mich mitten in grünender, blühender Natur. Ich sehe eine bunte Blumenwiese, auf der Schmetterlinge und andere Insekten in der warmen Sommerluft tanzen. Der Pfad führt über diese Wiese zu einem großen Wald. Dort sind uralte Eichen mit dicken Stämmen. Beim Betreten dieses Waldes fühle ich mich sicher und geborgen. Ich kann die Energie der Bäume spüren, ihre Freundlichkeit. Ganz in der Nähe, unter dem größten aller Bäume, steht ein Mann. Er ist weiß gekleidet, sein ebenfalls weißes Haar ist schulterlang. Sein Gesicht ist alt, aber seine blauen Augen sind jung. Er lächelt und winkt mir zu. Es ist, als ob ich diesen Mann schon seit ewigen Zeiten kenne. Wir umarmen einander. Er sagt, dass er auf mich gewartet habe. Wir stehen uns gegenüber, wir sind gleich groß. Er legt beide Hände auf meinen Kopf, als wolle er damit ein schützendes Dach bilden. Seine Handflächen spenden Wärme, die mich durchströmt. Ein Lichtstrahl durchfließt meinen Körper, bis in die Haar-, Finger- und Zehenspitzen. Ich habe das Gefühl, zu leuchten. Seine Hände streichen nun an meinem Körper entlang, ohne ihn zu berühren. Ich spüre, wie sich mein inneres Licht ein Stück nach außen bewegt, es umgibt mich wie eine warme, sichere Hülle. Ich fühle, dass ich dieses Licht ausbreiten kann, wenn ich dies will. Dann überkommt mich ein Gefühl von Grenzenlosigkeit, ich bin nicht mehr getrennt, sondern mit allem verbunden. Ich werde eins mit den Bäumen, mit den Tieren, mit dem ganzen Wald, mit der Luft. Ich nehme die Empfindungen der Pflanzen, mit denen ich verbunden bin, wahr. Ich fühle ihre Seele. Nach einer Weile verdichtet sich mein »Außenlicht« wieder auf die Form der schützenden Hülle. Der weise Mann sagt, ich könne ihn jederzeit treffen. Wenn ich einverstanden bin, wird er mich in meinen Träumen besuchen und mir Einsichten schicken, wenn ich nicht weiterweiß. Er wird mich beraten, wenn ich Entscheidungen treffen muss. Und er wird mich darauf hinweisen, wenn ich Fehler mache. Gern nehme ich dieses Angebot an. Voller Freude danke ich dem freundlichen Weißhaarigen mit den jungen Augen. Ich verabschiede mich und sage, dass ich ihn bald erwarte. Mein Gastgeber lädt mich ein, noch einen Schluck Wasser von der heiligen Quelle der Erkenntnis zu trinken, bevor ich gehe. Dieses Wasser erfrischt meinen Körper. Ich spüre, wie es jede Zelle durchdringt und Heilung bringt, wo sie benötigt wird. Mein Kopf wird frei und meine Gedanken werden klar. Ich empfinde Energie und Kraft. Jetzt ist es Zeit, den Wald zu verlassen. Ich winke noch einmal zurück, dann spüre ich mich wieder in der Jetztwelt. Ich atme tief ein und aus und öffne die Augen.

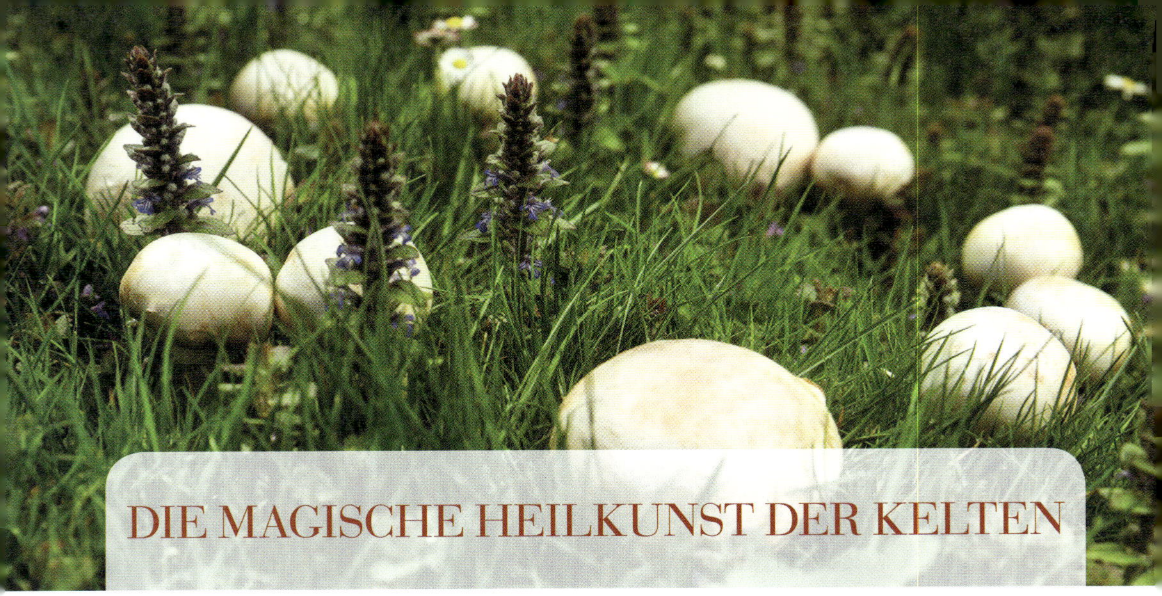

DIE MAGISCHE HEILKUNST DER KELTEN

»Heile, heile Gänschen ...« – früher sangen Großmütter ihren Enkeln Verse dieser Art vor, während sie den Nachwuchs auf den Schoß nahmen, und schon bald war das wunde Knie oder die Beule am Kopf vergessen. Worte können heilen helfen und vor allem Trost spenden: »Warte ab, bald tut's nicht mehr weh.« Von den Druiden sind heute noch magische Sprüche erhalten; leider handelt es sich bei den meisten um Verwünschungen und Spottverse, denen man große Bedeutung beimaß. Man glaubte daran, dass böse Sprüche und Blicke auch Schadenzauber und Krankheiten hervorrufen können. »Faulem« Zauber begegnete man mit Gegenzauber. Oft wurden Geister und Heilpflanzen, von denen man glaubte, dass sie vor Verwünschungen schützen konnten, zu Hilfe geholt.

Heilende Worte

Druiden in Heilerfunktion dürfte allerdings eine andere Art von Worten viel näher gelegen haben: das Gebet. Der Autor Steve Rabey bezeichnet die Gebete der Kelten als »Teil ihres Lebens, eine Art Nabelschnur zu ihrem himmlischen Schöpfer«[15]. Angriffe unliebsamer Nachbarn und Naturgewalten waren reale Gefahren, denen man sich ausgesetzt sah und vor denen man die Götter um Schutz und Beistand bat. Im Krankheitsfall wurden spezielle Heilgötter angerufen. Ein Druide, der schamanisch arbeitete, konnte sich auch konkret an die jenseitige Welt wenden, an Ahnen und Hilfsgeister. Nicht selten dauerte ein solches Ritual, in dem die unterschiedlichsten Gebete und Anrufungen verwendet wurden, die ganze Nacht. Dass die

15 Steve Rabey: Im Haus der Erinnerung, S. 184.

druidische Gebetspraxis sehr effektiv gewesen sein muss, legen mittlerweile auch zahlreiche wissenschaftliche Untersuchungen nahe, die die heilende Wirkung von Gebeten bestätigen.

Ein Vaterunser für alle

Als Josef von Arimatäa im 1. nachchristlichen Jahrhundert nach England auswanderte, dürfte er ein Gebet bei sich gehabt haben, das er den Britanniern vermittelt hat. Das »Abwun d'bwashmaja«, das »Vaterunser«. Als Jesus es beim letzten Abendmahl gesprochen hat, als der Heilige Gral vor ihm auf dem Tisch stand, werden es sich die Zuhörer gut gemerkt, aufgeschrieben und weitergegeben haben. Schließlich ist es noch heute erhalten und weltweit im Einsatz. Es ist einer der wirkungsvollsten Heils- und Segenssprüche, milliardenfach mit Energie aufgeladen und hochwirksam. Dieses spezielle Gebet wurde von Jesus auf Aramäisch gesprochen, seiner Muttersprache. Die verbreitete Übersetzung, so, wie sie die Mehrheit der deutschsprachigen Christen verwendet, geht auf Martin Luther zurück. Daneben gibt es diverse weitere Interpretationen der aramäischen Originalversion. Nicht wenige Handaufleger verwenden das Gebet als eine Art Code, der heilende Energien zum Fließen bringen soll. In erster Linie wird dabei die überlieferte Originalversion nachgesprochen. So lernte ich es auch von der Heilerin Teresa Schuhl in ihrer Praxis in Siegburg kennen.

Abwun d'bwashmaja
Nethkadasch schmach
Tete malkuthach
Nehwe tzevjanach aikana
d'bwaschmaja af b'arha
Hawvlan lachma d'sunkana
jaomana
Waschboklan chauben
(wachtahen) aikana daf chnan
schvoken l'chaijaben
Wele tachlan l'nesjuna ela patzan min bischa
(Metol dilachie malkutha wahaila wateschbuchta l'ahlam
almin)
Amen.

Auch wenn dies das vermutlich wichtigste Gebet des Christentums ist, so ist seine Wirksamkeit doch universell und nicht an eine Glaubensrichtung gebunden, wie es auch Jesus nicht wirklich war. In verschiedenen Abwandlungen wurde versucht, den Begriff vom Vater-Gott anders zu definieren und das Gebet in eine Form zu bringen, mit der auch diejenigen etwas anfangen können, die nicht an eine göttliche Einzelperson »im Himmel«

glauben. Ich finde es schade, wenn dieser kraftvolle Spruch nur Kirchgängern vorbehalten bleibt. In einer tiefen Meditation kam eine Version zu mir, die ich gern an dieser Stelle als Alternative vorschlage. Eine freie Interpretation, die meiner eher ganzheitlich geprägten Vorstellung näherkommt als die gängige deutschsprachige Version, ohne dabei die Absicht des Gebetes infragezustellen:

Lebendige Kraft allen Seins,
wir schätzen und ehren
deine Präsenz,
wir lassen dein Wirken zu,
dein freies Fließen
oben und unten, innen
und außen,
auf dass deine heilende
Energie uns heute und immer
durchströmt
und uns von allem Ballast
befreit,
damit wir gemeinsam sinnvoll
handeln.
Du hältst uns in Einklang
sodass uns nichts dabei stört
Denn von dir kommt alles,
was uns stärkt und beglückt,
hier und jetzt, gestern, heute,
morgen und immer.
So soll es sein.

Für Gesundheit beten

Es gibt zwei Wege, die Geistige Welt um Hilfe im Krankheitsfall zu bitten: Der Kranke betet entweder selbst, oder jemand anderes tut dies für ihn. Es ist zweitrangig, an wen Sie sich im »Drüben« wenden – an einen oder mehrere Engel, an nicht inkarnierte Seelen, an Heilige, an Götter oder einen einzigen Gott. Wer betet, spricht auch mit den Instanzen in sich selbst. Der Verstand wendet sich an die Seele und umgekehrt, das Ego kommuniziert mit dem Höheren Selbst. Als Betender teilen Sie mit, dass Sie zur Zusammenarbeit bereit sind, gleichzeitig aber auch auf die Hilfe einer höheren Macht hoffen. Wichtig ist, dass Sie Ihr Anliegen klar und deutlich formulieren. Wenn Sie für einen anderen Menschen um Heilung beten, nennen Sie im Gebet seinen Namen und seine Krankheit sowie seinen derzeitigen Aufenthaltsort. Die Seelen im Jenseits, die möglicherweise helfen können, indem sie Heilungsenergie übermitteln, sind nicht unbedingt über alles informiert und müssen sich orientieren. Jedenfalls betonten dies Schamanen, die mit der Geistigen Welt zu tun haben. Deshalb sind im Gebet konkrete Informationen vonnöten.

Wir finden in der umfangreichen Literatur über die Druiden immer wieder Bemerkungen darüber, dass sie weise Ratgeber waren und den Menschen Zuversicht vermittelten. Ein erfahrener Heiler wird damals sicherlich sehr darauf geachtet haben, bei seinen Patienten den Glauben an eine rasche Genesung zu wecken. Es ist enorm wichtig, Zuversicht auszustrahlen, besonders im Umgang mit kranken Kindern.

Zuversicht vermitteln

Wir sollten niemals im Beisein eines Kranken sagen, dass wir nicht an seine Heilung glauben. Zum einen schwächen wir damit seine Selbstheilungskraft, zum anderen sind wir gar nicht zu endgültigen Prognosen befugt. Deshalb vermeiden Sie am besten im Umgang mit kranken Menschen, von Krankheit direkt zu sprechen. Reden Sie von Heilung! Schaffen Sie Bilder von Gesundheit und Freude! Wenn Sie selbst krank sind, verinnerlichen Sie nicht Ihre momentan negative Situation, sondern freuen Sie sich darauf, wie es ist, wenn Sie wieder gesund sind, auch wenn es sehr schwerfällt. Worte können heilen oder krank machen. Wer schlecht über andere redet, muss damit rechnen, dass seine Worte wie ein Bumerang zu ihm zurückkehren. Beispielsweise schaden Sie durch Ihr Verhalten der Firma, wenn der von Ihnen gemobbte Kollege krank wird. Möglicherweise müssen Sie dann seine Arbeit noch miterledigen. Im schlimmsten Fall gefährden Sie sogar Ihren eigenen Arbeitsplatz. Bringen Sie Kritik also immer sachlich und konstruktiv an.

Die Druiden werden ebenso wie die Therapeuten in der heutigen Zeit die Erfahrung gemacht haben, dass viele Menschen dazu neigen, ihre Aufmerksamkeit auf das Negative im Leben zu richten. Eine Therapie in solchen Fällen, ganz im Sinne der auf Ausgleich bedachten Eichenpriester, ist eine Wendung der Sicht- und Ausdrucksweise ins Positive.

Gesunder Wortschatz

Wer sich mit autogenem und mentalem Training, NLP oder mit Hypnose beschäftigt, wird wissen, dass unser Unterbewusstsein keine Verneinungen versteht. Worte wie schlecht, ungesund, tödlich, giftig, schmerzhaft etc. sollten bei der Krankheitsbehandlung – egal, ob bei der Selbstheilung oder im Umgang mit Patienten – unbedingt vermieden werden. Der gedachte Satz: »Mir geht es schlecht!« verstärkt nur die Situation. Und ein Behandler, der zu einem Patienten sagt: »Sie sehen aber sehr krank aus!«, wird mit solch einer Aussage keine Selbstheilungskräfte erwecken. Drücken Sie deshalb einen negativen Sachverhalt durch die Verneinung eines positiven Wortes aus. Also besser »nicht schön« als »schlimm« oder »schrecklich«.

Die heilende Kraft magischer Zeichen

Während der langen Jahre ihrer Ausbildung im Wald lernten die Druiden, die Zeichen der Natur zu deuten und zu achten. Sie wussten, dass jede Pflanze und jeder Baum nicht nur einen materiellen Körper besitzt, sondern auch mit einer bestimmten energetischen Kraft ausgestattet ist. Die Kelten integrierten bestimmte Elemente, Formen, Zeichen und Materialien, von denen sie glaubten, dass sie Kraft besaßen, in ihren Alltag und in ihre Umgebung. Ein gutes Beispiel ist das Pentagramm. Der fünfzackige Stern sollte den Kelten Schutz vor Krankheiten bieten, die durch böse Geister hervorgerufen wurden. Um die Dämonen am Eintritt ins Haus zu hindern, wurde er über Türschwellen angebracht. Wer mithilfe von Symbolen Heilung herbeiführen will, muss wissen, dass er sich damit nicht an den Verstand des Patienten wendet, sondern direkt an dessen Seele. Und diese ist nicht in der Lage, abstrakte Begriffe zu deuten, sie braucht konkrete Tatsachen. Deshalb bedürfen alltägliche Objekte einer spirituellen Verwandlung. Darin lag eines der Geheimnisse druidischer Kraft: Ein Heiler, der mit keltischen Spiralen, Kreisen, Wellen und anderen Figuren arbeitet, tut dies mit den Energien, die die Formen bewirken, und nicht mit Kräften, die durch sie symbolisch dargestellt werden. Und diese Energien sind auch heute noch wirksam.

Die Sinuskurve

Wenn Sie skeptisch sind, was magische Zeichen betrifft, können Sie eine kleine Übung ausprobieren. Sicherlich hat irgendwer in Ihrem Umfeld eine störende Warze am Körper, vielleicht ja auch Sie selbst. Solche unschönen Verhärtungen, die meist durch das Eindringen von Viren in die Haut entstehen, bringt man durch eine Sinuskurve relativ rasch und ohne Nebenwirkungen zum Verschwinden. Kaufen Sie sich einen Stift mit gelber Lebensmittelfarbe (Bioladen), oder benutzen Sie einen Schminkstift. Zeichnen Sie nun die Sinuskurve so, dass ein Halbkreis um die Warze führt. Wiederholen Sie Ihr »Bodypainting«, wenn es verblasst, und haben Sie zwei Wochen Geduld. Die meisten Warzen halten solch einer Behandlung nicht lange stand. Bei hartnäckigen Fällen hilft zusätzlich eine alte Druidenpflanze. Kaufen Sie sich in der Apotheke ein Fläschchen Thuja-Urtinktur, und beträufeln Sie die Warze damit über zwei, drei Wochen zweimal täglich.

Die schützende Kraft von Amuletten und Talismanen

Dass die Kelten, Männer wie Frauen, gern Schmuck trugen, wissen wir bereits. Nicht immer jedoch legte man Ketten, Bänder, Broschen und Spangen nur zwecks Verschönerung an. Man wollte gleichzeitig den Schmuckträger vor bösen Einflüssen schützen, seine Gesundheit fördern oder dem Glück ein wenig auf die Sprünge helfen.

Die keltischen Abteilungen der Museen sind voll von Grabbeigaben dieser Art, die den Toten auch noch im Jenseits einen gewissen Schutz bieten sollten. Immer wieder stießen Archäologen bei ihren Ausgrabungen auf Amulette und Talismane. Dabei stellten die Wissenschaftler fest, dass es zwei Arten gab: abgenutzte Stücke, die schon zu Lebzeiten zum Besitz des Verstorbenen gehörten, und neue, unbenutzte Objekte, die wohl extra für Bestattungszwecke angefertigt worden waren. Eine Eigenart wiesen die Gräber von jungen Frauen und Kindern auf, denn darin fand man besonders viele unbenutzte Amulette. Man vermutet heute, dass die Kelten der Ansicht waren, jene zu früh Verstorbenen benötigten einen speziellen Schutz im Jenseits, da sie in ihrer Entwicklung noch nicht weit genug waren, um allein in der anderen Welt bestehen zu können. Kindern legte man Rasseln und Klap-

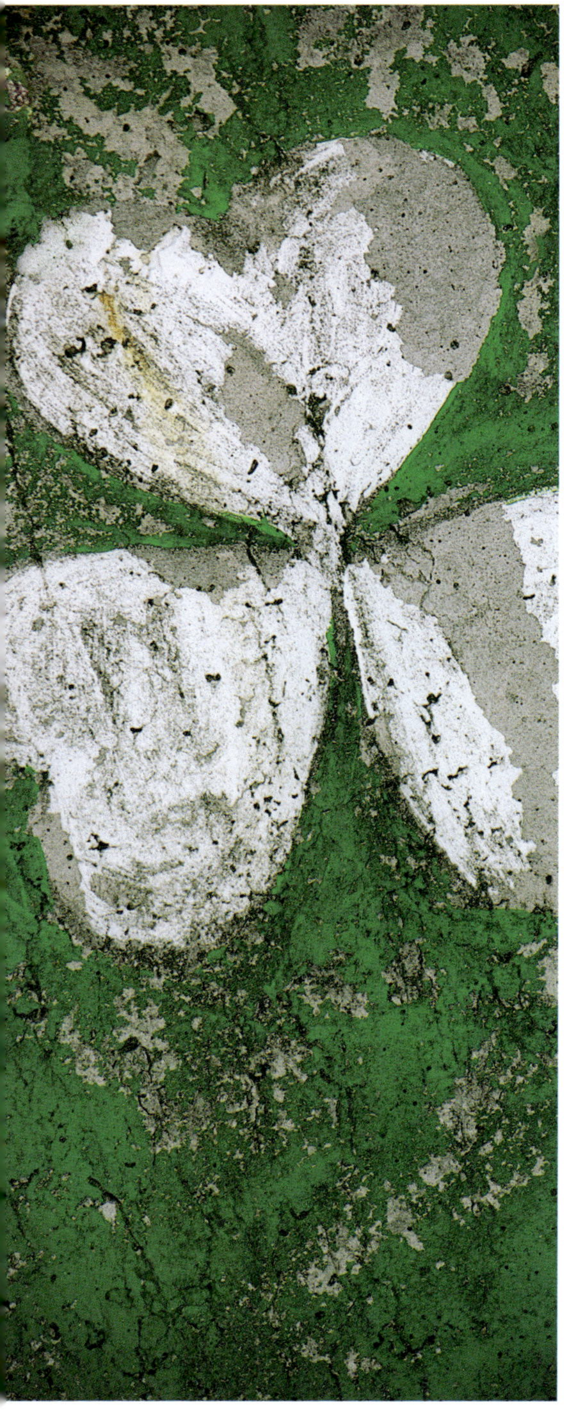

perbleche ins Grab, damit sie böse Dämonen vertreiben konnten. Auch gab es Segnungstafeln aus Blei, die wahrscheinlich von Druiden hergestellt worden waren. Vielfach fand man Amulette bei Verstorbenen, die in anderer Lage als sonst üblich bestattet worden waren und deren Skelette Eingriffe aufwiesen. Handelte es sich bei den Bestatteten um Tote, die man für gefährlich hielt und vor denen die Nachwelt geschützt werden sollte? Der rege Gebrauch gerade von Schutzamuletten lässt den Schluss zu, dass die überlieferte Aussage, man fürchte sich lediglich davor, dass einem der Himmel auf den Kopf fallen könne, ein wenig untertrieben war. Die Kelten fürchteten sich sehr wohl: vor bösem Zauber, vor Spuk, vor zurückkehrenden Toten, vor Liebesentzug, vor Impotenz ... eben die ganze Palette an Ängsten, die auch heute noch aktuell ist.

Bevor wir weiter auf das Thema eingehen, schauen wir uns zunächst einmal den Unterschied zwischen Amulett und Talisman an: Ein Amulett wird meist um den Hals getragen. Es hat eine Schutzfunktion, mit ihm sollen Gefahren abgewehrt werden. Dies besagt auch die lateinische Bezeichnung »amuletum« – damit ist ein Gegenstand gemeint, der vor schädlichen Einflüssen schützen kann. Das ähnlich klingende arabische Wort »hamalet« bedeutet Anhängsel. Talismane dagegen sind

Glücksbringer. Während ein Amulett meist unpersönlich ist und seinen Zweck durch seine Form, seine Beschriftung oder Bebilderung sowie durch sein Material erfüllt und damit eine allgemeine Gültigkeit hat, ist ein Talisman etwas ganz Persönliches. Er steht in direkter Beziehung zu seinem Besitzer. Woher stammt der Begriff Talisman? Vermutlich aus dem türkischen Sprachraum. »Talism« ist ein Gegenstand, der gute Einflüsse anziehen soll. In den Berichten der Ausgräber wird oft betont, dass es nicht leicht ist, zwischen profanem Schmuck und einem funktionsbezogenen Amulett zu unterscheiden. Konkrete Deutungen seien deshalb hauptsächlich bei Funden mit ungewöhnlicher Form möglich. Die Kelten besaßen in Schmucksachen einen Geschmack, den man heute als zeitlos bezeichnen würde. Aus diesem Grund hat Keltisches aus Metall, Edelsteinen oder Glas auch immer wieder Modetrends erlebt. Im Moment leben wir gerade in solch einer Zeit.

In den Gräbern fand man Metallstücke, Versteinerungen, Muscheln und so weiter, die nicht als Schmuckstücke klassifiziert und deshalb von den Ausgräbern und Auswertern in die Vitrine der Amulette und Talismane einsortiert wurden. Anscheinend verläuft die Grenze zwischen Schmuck und Talisman fließend. Der Autor Helmut Birkhan vermutet, dass sogar jedes Schmuckstück in gewisser Weise Glück bringen sollte.[16] Ein großer Teil der keltischen Grabbeigaben wanderte in früheren Zeiten in Museumsschränke, die nur für erwachsene männliche Besucher geöffnet wurden. Das waren jene mit eindeutig sexueller Symbolik. Ähnlich wie Römer und Griechen hatten auch die Kelten eine Vorliebe für die naturalistische Darstellung sexueller Handlungen. Ob sich solche Amulette direkt auf männliche Verlustängste bezogen haben oder ein allgemeiner Fruchtbarkeitszauber damit zusammenhing, weiß man heute nicht.

Bekannt ist allerdings, dass der Gebrauch von Amuletten seinen Höhepunkt an der Wende von der Hallstatt- zur La-Tène-Zeit hatte, also etwa um 500 v. Chr. Womöglich waren es Kriege, vielleicht auch Naturkatastrophen oder Krankheitsepidemien, die die Menschen an der Schutzfähigkeit ihrer Götter zweifeln ließen. Man sah sich gezwungen, unter der anleitenden Führung der Druiden das Böse und die Gefahren, die es aussendete, selbst zu bannen. Dass die Druiden solchen Aktionen vorstanden, darauf weist die Tatsache hin, dass die Amulette so gut wie nie individuell gestaltet waren. Bei allen Völkern der Erde werden Amulette und Talismane verwendet, und überall ist schon die Herstellung ein magischer Vor-

16 Vgl. dazu Helmut Birkhan: Kelten, S. 813.

gang. Es werden Lieder gesungen, man erzählt sich die alten Sagen und ruft die Kräfte der Natur an. In den keltischen Wäldern mag es damals nicht anders zugegangen sein. Eine Tatsache dürfte Skeptiker übrigens besonders überraschen: Die Bedeutung der einzelnen Materialien und fast immer auch der Formen und Motive ist rund um den Erdball dieselbe! Auch heute noch wird etwa eine Bambarafrau im westafrikanischen Mali die Spiralmuster der Ohrringamulette einer indonesischen Batakfrau sofort wiedererkennen und ihre Bedeutung verstehen. An ihren Ohren baumelt nämlich in Gold graviert das identische Schutzmuster, das man bei den Naga im indischen Norden ebenso findet wie bei den Dogon in Burkina Faso. Brächte man heute Medizinmänner und Schamanen aus sämtlichen Kontinenten an einen Tisch, wären diese sich schnell einig, dass etwa Talismane aus Tigerzähnen zu mehr Macht verhelfen, Amulette mit Hundezähnen dagegen böse Geister vertreiben. Hat man keine Hundezähne zur Hand, tun es auch bunte Glasperlen, wie die Autorin Luisa Francia berichtet.[17] Solche weltweiten Übereinstimmungen sind zum einen ein Hinweis darauf, dass »etwas dran sein muss« an der Wirkung von Amuletten und Talismanen. Gleichzeitig lassen sie aber auch den Schluss zu, dass es möglicherweise schon vor Jahrtausenden einen globalen Handel mit entsprechenden Materialien gegeben hat. In manchen keltischen Gräbern entdeckte man Waffen und Werkzeuge, die noch aus der Steinzeit stammen, also lange bevor das erste keltische Wort gesprochen worden ist, gefertigt wurden. Wir dürfen annehmen, dass die Finder solche Gebrauchsgegenstände aus der Vorzeit den Ahnen zuschrieben und glaubten, dass sie positive Kräfte ausstrahlten. Amulette und Talismane können uns Halt geben, damit wir unser Vertrauen nicht verlieren. Ein Talisman, den wir von einem Menschen erhalten haben, der uns sehr nahesteht, stellt eine gleichsam materielle wie auch geistige Verbindung zu ihm dar. Wie auch das Amulett besteht ein Talisman nicht nur aus einem bestimmten Material, sondern aus all den Wünschen, Hoffnungen, Gedanken und der Energie, mit der wir ihn aufladen. Gerade heute, wo wir mehr als die Menschen früherer Zeiten mit negativen, Angst erzeugenden Nachrichten konfrontiert werden, erleben solche Beschützer und Glücksbringer einen regelrechten Boom. Auch auf diesem Gebiet kehrt der Geist der Kelten zu uns zurück!

17 Luisa Francia: Zauberhaft geschmückt, in »esotera« 3/91, S. 53.

Amulette herstellen

Wenn Sie ein Amulett zur Lösung eines Problems benutzen möchten, ist es wichtig, dass Sie es gut behandeln. Vernachlässigen Sie es deshalb nicht. Denn ein Amulett bündelt die Kräfte, die wir mit unseren Gedanken und Empfindungen entwickeln. Wenn wir es betrachten oder berühren, reagieren wir auf das Amulett mit der inneren Freisetzung der Energien, die wir gedanklich in diesen materiellen Gegenstand hineingegeben haben. Wenn Sie einen Talisman, ein Amulett oder einen anderen Gegenstand – beispielsweise einen Stein – zu einem Glücksbringer machen möchten, machen Sie es wie die Druiden: Nehmen Sie den künftigen Glücksbringer in ihre rechte, gebende Hand, und lenken Sie Ihre gesamte Konzentration auf das Objekt. Versuchen Sie, all Ihre besten Wünsche für den Träger des Talismans in den Glücksbringer zu lenken. Nehmen Sie dabei Ihre ganze Vorstellungskraft zu Hilfe. Stellen Sie sich vor, wie die Glück bringende Kraft von Ihrem Herzen aus durch den Arm und die Hand in den Gegenstand fließt. Die Aufladung ist beendet, wenn der Glücksbringer in Ihrer Hand warm ist und Sie ein leichtes Pulsieren empfinden.

Heutzutage sind keltische Amulette überall erhältlich, in Ethnoläden, beim Juwelier, in Souvenirshops, im ganz normalen Kaufhaus und im Versandhandel. Hier finden Sie eine Übersicht über die beliebtesten Motive und ihre heilende Kraft:

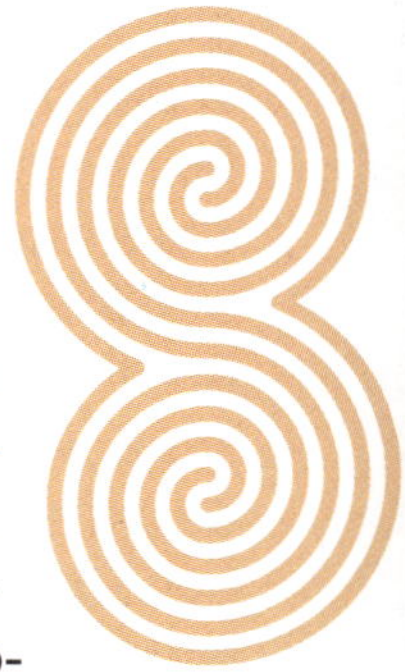

Die Doppelspirale

Die Doppelspirale weist uns darauf hin, dass auf dieser Welt alles mit allem verbunden ist: Kein Wesen kann allein existieren, wir sind alle voneinander abhängig. Dieses Motiv drückt das Kommen und Gehen aus, Geburt, Wachsen, Tod. Aber auch Wiedergeburt und Unsterblichkeit der Seele.

Wirkung: Eine Doppelspirale auf einem Amulett soll davor schützen, dass sein Träger sich zu sehr in Probleme vertieft. Sie vermittelt Gelassenheit und die Erkenntnis, dass sich Probleme lösen lassen und die Beschäftigung mit ihnen zur Einsicht führen kann.

Der Dreiecksknoten

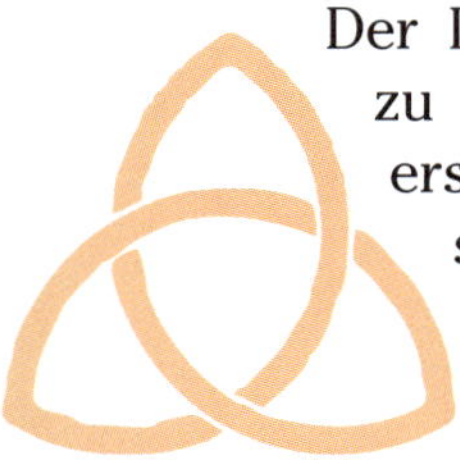

Der Dreiecksknoten gehört zu den zahlreichen Dreiersymbolen in der keltischen Ornamentik. Das Knotendreieck stellt die Verknüpfung von Seele, Geist und Körper dar. Jeder Mensch erlebt auf seiner Lebensreise bestimmte Verflechtungen, auf die die Knoten dieses Amuletts hinweisen sollen.

Wirkung: Eine Beschäftigung mit der Botschaft des Dreiecksknotens kann Sie zu der Erkenntnis führen, dass bei keinem Menschen das Leben immer in geraden Bahnen verläuft, also auch nicht bei Ihnen. Das Motiv weist darauf hin, dass wir alle Fantasie entwickeln müssen, wenn wir ein allzu einseitiges Leben vermeiden möchten.

Der Grüne Mann

Wer ist der Grüne Mann? Der Grüne Mann begegnet uns in vielen Städten Europas. Er schaut von Hausfassaden auf uns herab, als wolle er sagen: »Ich bin da. Ich war immer da. Und ich bleibe!« Er ist ein Sinnbild der Zeitlosigkeit. Es gibt verschiedene Darstellungen des Grünen Mannes. Die ältesten Formen zeigen einen Männerkopf, der aus einer Blattmaske geformt ist. Manchmal ist es ein einzelnes Blatt, manchmal sind es mehrere Blätter, die sein Gesicht bilden. Eine zweite Darstellungsweise ist ein Männerkopf, aus dessen Mund, manchmal auch aus den Augen und Ohren, Pflanzen wachsen, die seine Frisur bilden, auch seinen Bart, seine Augenbrauen und seinen Schnurrbart. Er ist ein Mischwesen, er steht für die Vereinigung des Menschen mit der irdischen Vegetation. Gleichzeitig ist er der Ausdruck der Naturgesetze. Obwohl er ein Bild aus heidnischer Zeit ist, finden wir ihn an und in vielen alten Kirchen. Gehen Sie einmal bewusst um eine alte Kathedrale herum, und schauen Sie sich die Figuren an, die von den Steinmetzen und Bildhauern des Mittelalters erschaffen wurden und das Äußere der Kirche zieren. Ich bin mir sicher, dass Sie schon bald ein Grünes Gesicht finden werden. Der Grüne Mann ist durch die Kunststile hindurch erhalten geblieben. Er findet sich in den Steingebäuden des frühen Mittelalters, der Renaissance, oft auch auf verzierten Jugendstilfassaden prächtiger Bürgerhäuser des ausgehenden 19. Jahrhunderts. Wir begegnen ihm an und in kleinen christlichen Kapellen ebenso wie in Königspalästen oder Regierungsgebäuden, selbst an und in Banken. Wenn ich auf Reisen eine fremde Stadt besuche, bin ich mit einem Teil meines Bewusstseins auch immer auf Grüner-Mann-Entdeckungstour. Und meistens finde ich ihn – oder er mich.

Der Grüne Mann ist der Herr des Waldes, der gesamten Natur. Er wurde schon lange vor den Kelten verehrt. Bei den Griechen ist er Pan, der bocksbärtige Flötenspieler, bei den Römern der Gott Bacchus mit dem weinlaubumrankten Haupt. Die Kelten nannten ihn Cernunnos. Von ihm sind zahlreiche Abbildungen erhalten geblieben, und man findet ihn immer wieder auf Amuletten. Cernunnos trägt auf seinem Kopf ein charakteristisches Hirschgeweih. Ähnlich einem meditierenden Buddha ist er im Lotossitz dargestellt. Als Liebhaber der Großen Göttin verkörpert Cernunnos männliche Kraft und Stärke. Er steht für Fruchtbarkeit und Leidenschaft, aber auch für Schutz und Fürsorge.

Wirkung: Die moderne Zeit lässt uns Männern vor allem innerhalb einer Beziehung für die typisch männlichen Eigenschaften nur noch wenig Freiraum. Die meisten Frauen sehnen sich auch in Zeiten der Emanzipation unbewusst nach einer starken Schul-

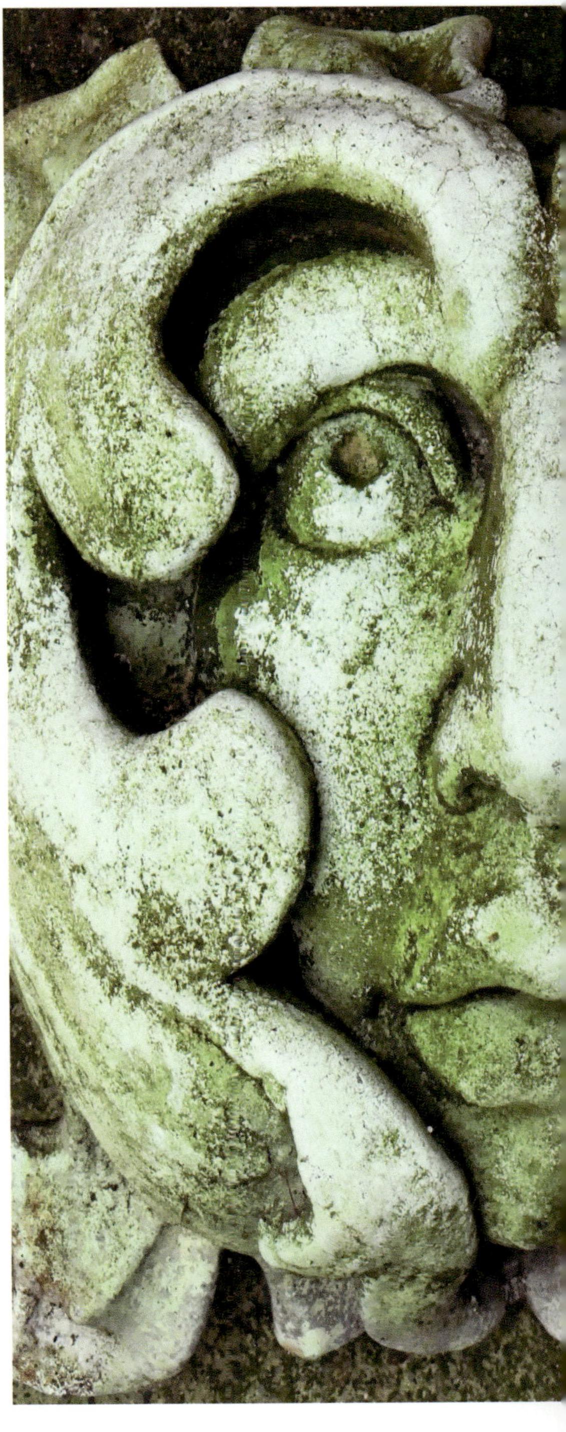

ter, nach einem Beschützer, der für die Familie da ist und damit seiner von der Natur vorgesehenen Rolle gerecht wird. Dabei unterscheiden sie sich kaum von ihren keltischen Vorgängerinnen, die zwar als stark, mutig und durchsetzungsbewusst galten, dennoch den Mann an ihrer Seite brauchten. Ein Cernunnos-Amulett ist passend für denjenigen, der seinen Mann stehen will und seine Aufgaben ohne Leistungsdruck und falsche Erwartungen lösen möchte. Es verhilft auf diesem Wege zu einem unkomplizierten männlichen Selbstverständnis, zu Selbstbewusstsein und Selbstwertgefühl.

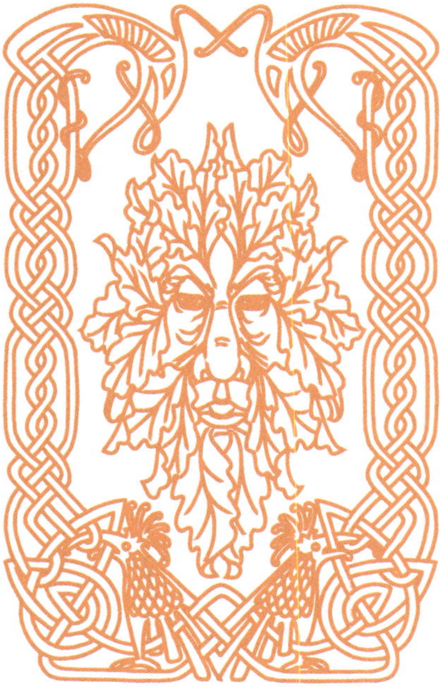

Mann sein

Das westliche Männerbild wurde in den vergangenen zwei Jahrtausenden vom römisch-patriarchalischen Weltbild geprägt. Die Initiationsriten, die ein angehender Erwachsener durchlief, waren bezogen auf seine künftige Rolle als Chef einer Familie, auf Leistung, Durchsetzungskraft, Macht, das Ertragenkönnen von Schmerzen und darauf, möglichst keine »weiblichen« Gefühle zu zeigen. Seit den 1970er-Jahren hat sich die Rolle des Mannes stark verändert. Heute prallen alte Vorstellungen und neue Definitionen aufeinander und verwirren nicht wenige Männer in ihrem Selbstverständnis. Der keltische Weg kann ihnen hier eine Richtung weisen. Frauen und Männer waren bei den Kelten gleichberechtigte Partner, deren Aufgabe es war, sich zu ergänzen, statt miteinander zu konkurrieren. Eine einseitige Fixierung auf männliche Klischees führt zum Ungleichgewicht. Wirkliche Ganzheit bedeutet, dass ein Mann seine männlichen wie auch seine weiblichen Wesensanteile zur Entfaltung bringt. Ein gefühlvoller, sensibler und umsorgender Mann ist kein »Weichei«. Stärke zeigt sich nicht nur in Muskelkraft, sondern mehr noch in der Fähigkeit, Verantwortung zu übernehmen und zu tragen. Im Idealfall tun dies Mann und Frau gemeinsam.

Herz mit keltischem Knoten

Das Herz mit keltischem Knoten steht bildhaft für die reine Liebe, für die Verbundenheit zweier Menschen, aber auch für die Wirren und Irritationen, denen ein Paar auf seinem gemeinsamen Weg begegnet.

Wirkung: Bei Beziehungsproblemen lautet die Botschaft: Schwierigkeiten können nur gemeinsam gemeistert werden. Das Band wirkt verworren, es kann nur gelöst werden, wenn beide an einem Strang ziehen. Dieses Amulett hilft ihnen dabei.

Das keltische Kreuz

Das keltische Kreuz ist wohl das bekannteste Symbol aus keltischer Zeit. Heute gilt das von einem Kreis umgebene Kreuz allgemein als das Zeichen des keltischen (irischen) Christentums. Es wurde jedoch schon lange vor der Entstehung der ersten christlichen Gemeinden auf der Insel verwendet. Es steht für die Verbindung von weiblichem und männlichem Prinzip. Der Kreis symbolisiert zudem die Erde, auf der sich alles Leben in einem immerwährenden Kreislauf bewegt. In diesem Kreis sind Polaritäten nicht immer gleich erkennbar. Das Kreuz macht sie sichtbar: Leiden und Erlösung, Krankheit und Heilung. Für die Schamanen-Druiden stellte das Kreuz die Kreuzung zweier Wege dar: Im Schnittpunkt treffen sich die irdische und die Geistige Welt. Dort befindet sich das Ziel der schamanischen Reise.

Wirkung: Das keltische Kreuz fördert die Harmonisierung der Gegensätze in unserem Leben. Die Kräfte treffen sich in der Mitte, dort, wo die beiden Teile des Kreuzes einander berühren. Es fördert den Ausgleich der Energien und sorgt für psychische wie körperliche Stabilität.

Der keltische Lebensbaum

Der keltische Lebensbaum wächst spiralformig aus einem Topf. In seinem Rankenmuster erkennt man Blätter, Früchte und Vögel.

Wirkung: Zunächst gilt der Lebensbaum allgemein als heilungsfördernd. Er soll speziell vor Unfruchtbarkeit schützen bzw. die Zeugungsfähigkeit fördern. Als Symbol steht der Lebensbaum genau wie ein in Metall gefasster Holunderbusch für den Zugang zur Unterwelt. Schamanisch Reisende schützt er bei ihrem Besuch in der Anderswelt vor dunklen Mächten.

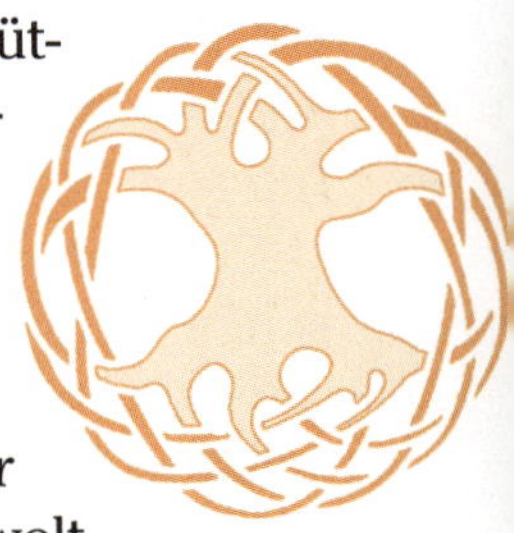

Das Kleeblatt

Das Kleeblatt ist das Nationalsymbol der Iren. Wir finden es auf der Verpackung irischer Butter und auf irischen Flugzeugen. Die Kelten verehrten die Drei als heilige Zahl. Es liegt auf der Hand, dass sie auch das dreiblättrige Kleeblatt als göttlich achteten und mit ihm magische Vorstellungen verbanden. Eine Legende erzählt vom heiligen Patrick, der während einer Missionsreise durch Irland versucht habe, seinen Zuhörern das Christentum begreiflich zu machen. Als er über die Dreieinigkeit sprach, sei er auf völliges Unverständnis gestoßen. Der Geschichte nach habe er ein Kleeblatt gepflückt, das zu seinen Füßen wuchs. Damit sei er in der Lage gewesen, den Anwesenden die Lehren zu verdeutlichen.

Wirkung: Das Kleeblatt gilt als das Glückssymbol schlechthin. Den Kranken erinnert es daran, dass es auch wieder gesunde Zeiten gibt und er die Hoffnung nicht verlieren soll. Es schenkt Zuversicht und stärkt den Wunsch nach einer raschen Heilung. Dadurch werden die Lebenskräfte gesteigert und die Selbstheilung angeregt.

Kreise mit keltischen Knoten

Kreise mit keltischen Knoten sind ideale Partneramulette. Sie sind dem Mond und damit dem Unbewussten zugeordnet. Es handelt sich um zwei miteinander verwobene Fäden, die enge Zweisamkeit symbolisieren.

Wirkung: Um eine Beziehung zu heilen, braucht es positive Gefühle füreinander, Austausch und Nähe. Das Geflecht im Kreis sagt: »Ich möchte Liebe geben und empfangen.« Wer solch ein Amulett verschenkt, offenbart dem anderen seinen Wunsch nach Einheit mit ihm. Knotenkreise sollten idealerweise von beiden Partnern getragen werden.

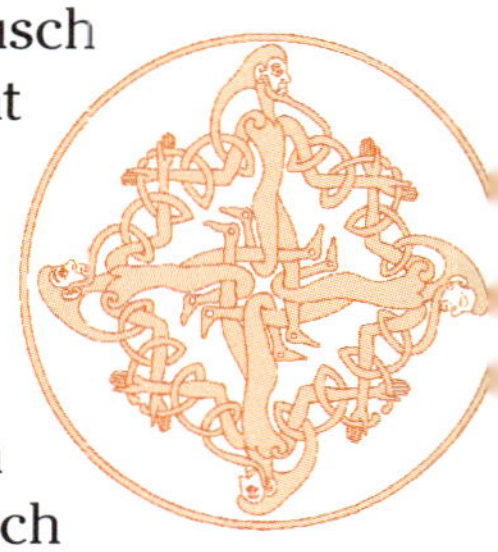

Kreise aus verschlungenen Bändern

Kreise, die aus verschlungenen Bändern bestehen, ebenso solche mit gewundenen Motiven, sollen die Ewigkeit ausdrücken. Die Bänder sind ineinander verwoben; es gibt keinen Anfang und kein Ende. Alles ist mit allem verbunden. Vier aus dem Kreis herausragende Schlingen geben die Himmelsrichtungen an.

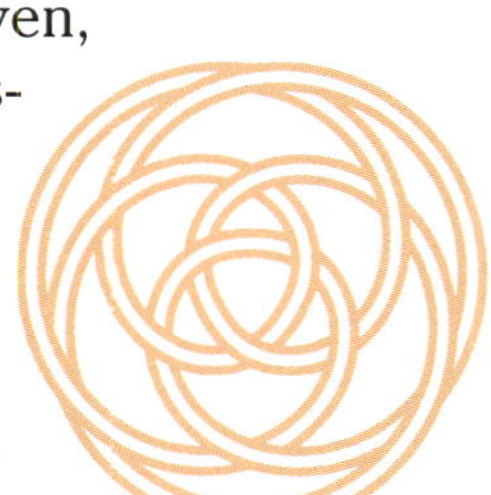

Wirkung: Wer zu sehr in Verstrickungen steckt und keinen Ausgang findet, erhält durch dieses Amulett eine neue Orientierung. Es bewirkt eine Rückbindung an den innersten Kern, zum wahren Selbst. Dadurch ist Befreiung möglich. Das braucht allerdings Zeit und Besinnung.

Der Pferdeknoten

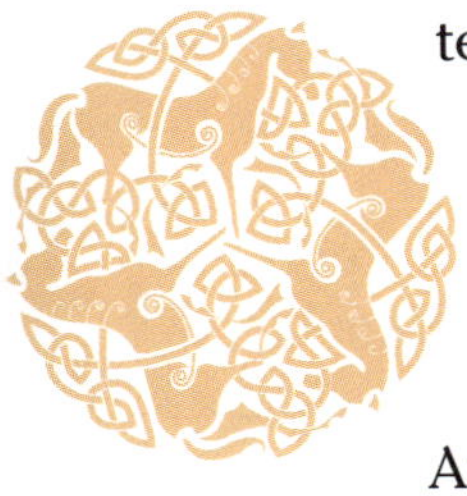

Der Pferdeknoten ist das Amulett, das von den keltischen Kriegern getragen wurde, wenn sie in die Schlacht zogen. Oft stellte es die einzige »Bekleidung« der ansonsten nackten Kämpfer dar. Das Pferd repräsentiert die Tugenden Ausdauer, Kraft und Anmut. Es ist der Göttin Epona gewidmet. Drei Pferde in einem Knotengewirr weisen auf den Idealzustand der Harmonie von Körper, Geist und Seele hin.

Wirkung: Fühlen Sie sich oft unausgeglichen? Fehlt Ihnen manchmal der nötige Mut, Entscheidungen zu treffen? Der keltische Pferdeknoten kann als Amulett wie auch als Talisman ein hilfreicher Begleiter sein, wenn Sie in der modernen »Schlacht« des Alltags, sei es am Arbeitsplatz, in der Familie, im Straßenverkehr oder im Umgang mit Behörden, bestehen wollen.

Der piktische Knoten

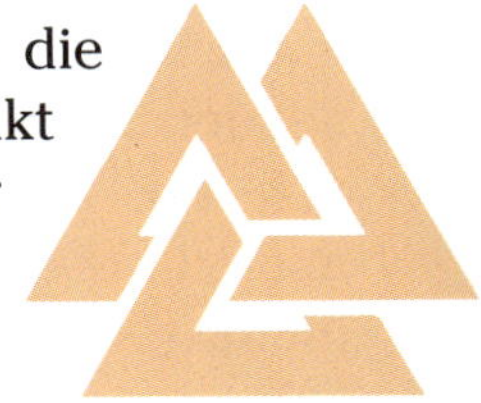

Der piktische Knoten erinnert an drei Dreiecke, die ineinander verschränkt sind. Jedes steht für einen Bereich: Entstehen, Vergehen und Neubeginn.

Wirkung: Krankheiten, die von einer egoistischen, habgierigen Lebenssicht hervorgerufen werden, sollen günstig beeinflusst werden. Bei den Druiden und anderen Magiern galt der piktische Knoten auch als ein Amulett, das göttliche Kräfte anzog und damit vor Fehlschlägen bei magischen Ritualen schützen sollte.

Das Rad- oder Scheibenkreuz

Das Rad- oder Scheibenkreuz, auch als keltisches Rad bezeichnet, besteht aus einem gleichseitigen Kreuz innerhalb eines Kreises. Das Kreuz gibt die vier Himmelsrichtungen, die vier Mondphasen, die vier Jahreszeiten, die vier Tageszeiten und die vier Feste im Verlauf des Jahreskreises wieder. Die Zahl Vier spiegelt die Stabilität, sie entspricht dem immer Gleichbleibenden. Das Rad repräsentiert den Lauf der Zeit und die Unendlichkeit ohne Anfang und Ende. In seinem Zentrum

steht die Urkraft, sie verteilt sich in alle vier Richtungen.

Wirkung: Das Radkreuz soll Reisenden Schutz bieten. Dies gilt nicht nur für äußere Reisen, sondern auch für die Reise zu sich selbst, die nicht selten von gesundheitlichen Störungen begleitet wird. Das keltische Rad hilft, den Weg der Selbsterkenntnis zu gehen.

Die Schlange

Die Schlange, die sich in Zickzacklinien, Spiralen und Knoten windet, hat im Gegensatz zum Christentum bei den Kelten eine positive Bedeutung. Sie verführt nicht zum Biss in den verbotenen Apfel, sondern gilt als weise Lehrerin.

Wirkung: Die Knoten des Schlangenkörpers führen den Amuletträger in Zeiten der Verwirrung zur Erkenntnis. Schüler mit Lernschwierigkeiten soll sie davor bewahren, die Übersicht zu verlieren. Aber auch bei der Bewältigung von persönlichen Lernaufgaben, die sich oft hinter Krankheitsbildern verstecken, kann sie hilfreich sein.

Der Sheiahhund

Der Sheiahhund ist das Tier, das bei den Druiden die überlieferten Geheimnisse bewachte. Auf den Abbildungen bewegen sich seine Beine nach vorn, sein Blick ist jedoch nach hinten gewandt. Die Symbolik ist eindeutig: Das Wissen der Vergangenheit kann der Menschheit bei ihrer weiteren Entwicklung sehr hilfreich sein. Schon damals wies der laufende Vierbeiner die Kelten auf den Wert der Kenntnisse und Errungenschaften früherer Kulturen hin. Es war das Wissen der Megalithbauer, vielleicht sogar der rätselhaften Weisen von Atlantis. Die Botschaft des Sheiahhundes steht in engem Zusammenhang mit der Thematik dieses Buches – der Integration überlieferten Wissens in den Alltag.

Wirkung: Wenn Sie glauben, dass Sie auf der Stelle treten und nicht mehr weiterkommen, signalisiert Ihnen der Sheiahhund: »Schau zurück, und entschlüssele die alten Geheimnisse. Stütze dich auf bewährtes Wissen, es wird dir Erkenntnisse liefern, die dich voranbringen!« Der Hund als Amulett wie auch als Talisman fördert Entwicklung und inneres Wachstum und schützt vor Rückfällen.

Der Sonnengott

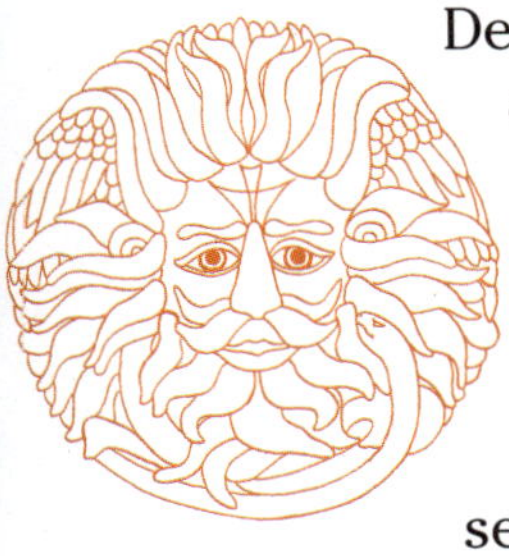

Der Sonnengott sieht auf Amuletten aus wie ein alter Mann, aus dessen Gesicht Flammen wie abstehende Haare sprießen. Später diente sein Abbild zur christlichen Darstellung des »lieben Gottes«. Der Sonnengott ist das Amulett der Druiden.

Wirkung: Menschen, die zu Ohnmachtsanfällen neigen, sollen durch dieses Amulett davor bewahrt werden. Der Sonnengott steht für Lebensfreude und ein allgemein sonniges Gemüt und hilft dadurch, Niedergeschlagenheit und psychische Tiefs zu überwinden.

Die Triskele

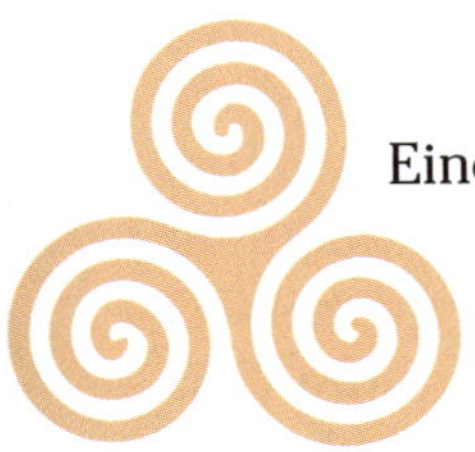

Eine Triskele ist eine dreifache Spirale. Die heilige Zahl Drei weist in Form der Triskele auf das Vergangene, das Gegenwärtige und das Zukünftige hin. Sie symbolisiert die drei wesentlichen Stationen des Lebens: Mädchen/Junge, Mutter/Vater, alte Frau/alter Mann; Geburt, Leben, Tod. Jeder einzelne Wirbel trägt kleinere Wirbel in sich und drückt die Energie der Schöpfung aus, die in alles Leben fließt.

Wirkung: Die Triskele schützt vor negativen Einflüssen, die eine Dreieinigkeit stören. Wenn Sie das Ziel haben, sich zu verwandeln (nicht nur körperlich, sondern auch geistig), kann sie Ihnen bei diesem Vorhaben hilfreich sein. Für Eingeweihte ist die Triskele ein Signal, dass der Träger des Amuletts den »keltischen Weg« geht.

Der vierfache Knoten

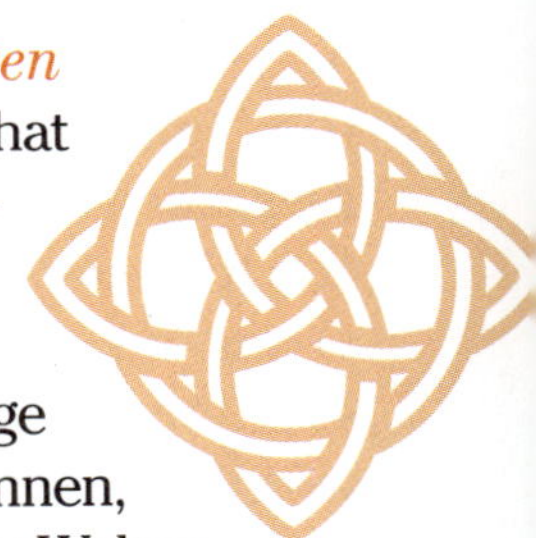

Der vierfache Knoten hat die Botschaft: Im Universum ist alles mit allem verwoben. Der Mensch braucht einige Zeit, um dies zu erkennen, bis zum Verständnis der Welten muss er oft verschlungene Pfade beschreiten. Der Kreis, der den Knoten umgibt, symbolisiert das Rad des Lebens. An vier Ecken ragen Knotenschlingen über den Kreis hinaus. Die Lebenskraft, vom Zentrum des Amuletts ausgehend, strahlt in alle vier Richtungen ab.

Wirkung: Wenn Sie sich selbst als zu rational empfinden und durch eine zu starke »Verkopfung« Leiden entsteht, weist der vierfache keltische Knoten Ihnen den Weg zur Intuition.

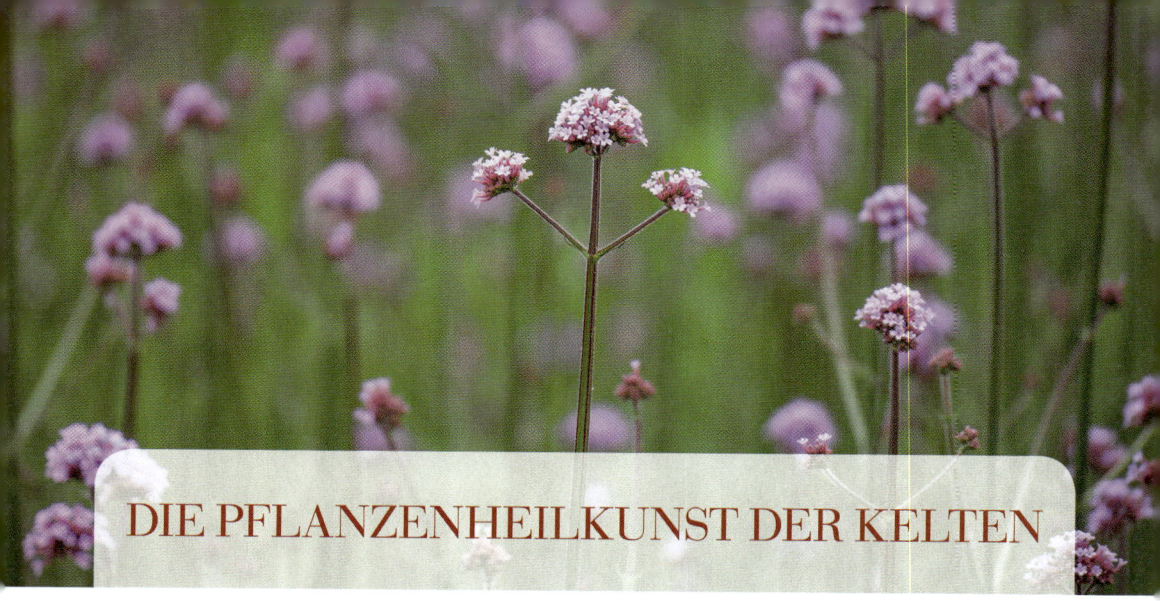

DIE PFLANZENHEILKUNST DER KELTEN

Die moderne Pflanzenheilkunde setzt die Inhaltsstoffe von Heilpflanzen in erster Linie dazu ein, »gegen« etwas zu wirken. Nach dem Verständnis unserer Wissenschaftler werden Krankheiten medikamentös behandelt, indem man dem Patienten etwas gibt, was die Krankheitserreger (Viren, Bakterien, Gifte usw.) bekämpft bzw. gegen Symptome wirkt. Diese Art der Gegenmittelheilkunde ist oft wirksam, hilfreich und vernünftig – sie ist jedoch unvollständig. Auch die Druiden kannten viele Heilpflanzen, die man »gegen« bestimmte Krankheiten einsetzte. Allerdings war ihr Verständnis von der Wirkung ein anderes als das heute in der Medizin gültige. Für die Kelten hatten Heilpflanzen nicht nur ein chemisches, also grobstoffliches Potenzial, sondern auch eine informative, energetische und damit feinstoffliche Ausstrahlung. Viele Pflanzen wurden aus diesem Grund nicht nur als Medizin eingenommen, beispielsweise als Tee, sondern auch aufgelegt oder als Amulett am Körper getragen. Wie wir wissen, sah man Krankheiten durchaus im Zusammenhang mit dämonischen, feindlichen Kräften, denen man ebenbürtige Kräfte entgegensetzen musste. In den Heldensagen wird immer wieder davon berichtet, dass Wunden geheilt wurden, indem man Heilkräuter auflegte. Die Druiden hatten bei ihren schamanischen Reisen in die Geisterwelt erkannt, dass eine Pflanze neben ihren Inhaltsstoffen einen Energiekörper besitzt, der Kräfte ausstrahlt, und dass sie mit einer Geistseele in Verbindung steht. Heute werden diese Pflanzenseelen allgemein als Devas bezeichnet. Dieser Begriff geht auf Dorothy MacLean zurück, eine Mitbegründerin des »Wundergartens« von Findhorn. Das ursprüngliche Wort stammt aus dem Sanskrit und bedeutet »himmlisches Wesen«. Findhorn ist eine spirituell orientierte Gemeinschaft im Nordosten Schottlands, in der man ohne jeglichen Einsatz von Chemie Gemüse und andere Pflanzen von überdimensionalen Ausmaßen heranzieht. Dorothy MacLean sah in den Devas eine Art große Engel, die für eine ganze Pflanzengattung zuständig sind. Als Devas kann man auch kleine Pflanzengeister verstehen, die sich um das Wachsen und die Gesundheit einer einzelnen Pflanze kümmern.

Erst im Zusammenspiel aller ihrer Qualitäten wirkt eine Heilpflanze richtig. Die erkenn- und messbaren Inhaltsstoffe entfalten ihre Wirksamkeit auf die Chemie des menschlichen Organismus. Der Energiekörper stellt dem Menschen Informationen zur Verfügung, die er als Anstoß zur Selbstheilung benötigt. Die Pflanzenseele verbindet ihn mit der Natur, aus der der Mensch hervorgegangen ist, und kann bei der Rückbindung an das Feinstoffliche behilflich sein, wenn der Mensch dies will und sich dafür öffnet.

Die Druiden sprachen während ihrer magischen Rituale die Seelen der Pflanzengeister an. Die römischen Beobachter haben dies in ihren Schriften festgehalten. Und auch die immer noch in Irland anzutreffenden Kräuterheiler berufen sich auf das Wissen der Kelten. Heilige Rituale hatten das Ziel, dass der Druide seinen Geist auf den Geist der Pflanze einstimmte. Die für Heilungen benötigten Pflanzen wurden früh am Morgen gesammelt. Es war wichtig, dass man vorher nichts aß, beim Sammeln nicht redete und sich auf die zu pflückenden Pflanzen einschwang. Man ließ sein Alltagsbewusstsein zu Hause und näherte sich dem Reich der Pflanzengeister mit größtem Respekt. Durch ihr weißes Gewand zeigten die Druiden den Geistern, dass sie Priester und Berufene waren, eingeweiht in die Geheimnisse der Natur. Das gewöhnliche Volk ging, wenn es Heilpflanzen aufsuchte, oft nackt, oder man bemalte sich, um von den Pflanzengeistern selbst als Geist erkannt zu werden. All diese Bräuche haben sich bei den Kräuterkundigen erhalten. Ein Kräutersammler erklärt den Pflanzengeistern, welche Pflanzen er sucht und wozu er sie verwenden will. Zahlreiche Sprüche sind noch heute bekannt und werden von Historikern bis auf die keltische Zeit zurückgeführt. Auch in anderen Kulturen – ob bei den Indianern oder Aborigines – wird auf gleiche Art verfahren. Ein tibetischer Arzt erzählte mir einmal, dass die Ärzte im Himalaya beim Kräutersammeln bestimmte Worte der Kraft, sogenannte Mantras, aufsagen, mit denen der Kontakt zur Welt der Geister hergestellt werden kann. Der viel benutzte Spruch »wie innen, so außen«

gilt für die Suche nach Heilpflanzen ganz besonders. Durch ihre ganze äußere Erscheinung weisen die Pflanzen auf die in ihnen wirksamen Kräfte hin. Druidenärzte lebten 20 Jahre im Wald mit den dort wachsenden Pflanzen zusammen. Sie schärften täglich ihren Blick für die Signale aus der grünen und blühenden Umgebung und der Tierwelt. So schauten sie sich auch einiges bei den Tieren ab. Die Druiden hatten beobachtet, dass wilde Tiere bei Erkrankungen ganz bestimmte Kräuter fressen.

Jene Pflanzen setzte man dann auch beim Menschen ein. Eine Pflanze erhält ihre Form, ihre Farbe und ihr Aussehen von verschiedenen Faktoren: von Klima und Boden, von der Umgebung und ihrem spezifischen Pflanzengeist. Und diese Aspekte haben ebenso Einfluss auf das Innere eines Baumes, einer Blume oder eines Krauts. Die Druiden erkannten am Aussehen der Pflanze, wofür sie taugte. Im Zustand der Einschwingung auf ihr Wesen sahen sie an der Form der Blätter oder an der Farbe der Blüten, bei welchen Leiden sie helfen. Meist ist ein Merkmal besonders stark ausgeprägt. Da gab es Pflanzen, die hatten Wurzeln wie Würmer. Die gab man bei Wurmbefall. Andere, wie das Johanniskraut, fielen durch einen roten Farbstoff auf. Sie halfen bei Blutungen. Die Druiden wussten dies genau und vermochten anhand der pflanzlichen Signatur zu lesen, wofür sie eine Heilpflanze verwenden konnten. Auch wenn die heutige Wissenschaft diese Signaturenlehre in das Reich der Fabel verweist, sind die Ergebnisse über fast jeden Zweifel erhaben.

Sich auf Pflanzen einschwingen

Wir modernen Menschen können das, was eine Heilpflanze ausmacht, nicht ohne Weiteres erkennen. Die wenigsten von uns haben die Gabe, einen so tiefen Blick für den Wesenskern der Natur zu entwickeln. Ausnahmen sind Menschen wie der Begründer der anthroposophischen Medizin, Rudolf Steiner, oder Edward Bach, der Vater der nach ihm benannten Bach-Blüten-Therapie. Unser Alltagsverstand sieht nicht immer die richtigen Hinweise. Dennoch können Sie lernen, die Botschaft einer Pflanze zu entschlüsseln, auch wenn Sie diese nicht gleich zu Tee oder Tropfen verarbeiten wollen. Es ist wichtig, dass Sie sich dem Reich der Natur anders nähern als nur mit dem Verstand. Lassen Sie Ihre Seele mitgehen. Begeben Sie sich in die Stille, betrachten Sie die Pflanzen in Ruhe, ohne zu denken. Schauen Sie, aber werten Sie nicht. Das Wesen einer Pflanze kann sich Ihnen offenbaren, wenn Sie es gut mit ihr meinen. Wir sind durchaus in der Lage, mit der beseelten Natur um uns herum in Kontakt und Austausch zu treten. Wichtig ist dabei, dass wir die Pflanzenwelt als das sehen, was sie ist: wertvolle, unverzichtbare Kinder von Mutter Erde, die es verdienen, mit größter Achtung und Ehrerbietung behandelt zu werden. Nehmen Sie die Pflanzen mit in Ihre Träume, und bitten Sie vor dem Einschlafen um Informationen über ihre Wirkkraft.

Der Schatz der keltischen Heilkräuter

In den volkstümlichen Arzneibüchern hat das Wissen der Druiden überlebt und die Jahrhunderte überdauert. Zwar galt der magische Gebrauch von Heilpflanzen im Mittelalter der Kirche als Teufelswerk; dennoch gelang es ihr nicht, ihn zu unterbinden. Die Männer, die zu jener Zeit bestimmten, was ein guter Christ zu tun und zu unterlassen hatte, entschieden sich für einen Kompromiss: Die beliebtesten Pflanzen erhielten den amtlichen Segen, wenn die Anwender bestimmte kirchlich-religiöse Bedingungen einhielten. Die astronomischen Regeln, nach denen man seit Druidenzeiten die Pflanzen gesammelt hatte, wurden durch den liturgischen Kalender ersetzt. Schauen wir uns die Heilpflanzen der Kelten einmal etwas näher an.

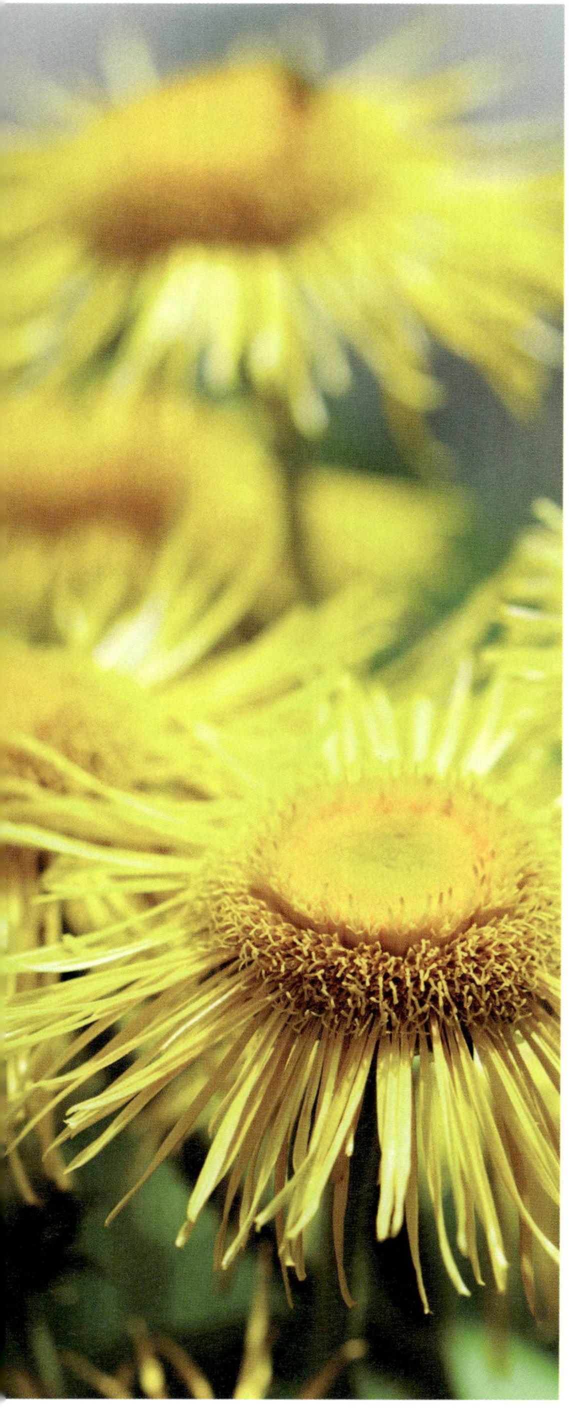

Bitte beachten Sie: Heilpflanzen sind Medizin und sollten nur bei genauer Kenntnis der Wirkungs- und Anwendungsweise eingesetzt werden. Einige der in diesem Buch beschriebenen Pflanzen erhalten Sie in Form von Tees, Kapseln, Tabletten usw. in der Apotheke, wo man Sie auch entsprechend beraten kann. Weitere Informationen über einen Einsatz bei gesundheitlichen Störungen bzw. zur Vorbeugung erhalten Sie beim Arzt oder Heilpraktiker.

Alant

»Britannisches Kraut« nannten die Römer den Alant – *Inula helenium*. Die Eroberer hatten beobachtet, dass die Kelten die Pflanze mit dem golden strahlenden Blütenkranz bei Gewitter pflückten, noch bevor der erste Donnerschlag zu hören war. Als einige Legionäre aus der Armee Cäsars an Mundfäule erkrankt waren, nachdem sie ungenießbares Wasser aus einer Quelle getrunken hatten, erhielten sie aus der einheimischen Bevölkerung den Rat, Alant als Heilmittel zu benutzen. Die Inhaltsstoffe der Alantwurzel, unter anderem ein ätherisches Öl, wirken hustenreizstillend und schleimlösend, harntreibend und verdauungsfördernd. Manchmal sieht man auch heutzutage noch Alantbüschel an Ställen und über Hoftoren hängen. Sie sollen vor bösen Geistern schützen. In katholischen Gegenden ist die Pflanze Bestandteil sogenannter Weihbuschen, die man an Mariä Himmelfahrt (15. August) zur Kräuterweihe in die Kirche bringt. Ein Tee aus diesen Weihbuschen soll nach uralter Überlieferung große Heilkraft gegen allerlei Gebrechen und Störungen – vom Albtraum bis zum Hexenschuss – besitzen.

Bachbunge, Bachehrenpreis

Bis heute weiß man nicht, welche Pflanze mit dem mysteriösen »Samolus« gemeint ist, von dem Plinius in seinen Schriften berichtet. Laut diesem wächst das Kraut an feuchten Stellen im Wald und wurde nur unter Einhaltung eines bestimmten Rituals von den Druiden geerntet. Die Ethnobotaniker Max Höfler und Wolf-Dieter Storl sehen in diesem Kraut noch am ehesten die Bachbunge.[18] Der Bachehrenpreis – *Veronica beccabunga* – wird auch heute noch vielerorts volkstümlich als »Samole« bezeichnet. Der Name »Samolus« bedeutet in der keltischen Sprache »Sommerblume«. Früher hat man die Bachbunge als willkommene Hilfe bei der Frühjahrskur verwendet. Den Saft benutzte man zur Blutreinigung und allgemeinen Stimulierung des Immunsystems.

18 Vgl. dazu Wolf-Dieter Storl: Pflanzen der Kelten, S. 344.

Bärlapp

Der Bärlapp – *Lycopodium clavotum* – ist eine der wichtigsten Druidenpflanzen. Der keltische Name ist Selago. Vermutlich setzt er sich aus der lateinischen Endung »ago«, machen, und dem indogermanischen »si«, binden, zusammen. Die Bezeichnung könnte darauf hinweisen, dass man aus der Pflanze zur Mitsommerzeit Kränze geflochten und diese als Schutz gegen Zauberei an die Türen gehängt hat. Der heutige Name ist in seiner zweiten Silbe »lapp« ebenfalls keltisch und bedeutet Tatze. Wir können daraus schließen, dass die Pflanzen mit dem Bären als keltischem Totemtier in Verbindung stehen. Besondere Pflanzen mit einer ausgeprägten Heilkraft waren dem Bären gewidmet. Ähnlich wie bei den Indianern Nordamerikas galt auch bei den Kelten der Bär als das Tier, das den Menschen das Wissen über die Pflanzenheilkunde überbrachte. Plinius hat beobachtet, dass die Druiden den Bärlapp nachts bei Neumond aufsuchten – barfuß und weiß gekleidet. Vorher wurde den Göttern Brot und Met geopfert. Dann wurde die Pflanze gepflückt, wobei wichtig war, dass sie nicht mit Eisen in Berührung kam. Laut Plinius verwendeten die Kelten Bärlapp gegen Augenerkrankungen, und zwar als Räuchermittel. Diese Art der Behandlung wird in der Volksmedizin im südenglischen Cornwall heute noch praktiziert. Bärlappsammler gehen am dritten Tag des Neumonds in den Wald und bringen Bärlapp in ein weißes Tuch gehüllt ins Haus. Man stellte Amulette daraus zum Schutz vor dem bösen Blick und Verhexungen her. Bei Wadenkrämpfen legte man Bärlapp um die Unterschenkel, was ihm in verschiedenen Regionen später den Namen Krampfkraut einbrachte. Bärlapp sieht aus wie eine Moosart, ist aber eine Gefäßsporenpflanze. Er hat keine Blüten, dafür aber kolbenförmige Sporenbehälter, die einen goldgelben Staub absondern. Im Volksmund heißt dieser Staub Druidenmehl oder auch Blitzpulver. Da er neben Ölen einen hohen Gehalt an Aluminium aufweist, ist er sehr leicht entzündbar. In offenes Feuer gestreut, erzeugt das Blitzpulver sofort eine Stichflamme. Mit den zischenden und blitzenden Effekten, die entstehen, waren die Menschen früherer Zeiten sicherlich leicht zu beeindrucken. Deshalb gehörte das Pulver zur Grundausstattung eines jeden Magiers. Die Pflanze galt neben ihrer Wirksamkeit bei Augenentzündungen als Rheumamittel. Aus dem Kraut lässt sich ein harntreibender Tee herstellen, der Krämpfe löst und Schmerzen lindert sowie regulierend bei Menstruationsbeschwerden wirkt. Bei wunden Kinderpos benutzte man das Sporenpulver als Heilpuder. Der Bärlapp ist als Wildpflanze leider sehr selten geworden und steht unter Naturschutz. Deshalb sollten Sie ihn nicht wild sammeln. In der Apotheke ist Lycopodium clavatum als homöopathische Zubereitung erhältlich; sie wird bei Nieren- und Gallenerkrankungen (Steinen) empfohlen sowie bei Gicht, Rheuma, chronischer Magenschleimhautentzündung sowie chronischer Rachen- und Mandelentzündung.

Baldrian

Der Baldrian – *Valeriana officinalis* – gehörte zu den Heilpflanzen, die wie eine moderne Familienversicherung für einen Rundumschutz gegen Feuer und Zauberei, gegen Hagelschaden und obendrein noch für eine glückliche Partnerschaft sorgen sollten, wenn man die Pflanzen bündelte, der Großen Göttin weihte und im Haus platzierte. Die »Wielandswurz« war die Schamanenpflanze, die man in den Volksmärchen und Sagen mit Wieland, dem Schmied, in Verbindung brachte. Sie galt auch als »Baldurs Kraut«. Aus dem Namen des nordischen Gottes könnte auch unsere Bezeichnung Baldrian abgeleitet worden sein.

Während man den Extrakt aus der Baldrianwurzel heute hauptsächlich als Mittel zur Beruhigung der Nerven und als Einschlafhilfe schätzt, galt er in der Antike als Aphrodisiakum, wenn man ihn in den Wein mischte. Bis ins 16. Jahrhundert hielt sich der Glaube an den Baldrian als Förderer der Liebesfähigkeit. Otto Brunfels, einer der Begründer der deutschen Botanik, versicherte seinen Lesern: »Wenn Mann und Weib Baldrian in Wein trinken, macht das gute Freundschaft.«[19] Als Mottenschutzmittel hat der Baldrian sich seit der Antike bewährt. Neben Motten hielt man sich mit der Pflanze gleich auch sämtliche Hexen vom Leib: »Baldrian, Dost und Dill, kann die Hex' nicht, wie sie will«, ist ein uralter, heute noch bekannter Spruch.

Beifuß

Der Beifuß – *Artemisia vulgaris* – ist seit der Antike als Frauenkraut bekannt. Da die Stängel oft rötlich überlaufen sind, schloss man aus der Signatur, dass die Pflanze bei Zyklusunregelmäßigkeiten einsetzbar sei. Plinius hatte beobachtet und aufgeschrieben, dass bei den Kelten derjenige, der sich ein Büschel des Krautes an den Fuß bindet, nicht müde wird.[20] Möglicherweise basiert sein deutscher Name auf dieser Beobachtung. Eine im Volksmund weit verbreitete Bezeichnung ist Besenkraut, weil man früher glaubte, dass der untere Teil des Hexenbesens aus getrockneten Beifußstängeln besteht. Frischer Beifußsaft mit Wein sollte bei Schussverletzungen helfen, während ein wässriger Auszug aus Kraut und Blütenknospen gegen Husten eingenommen wurde. Medizinisch werden heute Kraut und Knospen verwendet. Sie enthalten ätherische Öle und Bitterstoffe. Die Blütenrispen können getrocknet als Gewürz verwendet werden. In der Volksheilkunde wird der Beifuß auch heute noch bei Menstruationsbeschwerden empfohlen.

Brennnessel

Für Plinius den Älteren war die Brennnessel – *Urtica* – die »am meisten verhasste aller Pflanzen«[21]. Nicht so für unsere Kelten. Brennnesseln wurde gern in Amuletten verarbeitet, die vor bösem Zauber schützen sollten. Brennnesselsamen waren ein Bestandteil diverser Liebestränke, vermutlich, weil ja auch die leidenschaftliche Zuneigung in den Herzen Verliebter brennt. Noch im Mittelalter hieß es: »Wer heiß brennende Liebe im Herzen fühlt, soll die sengende Nessel tragen.«[22] Gemischt mit Pfefferkörnern sollten die Samen der Nessel die Liebeskraft stärken. Der Brauch, einen Strauß Brennnesseln beim Bierbrauen mit zu verwenden, um ein Verderben des begehrten Getränkes zu verhindern, hat sich über viele Jahrhunderte erhalten und kann heute wissenschaftlich nachvollzogen werden: Die Inhaltsstoffe der Brennnessel verhindern die Entwicklung von Essigbakterien bei schwülem Wetter.

19 Rasso Knoller: Baldrian, S. 13.
20 Vgl. dazu Hartwig Abraham/Inge Thinnes: Hexenkraut und Zaubertrank, S. 34.
21 Ebenda, S. 44.
22 Ebenda, S. 45.

Frische Milch wurde an heißen Tagen ebenfalls mit Brennnesselblättern vor dem Sauerwerden bewahrt. Dies war durchaus sinnvoll, denn so wurde die Vermehrung von Milchsäurebakterien gehemmt. Dioscurides, der im 1. Jahrhundert n. Chr. als römischer Militärarzt durch das keltische Europa reiste, ging in seinem Werk »De materia medica« ausführlich auf die Pflanze ein. Nach seinen Aufzeichnungen sollte sie hilfreich sein bei Hundebissen, Geschwüren, Nasenbluten, Lungenerkrankungen, Menstruationsbeschwerden und Krebs. Auch empfahl er sie als Aphrodisiakum und als harntreibendes Mittel. Extrakte aus der Brennnesselwurzel werden in der modernen Pflanzenheilkunde bei Erkrankungen der Prostata eingesetzt. Brennnesselblätter dienen zur unterstützenden Therapie bei rheumatischen Beschwerden. Brennnesselhaarwasser fördert die Durchblutung der Kopfhaut. Leider hat die Pflanze heute bei den Gärtnern keinen guten Stand. Sie gilt als unschöner Störenfried im Garten. Dabei freut sich vor allem Beerenobst sehr über ein paar Brennnesselstauden in der unmittelbaren Nachbarschaft, denn über ihre Wurzeln versorgen die Brennnesseln die neben ihnen stehenden Fruchtträger mit wichtigen Mineralsalzen.

Efeu

Wussten Sie, dass eine Efeupflanze – *Hedera helix* – 400 Jahre alt werden kann? Medikamente aus Efeublättern lösen bei Atemwegserkrankungen Schleim und Krämpfe. Bei Keuch- und Reizhusten, bei spastischer Bronchitis und bei chronischen Entzündungen stellen Efeuextrakte eine wirkungsvolle Alternative zu chemischen Arzneimitteln dar. Efeupräparate erhalten Sie in der Apotheke als Hustensaft, Tropfen, Tabletten und Zäpfchen.

Eisenkraut

Auch das Eisenkraut – *Verbena officinalis* – gehört zu den volkstümlichen Druidenkräutern. Plinius berichtet in seiner Naturgeschichte, dass die Druiden im August nach der Wurzel des Eisenkrautes gruben. Er hat beobachtet, wie die Druiden zunächst mit einem eisernen Werkzeug einen Kreis um die Pflanze zogen und sie dann mit der linken Hand aus dem Boden holten. Bei dieser Pflanze benutzte man bewusst Eisen für das Ritual. Der Grund: Das Eisenkraut diente den Schmieden zum Härten der Waffen. Daher hat es auch seinen heutigen Namen. Den Druiden galt die Pflanze als Schutzmittel. Sie flochten daraus Kränze, die als Schutz vor bösem Zauber im Haar getragen wurden. Das gemeine Volk setzte solche Kränze auf, wenn es Kopfschmerzen hatte. Als Anhänger um den Hals getragen, sollte die

Wurzel gegen Kropfbildung helfen. Eine Wundsalbe mit Eisenkraut sollte solche Verletzungen kurieren, die einem Kämpfer mit einer Eisenwaffe zugefügt worden waren. Auch galt das Eisenkraut – hier ging man offenbar von der Härte-Signatur der Krautstängel aus – als Potenzmittel.

Wenn die Kelten mit den Römern zu Verhandlungen zusammentrafen, hatten die Vertreter Roms, bei denen die Pflanze ebenfalls in hohem Ansehen stand, stets einen Strauß Eisenkraut als Symbol ihrer Heimat am Gewand. Eisenkraut wächst hauptsächlich im südlichen Europa. Seine Verbreitung ist etwa mit der der Weinrebe identisch. Die Gallier verwendeten die Pflanze für ihre Weissagungen und rieten jedem, dem viel an der Zuneigung seiner Mitmenschen lag, immer mit einem goldenen Löffel ausgegrabenes Eisenkraut bei sich zu tragen. Man kannte spezielle Beschwörungen für das Ausgraben des Eisenkrautes, die in abgewandelter Form noch zu Zeiten Martin Luthers gebräuchlich waren. Der Reformator beschwerte sich über den Eisenkrautkult: »Wenn sie es ausgraben, gebrauchen sie dazu einen Haufen Zeichen, darnach lassen sie es weihen und rufen darüber freventlich den Namen Gottes und der Heiligen.«[23] Das Eisenkraut galt neben anderen Verwendungen früher als Mittel bei »zurückgebliebenem Harnen« und wird auch heute noch als harntreibendes Medikament verwendet. Zudem hat seine Kombination aus ätherischen Ölen, Bitter-, Gerb- und Schleimstoffen sowie dem Glykosid Verbenalin eine menstruationsfördernde Wirkung.

Herbstzeitlose

Die Herbstzeitlose – *Colchicum autumnale* –, die im Oktober blüht, zählt zu den wichtigsten Hexenpflanzen. In ihrer Signatur erkannte man die Gestalt eines von Gicht verformten Fußes. In der Tat setzt man sie auch heute noch als homöopathische Potenzierung bei Gicht, Muskel- und Gelenkrheumatismus ein. Ebenfalls bei akuter Magenschleimhaut- und Herzmuskelentzündung. Die Herbstzeitlose ist eine gefürchtete Giftpflanze: Bereits fünf Samenkörner sind für den Menschen tödlich. Richtig dosiert kann das Hauptgift namens Colchicin die Teilung von Körperzellen aufhalten. Heute wird wissenschaftlich daraufhin untersucht, ob es in der Krebstherapie einsetzbar ist.

Johanniskraut

Das Johanniskraut – *Hypericum perforatum* – steht in enger Verbindung zu den Sommersonnwendfeiern der Kelten. In den Johannisfeuern, die an manchen Orten heute noch angezündet werden, findet sich ein letzter Rest alter, heidnischer Sonnenkulte. Die Druiden haben an der Signatur des Johanniskrauts erkannt,

23 Ebenda, S. 65.

dass es gut gegen blutende Wunden hilft. Zerreibt man seine Blätter mit den Fingern, tritt ein roter Farbstoff, das Hyperizin, aus. Seit der Antike wird die heilende Eigenschaft von Johanniskrautöl bei Wunden und Verletzungen geschätzt. Eine weitere Signatur bezieht sich auf die Sonne und das Licht. Die Blüten sehen aus wie kleine Sonnen, ihre gelben Staubfäden brechen strahlenartig aus dem Kelch hervor. Wie keine zweite Pflanze hat das Johanniskraut das Licht in sich gespeichert und gibt es als Heilmittel an den Menschen weiter. Es transportiert regelrecht den Sonnenschein in unseren Körper und beleuchtet den Menschen von innen. Deshalb wird Johanniskraut hauptsächlich bei psychischen Verstimmungen und Traurigkeit verabreicht. Es lässt sich leicht trocknen und zu Tee verarbeiten, man nimmt dafür die gesamten oberirdischen Teile. Zwei Gramm getrocknetes Johanniskraut ergeben eine Tasse Tee, den man zehn Minuten ziehen lässt. Seit einigen Jahren wird erforscht, ob das Johanniskraut in der Aidstherapie einsetzbar ist. Erste Ergebnisse lassen diesen Schluss zu.

Schafgarbe

Neben dem Einsatz in der Wundheilung ist die Schafgarbe – *Achillea millefolium* – seit keltischen Zeiten ein gefragtes Heilmittel bei Frauenkrankheiten. Schafgarbentee wirkt leicht schweißtreibend und schwemmt Gifte aus. Gleichzeitig kann er Entzündungen lindern und Krämpfe lösen. Verdauung und Gallensekretion werden angeregt. Der lateinische Name geht auf den Helden Achilles zurück, dem Aphrodite geraten haben soll, Schafgarbenkraut zur Heilung auf seine zerschossene Ferse zu legen. Die Gerbstoffe der Schafgarbe können tatsächlich Wundbakterien neutralisieren und haben einen zusammenziehenden Effekt, die ätherischen Öle wirken entzündungshemmend. Die alte Bauernweisheit »Schafgarbe im Leib tut wohl jedem Weib« bezieht sich auf die menstruationsregulierenden Eigenschaften des Tees. Als Sitzbad kann man es mit weiteren Frauenkräutern wie Melisse oder Lavendel kombinieren und Verspannungen des Unterleibs damit kurieren.

Frau sein

Menstruationsprobleme kommen bei Naturvölkern viel seltener vor als in Industriegesellschaften. Dies haben wissenschaftliche Forschungen eindeutig nachgewiesen. Die keltischen Frauen, so schreiben die römischen Berichterstatter, waren mutig, selbstbewusst und sinnenfroh. Sie waren sich ihrer Rolle als Mutter, gleichberechtigte Partnerin und anerkanntes Mitglied der Gruppe bewusst. Sexualität war etwas Selbstverständliches, denn die Große Göttin und ihre Schwestern lebten in der Mythologie den Frauen eine erfüllte Sexualität vor. Brigit, Rhiannon, Rigani, Epona, Andraste, Badh, Macho, Morrigan, Nemain und wie sie alle hießen waren keine unantastbaren Jungfrauen, sondern gleichzeitig Mütter und Kriegsgöttinnen. Sie vereinten erschaffende und vernichtende Energien in sich und stellten somit einen Ausgleich der Kräfte her. Bei den Kelten hatten Frauen einen festen, selbstverständlichen Platz in der Gesellschaft. Frauenkrankheiten als Hinweise auf ein gestörtes weibliches Selbstbild und mangelnden Energiefluss als Folge nicht gelebter Natürlichkeit waren daher weitgehend überflüssig. Nehmen Sie sich als Frau die Keltin zum Vorbild. Lassen Sie die Göttinnen, die ihr Frausein genießen, als Sinnbilder auslebbarer Weiblichkeit in Ihr Leben treten.

Der Seidelbast – *Daphne mezereum* – galt als starkes Abführmittel. Vorsicht: Er ist giftig! Schon 10 bis 15 Beeren können für einen Menschen tödlich sein. In manchen Regionen hat er seit Keltenzeiten auch heute noch den Ruf, zauberkräftig zu sein. Homöopathisch wird er bei Hauterkrankungen, Gürtelrose, Zahn- und Magenschmerzen eingenommen. Der Seidelbast gehört zu den gefährdeten Pflanzen und steht unter Naturschutz.

Die Mistel – Lieblingspflanze der Druiden

Bei den Kelten hieß die Mistel »Oljoliagi«. Gaius Plinius Secundus – der ältere von zwei Geschichtsschreibern gleichen Namens in Diensten des römischen Kaisers – hat beobachtet, dass würdevolle Männer mit langen Bärten, in leuchtendes Weiß gehüllt, voller Andacht und Hingabe ein geheimnisvolles Ritual vollzogen. Er hatte die seltene Ehre, an einer mehr oder weniger geheimen Handlung, die für die keltischen Druiden von großer Bedeutung war, teilzunehmen: der Mistelernte. Der Besucher aus Rom, hauptberuflich Offizier der kaiserlichen Besatzungsarmee in Gallien, war in ein »Nemeton«, einen heiligen Hain, eingeladen worden. Als einziger Nichtkelte der Weltgeschichte erlebte er im Jahre 77 n.Chr., wie die historischen Vorbilder für den Druiden Miraculix mit einer vergoldeten Sichel und würdigem Ernst zum Mistelschneiden schritten. Das, was der Beobachter aus der fernen Metropole für sein Buch »Historia Naturalis« mit akribischer Genauigkeit aufgezeichnet hat, ist die einzige schriftliche Quelle, auf die wir heute in Sachen Mistelkult zurückgreifen können. Weiter berichtet der Augenzeuge im Zusammenhang mit der Mistelernte von der Opferung zweier junger weißer Stiere. Gewöhnlich wurden solche Opfer den Göttern nur bei der Inthronisierung eines neuen Königs dargebracht. Daran kann man den hohen Stellenwert des Mistelkults erkennen. Plinius schrieb: »Sie treffen sich am sechsten Tag im Mondzyklus, am sechsten Tag nach Neumond, weil jener an diesem Tag schon genügend Kraft gesammelt, seine ganze Fülle aber noch nicht erreicht hat«[24] Die frisch geschnittene Mistel durfte den Erdboden auf gar keinen Fall berühren. Die Druiden fingen ihr Erntegut deshalb mit weißen Leinentüchern auf. Sie glaubten, dass die Pflanze beim direkten Bodenkontakt ihre Heilkraft verlieren würde. Schließlich war sie ein geheiligtes Objekt, das auf einem starken Baum gelebt hatte, der die göttliche Kraft symbolisierte. »Sie ist uns vom Himmel gesandt worden«, sagten die Druiden ehrfurchtsvoll von der Mistel, »und der Baum, auf dem sie gewachsen ist, wurde von den Göttern selbst auserwählt.« Die Eiche, auf der die Mistel gewachsen war, galt als Symbol für Wissen und Macht. Sie wurde von den Eichenpriestern verehrt und gepriesen. Für die keltischen Priester war die auf der Eiche wachsende Pflanze mit ihren gelben Beeren die wertvollste Vertreterin ihrer Gattung. Botanisch wird sie als Riemenblume – *Loranthus europaeus* – bezeichnet. Allerdings: Je nördlicher der

24 Helmut Birkhan: Kelten, S. 903.

Standort des Baumes liegt, desto seltener ist die Riemenblume zu finden. In Britannien kommt sie beispielsweise gar nicht vor. Hier kannten die Druiden nur die immergrüne Weiße oder Nordische Mistel – *Viscum album* –, die geläufigste der Mistelarten. Mistelnutzer der Antike griffen deshalb hauptsächlich auf Viscum album zurück, wenn keine Riemenblumen in ihrer Umgebung wuchsen. Abgesehen von ihrer kultischen, götterbezogenen Bedeutung ist die Nordische Mistel mit ihren Inhaltsstoffen auch die heilkräftigere Pflanze der beiden Arten. Der Comic-Druide Miraculix ging niemals ohne seine goldene Sichel aus dem Haus. Dieses Handwerksgerät ist nicht zuletzt durch die pfiffigen Darstellungen der Asterix-Väter Goscinny und Uderzo zum Markenzeichen der gallischen Mistelschneider geworden. Die tatsächliche Druidensichel war entweder aus Eisen, aus Bronze oder vergoldet. Eine Sichel aus reinem Gold wäre zum Schneiden der Pflanzen zu weich gewesen. Es gab auch noch andere Gründe, warum die Sicheln vergoldet waren: Zunächst stand das Schneidewerkzeug in Form und Symbolik für die Kräfte des Mondes, die man der Mistel beim Ernten hinzufügen wollte. Außerdem wurde dem Metall Gold selbst ein heilender Aspekt zugesprochen. Die Druiden wussten, dass viele Metalle die Eigenschaft haben können, Heil-

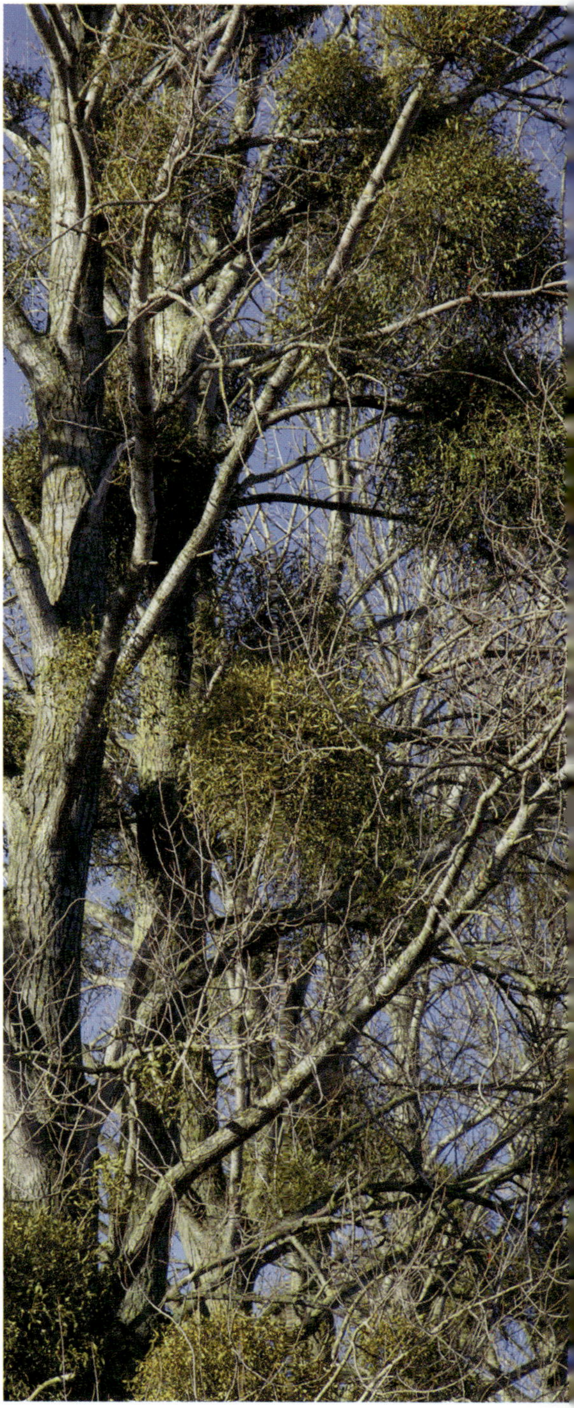

pflanzen ihrer feinstofflichen, informativen Kraft zu berauben. Und das musste unter allen Umständen verhindert werden, wollte man sie später noch für den berühmten »Zaubertrank« verwenden. Wenn naturheilkundlich arbeitende Ärzte und Heilpraktiker heutzutage ihren Patienten homöopathische Arzneimittel verschreiben, handeln sie, bewusst oder unbewusst, wie ihre druidischen Vorgänger. Sie sprechen die Empfehlung aus, homöopathische Tropfen niemals mit einem Metalllöffel einzunehmen, da sich die durch Verschüttelung auf einen Trägerstoff übertragene heilwirksame Information des Grundstoffes beim Zusammentreffen mit Eisen verändert. Das von den Druiden zumindest in Bruchstücken an die nachfolgenden Generationen weitergegebene heilkundliche Wissen rund um die Mistel ging zunächst in die Volksheilkunde ein. Hier wurde die Mistel über die Jahrhunderte bei Epilepsie, Unfruchtbarkeit, psychischer und geistiger Erschöpfung, bei Kreislaufbeschwerden und zur Steigerung der körperlichen Abwehrkräfte eingesetzt. Paracelsus, der große Wanderarzt, oder auch Rudolf Steiner, der Begründer der Anthroposophie, die als wichtige Wegbereiter der modernen Pflanzenheilkunde gelten, haben immer wieder in unmissverständlicher Überzeugung auf die therapeutische Wirkung der Mistel aufmerksam gemacht. Heute, wo mittels modernster Labortechnik und kontrollierter Studien festgestellt werden kann, ob und wogegen eine Heilpflanze wirkt, werden genau jene Indikationsbereiche bestätigt, die neben Paracelsus und Steiner auch schon die Druiden vor vielen Jahrhunderten kannten. Die Mistel gilt inzwischen unbestritten als die führende Heilpflanze in der alternativen Krebsmedizin. Man setzt sie medikamentös gegen leichten Bluthochdruck und zur Stärkung des Immunsystems ein. Und vielen dokumentierten Therapien zufolge werden damit erfolgreiche Ergebnisse erzielt. Die Hinweise aus dem volksmedizinischen Lager auf eine Erfolg versprechende Fruchtbarkeitsförderung bei unerfülltem Kinderwunsch lassen auch diesen Aspekt durchaus als betrachtenswert erscheinen, auch wenn die wissenschaftliche Bestätigung bis jetzt noch aussteht. »Sie glauben, dass ein Trank aus Misteln unfruchtbare Tiere fruchtbar macht«, heißt es bei Plinius dem Älteren weiter. Auch in den alten Kräuterbüchern finden sich immer wieder Mistelrezepte, die eine Schwangerschaft, wohlgemerkt beim Menschen, herbeiführen sollen. In der Schweiz, wo die Nachkommen des keltischen Volkes der Helvetier leben, wurden Mistelzweige und Blüten in Brautkränze geflochten, um sich eines Kindersegens zu versichern. Im Rheinland ist es ein alter Brauch, in der Zeit zwischen Weihnachten und Neujahr frische Mistelzweige über die Haustüren zu hängen. Trafen sich früher unter diesem Zweig ein Mann und eine Frau, durften sie einander küssen. Man befand sich sozusagen in einem Raum außerhalb jeglicher Konventionen und gesellschaftlicher Normen. Dadurch wird eine weitere Eigenschaft der Mistel deutlich: Regeln, die normalerweise von Bedeutung sind, gelten für die Mistel nicht, denn sie ist die Mittlerin zwischen den Welten. Viele Wissenschaftler bezeichnen die Mistel als einen Schmarotzer, als Parasit. Schließlich lebt sie auf einer Wirtspflanze, bei der sie sich unbekümmert bedient! Sie wurzelt nicht wie »normale« Pflanzen im Erdboden; sie blüht nicht im Sommer und sie wirft ihre Blätter nicht im Herbst ab. Zudem pfeift sie auf den Sonnenschein und stellt alles auf den Kopf, wenn sie weder zum Erdmittelpunkt noch nach oben, sondern in alle vier Himmelsrichtungen gleichmäßig wächst! Andere loben sie als Heilmittel: Rudolf Steiner, Paracelsus oder Edward Bach sowie die schamanistisch geprägten keltischen Druiden sahen an der sogenannten Signatur einer Heilpflanze deren medizinisches Anwendungsgebiet und erfassten intuitiv, dass solch ein Gewächs als Krebsmedikament geeignet sein muss. Denn für eine Krebskrankheit gelten ähnliche Regeln wie für die anscheinend unkontrollierbare Mistel: Ein Krebsgeschwür stellt das Geschehen in einem Organismus auf den Kopf, bestimmte biologische Abläufe werden außer Kraft gesetzt. Und wenn nach Ansicht der Homöopathen Ähnliches durch Ähnliches wieder in eine natürliche Ordnung gebracht werden kann, gibt es dann eine Heilpflanze, die sich besser eignen würde als die Mistel? Inzwischen ist der wissenschaftliche Beweis längst niet- und nagelfest erbracht: Die Inhaltsstoffe wirken antikanzerogen, d.h. krebshemmend, speziell die Eiweiße Viscotoxin und Lektin.

Für Misteln sorgen

Als Wald- und Gartenfreund sollten Sie bedenken, dass man diese Kunstwerke der Natur nicht gedankenlos zerstören soll, nur um sich mittels eines Mistelzweigs angeblich Glück bringenden Schmuck ins Haus zu holen. Weihnachtliche Mistelbräuche haben in manchen Gegenden dazu geführt, dass die natürlichen Bestände dramatisch zurückgegangen sind. Sollten Sie jedoch nicht auf Ihren traditionellen Mistelschmuck verzichten wollen und einen Zweig in der Vorweihnachtszeit kaufen, können Sie der Natur die Mistel später wieder zurückgeben. Enthäuten Sie dazu die Beeren im Februar und haften Sie die klebrigen Samen an die Rinde von Baumästen. Obstbäume eignen sich immer, aber auch Weiden, Pappeln, Tannen und Kiefern. Sie haben dann die Möglichkeit, die Entwicklung neuer Mistelbüsche in Ihrem Garten über Jahre hinweg zu erleben. Damit tun Sie gleich vierfach Gutes: dem Wirtsbaum, der gestärkt wird, der Umwelt (Sauerstoffproduktion), den hungrigen Vögeln im Winter und der Mistel, die in ihrer Art erhalten bleibt.

Auf der Erde wachsen rund 1200 Pflanzenarten, die wir als Misteln bezeichnen. In Europa sind vier davon zu Hause. Neben der bereits angesprochenen Gelbbeerigen Riemenblume und der Weißbeerigen Mistel kommen die Zwergmistel – *Arceuthobium oxycedri* – und die Rotbeerige Mistel – *Viscum cruciatum* – vor. Viscum album wird, wie erwähnt, medizinisch verwendet und tritt in drei Unterarten auf: Laubholz-, Kiefern- und Tannenmistel, die sich in ihren Inhaltsstoffen voneinander unterscheiden. Dabei sind bestimmte Eiweißverbindungen (Viscotoxine, Lektine) und Flavonoide für die Wissenschaftler besonders interessant, da diese für die Heilkraft verantwortlich sein sollen.

Mittlerin zwischen den Welten

Die Mistel schwebt zwischen Himmel und Erde; wie es scheint, hat die Natur sie den Rhythmen der Jahreszeiten enthoben. Sie ist ein schwer einzuordnendes Zwischenwesen. Sie befindet sich direkt an der Nahtstelle zwischen Leben und Tod, zwischen Dies- und Jenseits, zwischen zwei Jahreshälften, zwischen oben und unten; sie ist ein wertvolles Heilmittel und zugleich giftig (deshalb sollten Sie auch keine Mistelmedizin selbst herstellen). Sie gilt gleichzeitig als Fruchtbarkeits- wie auch als Todessymbol. Im Haus hat man ihr seit alten Zeiten den Platz an der Türschwelle zugewiesen: zwischen drinnen und draußen. Als was man die Mistel betrachtet und wie man sie benennt, hängt von der jeweiligen Einstellung ab, mit der man ihr begegnet. Man kann sie einen Schmarotzer schimpfen oder sie als Helferin kranker Bäume loben, sie als Hexenbesen, Teufelssaat, Gespensterrute, Alpranke, von zahlreichen abergläubischen Bräuchen umrankt, giftig und böse bezeichnen. Oder sie als Allheilmittel und Geisterschutz, den man in goldene Talismane einarbeitete, benennen. Für die Druiden war sie der Schlüssel zum feinstofflichen Bereich, durch den man mit göttlichen Kräften in Kontakt kam, und damit die wertvollste Heil- und Kultpflanze überhaupt.

Mistelmedizin heute

Als die Kelten und mit ihnen die Druiden von den Schauplätzen der Geschichte abgetreten waren, verschwand das Wissen um die Kräfte der Mistel nicht aus dem Bewusstsein der ländlichen Bevölkerung. Weiterhin berührte man Fallsüchtige und von bösen Geistern Besessene mit Mistelzweigen, um ihnen Heilung zu bringen. Auch heute noch wird in der Homöopathie bei Epilepsie Viscum album verschrieben. Man braute Getränke aus der Mistel, die die Fruchtbarkeit fördern sollten, mischte Salben gegen harte Geschwülste und behandelte eine ganze Reihe weiterer gesundheitlicher Störungen, von Ohrenkrankheiten über Gicht, Milzleiden und Wurmbefall bis zu Frostbeulen, mit dem Allheilmittel der keltischen Ahnen. Sogar zur Bekämpfung der Pest wurde es empfohlen. Bauern kochten Mistelzweige in Bier und gaben es ihrem kranken Vieh zum Trinken. Weiterhin hängte man Mistelzweige in den Stall und ins Haus, um Blitzeinschläge fernzuhalten. Zwar holten die Leute die Pflanze nicht mehr mit einer goldenen Sichel von den Bäumen; es wurde jedoch in allen folgenden Jahrhunderten vermieden, dass sie mit Metall und mit dem Erdboden in Berührung kam. Im Mittelalter schoss man die Mistelzweige mit einem gezielten Pfeilschuss vom Baum und fing sie mit der linken Hand auf. Später waren es populäre Kräuterkundler wie der Pfarrer Kneipp oder Maria Treben, die Viscum album bei Frauenleiden, als Kreislaufmedizin und bei unerfülltem Kinderwunsch empfahlen. Misteltee ist heute noch ein traditionell angewandtes volksmedizinisches Mittel zur Blutdrucksenkung. Pionierarbeit haben die anthroposophisch orientierten Mediziner geleistet. Sie erkannten, dass Mistel nicht gleich Mistel ist. Wie der

Arzt, der einer Brustkrebspatientin Mistelmedizin vom Apfelbaum empfiehlt, achten sie darauf, dass die unterschiedlichen Mistelzubereitungen, die abhängig vom Wirtsbaum, von Ernteort und -zeit und den verwendeten Pflanzenteilen sind, der Persönlichkeit und Situation des zu Behandelnden entsprechen. Nach ihrer Meinung braucht ein sensibler, für feinere Schwingungen offener Mensch eine andere Dosierung als ein Patient mit einem »dicken Fell«. Rein schulmedizinisch orientierte Ärzte und Forscher sehen gerade dort, im schwankenden Wirkstoffgehalt der Präparate, den Schwachpunkt in der anthroposophischen Misteltherapie. Sie gehen davon aus, eine genaue Untersuchung der Wirksamkeit nach exakten naturwissenschaftlichen Kriterien sei nur möglich, wenn ein Präparat normiert ist, wenn also jede Ampulle Mistelextrakt genau dieselbe Menge eines Wirkstoffes enthält. Immer mehr Ärzte verordnen Mistelpräparate auch bei schweren Erschöpfungszuständen und Neurosen. Die Schulmedizin erforscht den Einsatz bei Bluthochdruck, Rheuma, Hepatitis C und auch bei Aids. Dass Mistelpräparate das Immunsystem des Menschen aufbauen und die Selbstheilungskräfte des Organismus fördern, ist wissenschaftlich belegt. Klinisch erwiesen ist auch die krampflösende und blutdrucksenkende Wirkung. Misteltee und -tropfen verlangsamen den Herzschlag und erweitern die Blutgefäße. Extrakte aus der Druidenpflanze bringen Linderung bei Schwindelgefühl, bei chronischen Krämpfen und hysterischen Beschwerden. Ihr Haupteinsatzgebiet ist aber die alternative und begleitende Krebstherapie.

Die Heilkraft der Bäume

Den Kelten waren die Bäume heilig. Hinweise darauf finden sich überall in der Literatur, in den Aufzeichnungen der Römer und Griechen, in den Mythen und Sagen, in Gedichten und Liedern. In den keltischen Viereckschanzen fanden Archäologen überall die Spuren von Kultbäumen. Im bayerischen Manching hat man ein Bäumchen ausgegraben, dessen Kern aus Laubholz war, den man ringsum mit Goldblech überzogen und sehr kunstvoll mit goldenen Blättern, Früchten und Blüten verziert hatte. Die Kelten brachten den Bäumen bzw. den mit ihnen in Zusammenhang stehenden Göttern und Geistern Opfergaben dar. Auch in späteren Jahrhunderten haben sich solche Bräuche erhalten. Zwar wurden sie von Kirchenleuten stets bekämpft, ausrotten ließen sie sich jedoch nie. Heute noch existieren manche Baumkulte weiter, wenn auch mit kirchlichem Segen. So ist das in vielen Regionen praktizierte Maibaumsetzen der Rest eines Kultes zu Ehren der Naturgötter. In den Dörfern war und ist das Maifest mit dem feierlichen Errichten eines bunt geschmückten Maibaumes einer der Höhepunkte im Jahr. Am Abend vor dem 1. Mai wird ein vorher ausgewählter großer Baum mit Bändern und Kränzen behängt und auf dem Dorfplatz aufgestellt. Ein örtlicher Musikverein spielt dazu, Kinder tanzen um den Baum. Man freut sich, die kalte Jahreszeit ist vorüber, jetzt ist der Frühling endgültig da. Seit jeher gilt der Maibaum als Zeichen der Fruchtbarkeit. Als eine Art Phallussymbol, das die Natur aus ihrem Winterschlaf weckt und die Gebärfähigkeit der im Boden schlummernden Naturkräfte fördern soll. In Form des harten, spitzen Baumes trifft das männliche Prinzip auf das weibliche in Form der weichen, fruchtbaren Erde. Früher stand am Morgen des 1. Mai vor dem Haus eines jeden heiratsfähigen Mädchens ein kleiner Maibaum. Auch heute noch wird in vielen Regionen der weiblichen Dorfjugend auf diese Art und Weise gehuldigt. Während damals heimliche Verehrer dem Mädchen einen »Mai steckten«, tun dies heute hauptsächlich die festen Freunde der jungen Damen als Zeichen ihrer Zuneigung.

Es ist nicht verwunderlich, dass den christlichen Missionaren die Vernichtung der heidnischen Baumheiligtümer sehr wichtig war. Mit rigorosem Eifer legten sie eine heilige Eiche nach der anderen um. Die Axt des christlichen Gottes wütete in den Hainen der Druiden und entzog mit der Vernichtung der mächtigen Kultpflanzen der druidischen Kultur ihren Boden. Doch das Volk hielt weiterhin an seinen Bäumen fest. Als im Jahre 724 der Missionar Bonifatius die heilige Donar-Eiche bei Geismar gefällt hatte, verkündete er stolz den Sieg des Christentums. Die einfachen Leute verziehen diesen Baumfrevel jedoch nicht: Bonifatius wurde später von den Friesen erschlagen. Später, zu Zeiten Karls des Großen, galt Mitteleuropa zwar als durchweg christlich. Dennoch muss es gute Gründe gegeben haben, den Kaiser dazu zu bewegen, ein Gesetz gegen immer noch praktizierte, keltische und germanische Baum- und Quellenkulte zu erlassen. Die Verehrung kraftvoller alter Eichen hat sich durch die Jahrhunderte bis heute erhalten. Der katholischen Kirche blieb nichts anderes übrig, als diese Bäume der Jungfrau Maria zu weihen und zu Wallfahrtseichen zu erklären. Für die Druiden mit ihrer tieferen Einsicht in die Symbolkräfte der Natur galt ein Baum als ein Abbild des Kosmos und Ausdruck des Lebens. Die Wurzeln gewähren Halt und Stabilität, aus dem Boden kommt Nahrung. Die Baumkrone mit ihren Blättern und Blüten ist das Firmament mit

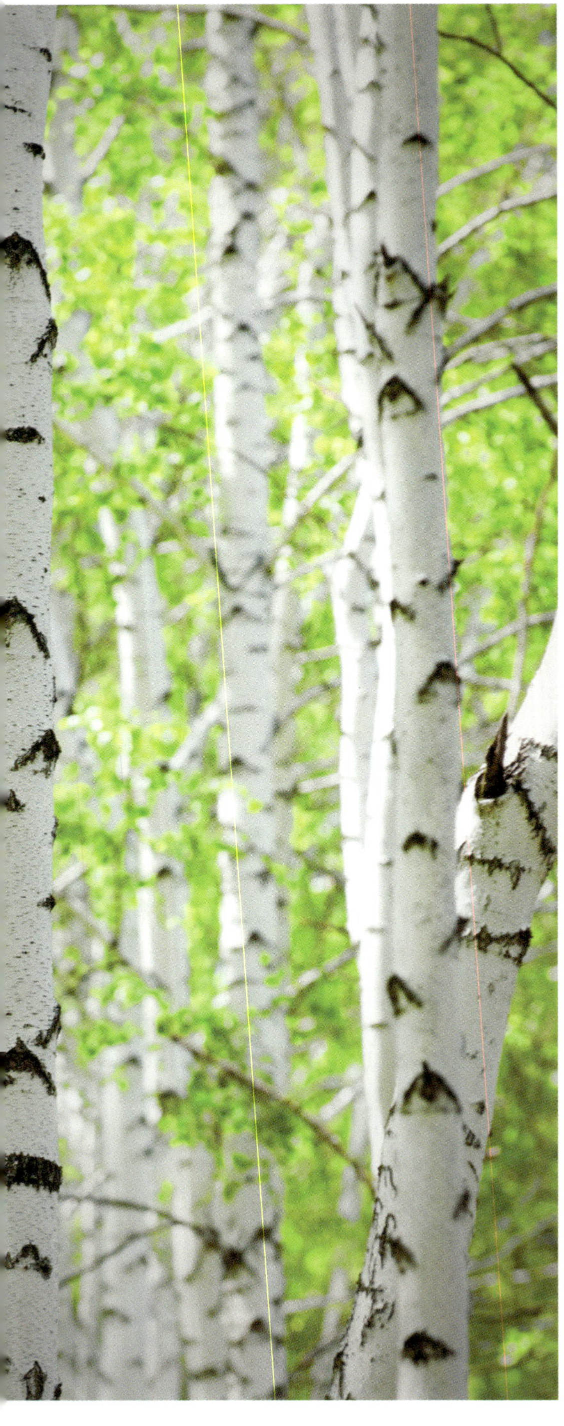

den Sternen. Am Baum lassen sich die einzelnen Schritte des Lebens – Keimung, Wachstum, Reife, Ruhe, Sterben – ablesen. Die Druiden gingen nicht wie andere Priester in einen Tempel. Sie trafen sich zur Kommunikation mit der göttlichen Welt bei den Bäumen. Hier empfingen sie ihre Botschaften. Während die Eiche als Hauptbaum der Götter galt, traf man sich zu Versammlungen und Beratungen häufig unter dem Blätterdach eines Lindenbaumes. Die Linde war der Gerichtsbaum, unter dem man Urteile fällte. Sie galt als Förderin der Entscheidungs- und Weissagekraft. Auch heute noch kann man vor vielen Rathäusern in erhalten gebliebenen, alten Stadtkernen mächtige Lindenbäume sehen. Später wurden alte Linden, weil sie meist im Dorfmittelpunkt standen, zu Tanz- und Feierbäumen. Je nach Größe errichtete man in ihrem Geäst ein Gerüst für die Tanzenden oder die Musikkapelle. Der Baum war für die Menschen der Frühzeit stets eine Stätte der Zuflucht. Seine Blätter sorgten für Schutz vor Regen und heißen Sonnenstrahlen, seine Äste hielten angreifende Tiere ab. Die Früchte der Bäume ernährten die Menschen, ihr Holz sorgte im Winter für ein wärmendes Feuer. Auch wenn wir durch unser heutiges Abgetrenntsein von der Natur nur noch selten in Kontakt mit den Bäumen des Waldes kommen, ist eine Rückbindung immer möglich.

Schauen wir uns deshalb die einzelnen Bäume einmal aus der Nähe an, die im keltischen Leben auch immer mit dem Thema Heilung in Verbindung standen.

Apfelbaum

Ein keltisches Märchen erzählt von einem wunderschönen Baum, der goldene Äpfel trägt und von Kriegern schwer bewacht wird. Der Held der Geschichte muss zahlreiche Abenteuer bestehen, bevor er die Äpfel ernten darf. Natürlich enthält auch dieses Märchen eine Liebesgeschichte. Der Apfel steht seit keltischer Zeit als Symbol für Liebe und Fruchtbarkeit. Eine Braut trug am Tag der Vermählung einen kleinen Apfel auf der Brust. Noch vor Mitternacht sollte sie ihn mit ihrem neuen Gemahl teilen, und sie würde ihre Kinder später leicht und ohne Probleme zur Welt bringen. Das Christentum brachte den Apfelbaum später wegen der Vertreibung aus dem Paradies in Verruf. Mittelalterliche Darstellungen zeigen uns den Apfelbaum oft in Zusammenhang mit einem Totenschädel. Die Kelten mit ihrem Empfinden für Formensymbolik hatten in den Früchten allerdings Sinnbilder der Vollkommenheit von Erde und Kosmos gesehen. In Mitteleuropa kannte man bis zur Ankunft der Römer allerdings nur den säuerlichen, drei bis fünf Zentimeter kleinen Holzapfel. Als sich die Legionen niederließen, wurden die ersten veredelten Apfelsorten aus Rom gebracht und hierzulande heimisch gemacht. Bis in die Zeit weit nach dem Mittelalter empfahl man saure Äpfel für denjenigen, »welchem der Magen von Feuchtigkeit und Wärme verderbt ist«. Süße Äpfel gab man Patienten mit »kaltem Magen«. Ohnmacht und Herzschwäche, Erbrechen und hohes Fieber sind weitere Indikationen aus alter Zeit. Heute gilt der Apfel vor allem als gesundheitserhaltende Vitamin- und Ballaststoffquelle. Neben Vitamin C und organischen Säuren sind in Äpfeln Pektine enthalten. Diese Quellstoffe können Wasser und Giftstoffe binden. Ein Tee aus Apfelschalen hilft gegen Durchfall und wirkt harntreibend. Apfelbäume im Garten verbessern den Fluss der positiven Energie.

Birke

Die Inselkelten huldigten der Birkengöttin am 1. Februar mit dem Imbolc-Fest. Die deutschsprachige Bezeichnung geht auf das indogermanische Wort »Bhereg« zurück, was so viel bedeutet wie »umhüllender Glanz«. Damit war eine freundliche Göttin gemeint, in Licht gehüllt, voller Heilkraft. Später, bei den Kelten, manifestierte sich Brigit, die Patronin der Heilkunde, in der Birke. Die Druiden erkannten in der jungen Birke die Symbole für einen Neubeginn. Verliebte Kelten brachten frische Birkenzweige zur Wohnung ihrer Angebeteten, ähnlich wie dies in den Maibräuchen der heutigen Zeit noch geschieht. Das keltische Wort für die Birke, Beth, war der erste Buchstabe des keltischen Baumalphabets. Gleichzeitig symbolisierte die Birke den ersten Monat des Baumkalenders, der am 24. Dezember begann. Das Zeichen der Birke ist die Reinheit. Heilige Orte wurden mit Birkenbesen gereinigt. Ungebetene Geister sollten mit ihm vertrieben werden. Die meisten schamanischen Ritualgegenstände wie Trommeln und Masken wurden aus Birkenholz hergestellt.

Verstorbene Kelten bekamen für die Reise ins Jenseits vor der Bestattung einen konisch geformten Hut aus Birkenrinde aufgesetzt. Auf den Birken wächst der zum Feuermachen geeignete Zunderschwamm (Fomes fomentarius). Auf dem Schwamm als Unterlage wird ein hohler Stab, meist Eschenholz, so schnell gerieben, bis der Schwamm zu glimmen beginnt. Die druidischen Schamanen legten kleine glimmende Teile des Schwammes auf schmerzende Körperstellen. Man wollte erreichen, dass die Krankheitsursache an dieser Stelle den Körper verließ. Noch heute werden ähnliche Methoden in der chinesischen und tibetischen Medizin, ebenso im indischen Ayurveda, angewandt. Am bekanntesten ist die Moxa-Therapie.

Eberesche

Die Eberesche, auch Vogelbeere, gilt neben den Zweigen des Haselnussstrauches als bestes Wünschelrutenholz. Die Kelten mit ihrer Vorliebe für starke Plätze und Quellen mögen dies gewusst haben, denn ihnen war der Baum ebenfalls heilig. In Gräbern fand man Zweigreste von Ebereschen, wohl als Schutzbeigabe gegen Unheil. Vielleicht aber auch, um den Toten sicher ins jenseitige Reich zu führen, denn man glaubte, dass sich jemand, der ein Stück Vogelbeerenholz bei sich trug, niemals verirren könne. Auch Schiffsbauer verwendeten die Eberesche hauptsächlich für den Bug. Man wollte dadurch immer ans Ziel gelangen und Boot und Besatzung zugleich vor den Gefahren des Meeres schützen. Die für das Orakelwesen zuständigen Druiden beobachteten den Laubbaum im Herbst sehr ausgiebig, denn von der Menge der leuchtend roten Beeren zog man Rückschlüsse auf den Frost- und Schneereichtum des kommenden Winters: viele Beeren – viel Schnee. In der Heilkunde war die Vogelbeere ein Inbegriff der Fruchtbarkeit, sie verhalf zu Kindersegen. Allerdings sind die rohen Beeren wegen ihres hohen Gerbstoffanteils ungenießbar.

Eibe

Die Eibe ist ein Baum des Widerspruchs. Da ihr Holz sich seit Urzeiten hervorragend zur Waffenproduktion eignet, hat sie ungewollt zahlreichen Menschen Verletzung oder Tod gebracht. Gleichzeitig wurde sie in Britannien schon früh als immergrüne Pflanze auf Friedhöfen angepflanzt, um den Trauernden zu vermitteln: Das Leben ist ewig. Die spätkeltischen Bogenschützen, deren Waffen fast immer aus Eibenholz bestanden, waren legendär. Der wohl bekannteste Sagenheld der britischen Insel der nachkeltischen Zeit hieß Robert Fitzooth, geborener Earl of Huntington, der als Robin Hood in die Literatur- und Filmgeschichte eingegangen ist. Die Eibe ist ein giftiges Holz, sie enthält das Alkaloidgemisch Taxin. Nadeln des Baumes wurden im Mittelalter verwendet, um Fehlgeburten herbeizuführen, was oft auch den Tod der Schwangeren zur Folge hatte.

Eiche

Den Kelten war die Eiche der heiligste Baum, auf ihr wuchsen die begehrten Misteln. Die Eiche wird häufiger als ihre Verwandten vom Blitz getroffen. Das mag an ihrer Größe liegen und den oft exponierten Standorten dieser Baumriesen. Jedenfalls wird die Eiche auch heute noch im Volksglauben mit dem Einschlag eines Blitzes in Verbindung gebracht: »Eichen sollst du weichen«, lautet ein altbekannter Ratschlag bei Gewitter. Die Kelten ließen die Eichen im Wald, dort waren die heiligen Plätze. Sie kamen nicht auf die Idee, sie zum Schutz von Haus und Hof in den Dörfern anzupflanzen. Und das war wegen der Blitzgefahr wohl auch gut so. Einzelne Eichenholzstücke dagegen boten einen guten Schutz vor Zauberei, wenn man sie im Haus aufbewahrte. Einen ähnlichen Zweck hatten kleine Kränze aus Eichenlaub. Als es dem Christentum nicht gelang, der heidnischen Eichenverehrung Herr zu werden, begann man damit, Marienstatuen an und in den Bäumen zu postieren. Die Absicht: Die Gebete sollten nicht mehr dem Baum, sondern der Gottesmutter gelten. Seit den Zeiten der Druiden haben sich in vielen Regionen Europas Eichenkulte erhalten. So ist beispielsweise im Raum Würzburg ein »Altvaterbaum« mit einer natürlichen Öffnung im Stamm dicht über dem Boden bekannt. Durch dieses Loch zogen noch im 20. Jahrhundert Bewohner aus den umliegenden Dörfern in hellen Mondnächten kranke Kinder, um sie auf diesem Wege zu heilen.[25] Von vielen Völkern ist solch ein Brauch überliefert. So wie der Baum über einer Öffnung oder einer gegabelten Wurzel zusammenwächst und in seinem oberen Stammbereich wieder völlig

25 Ebenda, S. 59.

heil und gerade ist, so sollten auch Brüche an menschlichen Gliedern zusammenwachsen – glaubte man. Für die Kelten war der Gang durch die Öffnung eines Baumes gleichbedeutend mit einer Wiedergeburt, einem Neuanfang. Da man wusste, dass ein Extrakt aus Eichenblättern und -rinde eine starke Wundheilungskraft besitzt, vermutete man auch eine fördernde Wirkung des Baumes beim Zusammenwachsen von Knochenbrüchen. Heute wird Eichenrinde medizinisch verwendet. Sie enthält Gerbstoffe, die gegen Durchfall, Ausschlag und Ausfluss, Unterschenkelgeschwüre und Fußschweiß helfen.

Erle

Goethe war es, der in der Erle den mystischen Erlkönig ansiedelte. Das dänische Wort für diesen Baum ist übrigens »Ellerkonge« – Elfenkönig. Die Kelten glaubten, dass in den Erlen besondere Lebewesen zu Hause sind. Wenn man eine Erle fällt, färbt sich das innere Holz rot – dies geschieht durch die Einwirkung von Sauerstoff. Darin erkannte man die blutende, verletzte Tochter des Erlkönigs, eine wundersame Elfe. Die Christen waren der Meinung, dass man eben wegen dieser roten Färbung das Kreuz, an das Jesus genagelt wurde, aus Erlenholz gemacht haben müsse. Deswegen hielt man nicht sehr viel von diesem Baum. Die einstmals von den Kelten verehrte Erlengöttin wurde zur bösen Hexe degradiert, und ihr Wohnsitz wurde zum unwürdigen Hexenbaum. Damit lässt sich erklären, warum die Erle in der nachkeltischen Zeit bis in unsere Tage hinein medizinisch keine Verwendung fand. Von den Druiden in Wales ist überliefert, dass sie aus den Blättern einen Absud herstellten, der bei Wassersucht helfen sollte. Fußbäder mit Erlenblättern wurden bei kalten Füßen angewendet. Da Erlenholz kaum zu Fäulnis neigt, nutzte man es schon früh für Pfahlbauten, die im Wasser standen. So ist auch Venedig auf Erlenholz gebaut.

Haselnuss

Von allen europäischen Hölzern eignet sich der Haselzweig am besten zur Herstellung von Zauberstäben und Wünschelruten. Die Energie des Menschen wird von Stäben aus Haselnuss besser als von allen anderen Holzarten aufgenommen, ebenso nimmt eine Haselrute die Energien von außen so auf, dass ein einfühlsamer Benutzer sie am besten spüren kann. Sensitive Rutengänger benutzen bei der Suche nach Wasseradern oder Bodenschätzen vornehmlich Wünschelruten aus Haselnussholz. Der Regenzauber der Druiden wurde mittels eines Haselstabes vollzogen. Der Symbolgehalt der Haselnuss ist die Fruchtbarkeit. Hildegard von Bingen stellte fest, dass die Pflanze wenig Heilkraft besäße – außer man benutze sie zur Heilung von Impotenz. In ganz Europa haben sich Sprüche erhalten, die auf einen Zusammenhang zwischen Haselnuss und Fortpflanzung hinweisen. Die Kelten glaubten, dass der Gott des Waldes Haselzweige bei sich trug, wenn er zur Wintersonnwende die Menschen besuchte. Ein leichter Schlag mit solch einer Rute könne die Paare zeugungs- und gebärfähig machen. Eheleute, die sich recht bald Nachwuchs wünschten, befestigten einen Haselzweig über der Schlafstatt. Gleichzeitig erhoffte man sich Schutz vor bösen Mächten von der Haselnuss. Im Volksglauben hat sich die Ansicht erhalten, dass Haselzweige Schlangen vertreiben können. Deshalb gab man den Kindern entsprechende Ruten mit, wenn sie in Wald und Feld spielten. Wenn Sie Ihr Haus und Ihren Garten vor schlechten Energien von außen schützen wollen, sollten ein paar Haselnusssträucher in Ihrem Garten nicht fehlen.

Holunder

Im Gegensatz zur verteufelten Erle wurde dem Holunder in der ländlichen Bevölkerung zu allen Zeiten großer Respekt entgegengebracht. Er galt bei den Kelten als eine Art Tor zur Anderswelt. In den Volksmärchen wird die Pflanze mit Frau Holle in Verbindung gebracht. Sie ist die Chefin aller Elfen und Zwerge. Um die unterirdischen Wesen milde zu stimmen und den guten Willen der Menschen zu einem partnerschaftlichen Zusammenleben mit der Unterwelt zu zeigen, brachten die Kelten Opfer unter Holunderbüschen dar.

Sie möchten der geistigen und seelischen Welt Ihres Gartens etwas Gutes tun? Dann sollten Sie einen Holunderbusch auf Ihrem Grundstück haben. Wer kennt nicht das Märchen von der Goldmarie und der Pechmarie? Von der Frühzeit über das Mittelalter bis noch vor wenigen Jahrzehnten galt es als Frevel, einen Holunderbusch abzuholzen. Wer dies tat, musste mit einer Pechsträhne rechnen. Jeder wusste: Der Holunder hat mächtige Kräfte. In der Tat gilt er als jener Baum, in dem sich Elfen, Feen, aber auch Kobolde am liebsten aufhalten.

Für den Fall, dass Sie beabsichtigen, regelmäßig Kontakt zur feinstofflichen Welt des Pflanzenreiches aufzunehmen, schaffen Sie sich an Ihrem Holunder einen Platz, an dem Sie sich in Ruhe entspannen können, und machen Sie diesen Ort zu Ihrem Treffpunkt mit der geistig-seelischen Welt des Gartens. Wenn Sie dort sind, versuchen Sie, sich möglichst völlig zu entspannen. Lassen Sie Ihre Gedanken los. Was zählt, ist der Moment: Sie, in Ihrem Garten, und der Holunderbusch. Sie können die Augen schließen und sich vorstellen, wie die Wurzeln der Pflanze tief in das Erdreich hineindringen, wie von dort die Energie, Kraft und Weisheit von Mutter Erde an die Oberfläche dringt. Über die Zweige gelangt diese Kraft auch in den Garten und direkt zu Ihnen. Denken Sie Gutes. Seien Sie an diesem Ort ruhig kindlich-naiv, erinnern Sie sich an die Märchen und Legenden Ihrer Kindheit, an die fantastische Welt. Verweilen Sie so lange, wie es Ihre Zeit erlaubt, in der jenseitigen Welt, und achten Sie auf Botschaften, die Ihnen vielleicht in verschlüsselter Form übermittelt werden. Vielleicht hat Ihnen ja die weise Frau Holle die guten Gedanken gesendet. Vielleicht schickt sie Ihnen auch eine große Portion Gold als Dank für Ihre wunderbare Fürsorge.

Linde

»Ich schnitt in seine Rinde so manches liebe Wort«, heißt es in Franz Schuberts Lied vom Lindenbaum. Die Linde ist der Baum der Liebe. Ihre Blüten duften süß, und ihre Blätter haben die Form eines Herzens. Die Griechen brachten unter einem Lindenbaum der Liebesgöttin Aphrodite ihre Opfergaben dar. Die Germanen taten Gleiches in Bezug auf Freya, ebenfalls einer Göttin der Liebe. Neben der Zweisamkeit fördert die Linde auch die Kommunikation. »Wo wir uns finden, wohl unter Linden«, heißt es im Volkslied »Kein schöner Land in dieser Zeit«. Die Dorflinde, einst ein Ort der Gerichtsbarkeit, wurde früher vielerorts mit einer Rundbank versehen, auf der die Anwohner zum abendlichen Gespräch saßen. Diese Bräuche sind selten geworden. Der verbindende, kommunikative Aspekt des Lindenbaumes lebt heute in den Namen zahlreicher Gasthäuser fort. In das Zentrum eines Gartens gepflanzt, strahlt sie ihre wohltuende Kraft auf die Menschen und die anderen Pflanzen ringsum ab.

Pappel

Auch die Pappel wird gern von Misteln bewohnt, eigentlich noch häufiger als die Eiche. Dennoch erreichte sie bei den Druiden nicht die gleiche Popularität. Wolf-Dieter Storl vermutet, dass die Kelten eine Salbe aus den Knospen dieses Baumes herstellten, die schmerzlindernd wirkte.[26] Die getrocknete und gestampfte innere Rinde wurde als Wundverband benutzt. In der heutigen Pflanzenheilkunde verwendet man die frische innere Rinde der jungen Zweige und die Blätter zu medizinischen Zwecken. Anwendungsgebiete sind Blasen- und Harnwegsentzündungen sowie Prostatabeschwerden.

Schlehdorn/ Schwarzdorn

Der Schlehdorn war bei den Kelten der Baum des Kampfes. Die irischen Krieger stellten aus seinem Holz ihre Waffen her. Auch heute noch glaubt man in vielen länd-

26 Vgl. dazu Wolf-Dieter Storl: Pflanzen der Kelten, S. 290.

lichen Regionen, dass es Unglück bringt, wenn man einen Schlehenzweig mit ins Haus nimmt. Hatten nicht die bösen Hexen ihre Wanderstäbe aus Schlehenholz geschnitzt? Die Assoziation mit dem Tod hängt eng mit einem Vertreter aus dem Vogelreich zusammen: Der Neuntöter spießt seine Beute – Insekten, aber auch kleine Mäuse – auf den Stacheln des Schlehdornastes auf, bevor er sie dort ungestört verspeist. Auch für die Christen haftete dem Schlehdorn etwas Böses an. Es war der Schwarzdorn, aus dem man die Dornenkrone des zu kreuzigenden Jesus geflochten hatte. Wie konnte solch eine Pflanze jemals heilkräftig sein? Eine Legende erzählt, dass der Weißdorn bei einer Versammlung der Bäume den Schwarzdorn als böse darzustellen versuchte. Er sei mit schuld am Leiden des Gekreuzigten. Der Schwarzdorn betonte jedoch, dass er sich verzweifelt dagegen gewehrt habe, von den Menschen zu einer Schmerzen bringenden Dornenkrone geflochten zu werden, er habe dies jedoch nicht verhindern können. Jesus selbst habe der Pflanze gesagt, sie treffe keinerlei Schuld und sie solle als Zeichen ihrer Unschuld in jedem Jahr zum Gedächtnistag der Leiden Christi in einem weißen Kleid aus Blüten erblühen. Der Weißdorn schämte sich wegen seiner Beschuldigung; seit dieser Zeit tragen seine Blüten einen rötlichen Schimmer.

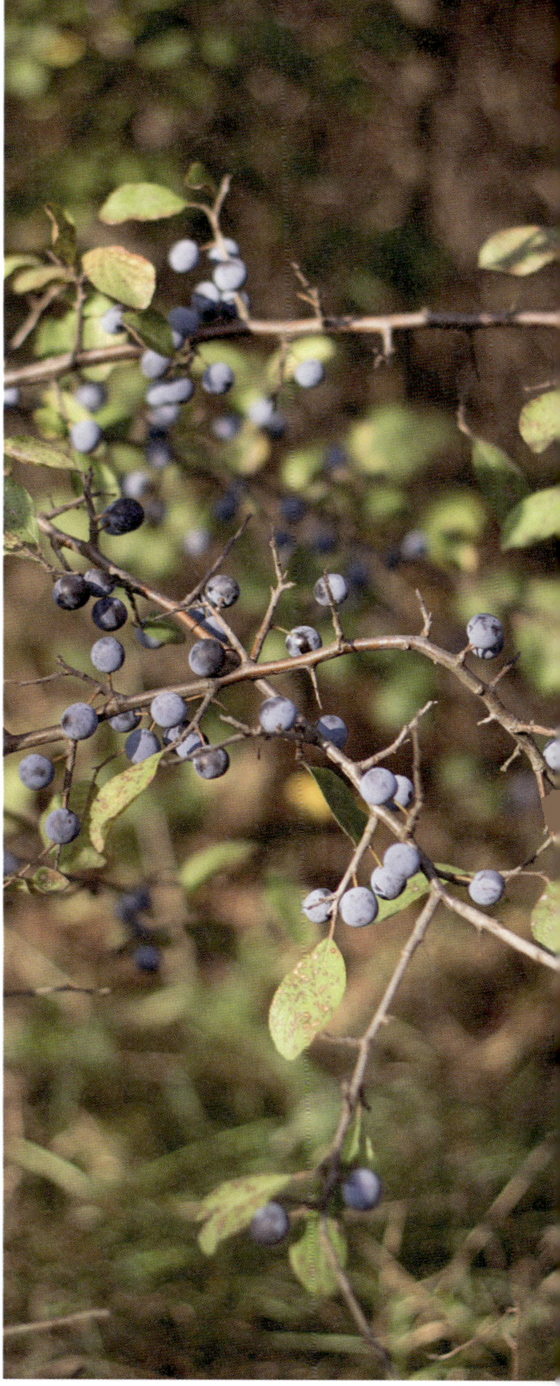

Die Druiden mit ihren tieferen Einsichten in die Symbolhaftigkeit der Pflanzenwelt erkannten die Polaritäten, die der Schlehdorn verkörpert. Einerseits hat er abweisendes, dunkles Holz, das sich selbst mit spitzen Dornen schützt, andererseits entfaltet er eine weiße Blütenpracht, die das Auge erfreut. In der Schlehe selbst entsteht ein Ausgleich zwischen dunklen Erdkräften und hellen Energien des Lichts. Die Signatur des Schlehdorns weist auf Krankheiten hin, bei denen zur Rettung des Patienten dieser Ausgleich nötig ist – also beim Aufeinanderprallen von Leben und Tod. Herzerkrankungen sind die medizinischen Einsatzgebiete, ebenso Erkrankungen der Gebärmutter. Volksmedizinisch gelten Schlehenblüten als ein leichtes Abführmittel.

Weide

Eine Weide am Flussufer im Morgennebel hat etwas Gespenstisches. Unsere Vorfahren haben den Baum immer mit Hexen und geheimnisvollen Zauberern in Verbindung gebracht. Die Kelten vermuteten in hohlen Weidenstämmen die Eingänge zur Unterwelt. Symbolisch stand die Weide für sie für Stärke, die aus vermeintlicher Schwäche erwächst. Ihre Äste brechen schnell, ihr Holz fault eher als das anderer Bäume. Trotzdem besitzt sie eine auffallend starke Kraft zur Regeneration. Der Mensch kann ihre Ruten, sooft er will, abschneiden, sie treibt immer wieder aus. Medizinisch war die Weide ein Mittel, das die Potenz schwächte und die Empfängnisfähigkeit herabsetzte. Man trank ihre Blätter als Tee. Die Christen erkannten in dem Hexenbaum, der bei den Kelten mit der Heiler- und Zauberergöttin Brigit in Verbindung stand, ein Sinnbild der Keuschheit, widmeten ihn kurzerhand der Jungfrau Maria und pflanzten ihn in die Gärten ihrer Klöster. Aus der Signatur der Weide erkannten die Druiden, dass sie bei Krankheiten nutzbar war, die mit Kälte in Verbindung stehen. Weiden stehen oft genug in kaltem Wasser; Feuchtigkeit, Eis und Frost fügen ihnen keinen Schaden zu. Ihre Heilwirkung müsse deshalb bei Schmerzen, Fieber und Entzündungen groß sein, schlussfolgerte man. In der Tat: Die Weide enthält das Glykosid Salicin, eine Vorstufe der Salicylsäure, die wir heute als Wirkstoff des Schmerzmittels Aspirin kennen. Weiden eignen sich für Gärten, in denen der Besitzer klösterliche Ruhe und Einkehr sucht.

Die Pflanzen der Götter

Dass Asterix, Obelix und die anderen Bewohner des kleinen gallischen Dorfes, das sich so erfolgreich gegen eine römische Eroberung zur Wehr setzt, ihren Widersachern immer wieder trotzen, führen die Autoren Uderzo und Goscinny in ihren

Comics auf die Wirkung eines geheimen Zaubertranks zurück. Dieses Gebräu verleiht den schnauzbärtigen Helden übermenschliche Kräfte.

Von den historischen Kelten sind solche trinkbaren Starkmacher allerdings nicht bekannt. Pflanzliche Drogen dienten eher einem Ziel, das man heute als »Bewusstseinserweiterung« bezeichnet. Pflanzen, deren Inhaltsstoffe verändernd auf die menschliche Psyche wirken, waren Hilfsmittel für den Kontakt mit der Geisterwelt. Durch die Drogen versetzten sich die Druiden in einen Zustand, der außersinnliche und auch außerkörperliche Erfahrungen ermöglichte.

Der rechte Umgang mit heiligen Pflanzen

Zum Schutz vor Missbrauch wachten die Eichenpriester streng über den Schatz der heiligen Pflanzen, deren Anwendung nur dem Kreis der Eingeweihten vorbehalten war. Vermutlich konnten sie sich auch damals schon ausmalen, was geschieht, wenn Drogen in die Hände von Menschen gelangen, die diese lediglich zum Zweck einer Flucht aus der Realität verwenden. Die folgende Übersicht über die von den Kelten hauptsächlich verwendeten bewusstseinsverändernden Drogen dient lediglich der sachbezogenen Information. Sie ist keine Aufforderung zur Benutzung. Die meisten dieser Pflanzen haben bei unsachgemäßer Verarbeitung und Anwendung eine giftige, nicht selten auch tödliche Wirkung. Der Effekt, den die Druiden erzielten, war nur im Zusammenhang mit einer ganz speziellen Verarbeitungstechnik der Rohstoffe und bestimmten Verhaltensweisen bei der Einnahme verbunden, deren Geheimnisse wir heute nicht mehr kennen. Es ist erstaunlich, welche Kenntnisse und pharmakologischen Fähigkeiten die Weisen der damaligen Zeit besessen haben müssen. Die Grenze zwischen einem freundlichen Helfer aus der Natur, der den Kontakt zu den Geistern herzustellen vermochte, und einer möglicherweise süchtig machenden oder gar tödlichen Droge ist für uns heute, wenn überhaupt, nur mit modernen wissenschaftlichen Methoden genau zu bestimmen. Die Druiden beherrschten diese Kunst auf ihre eigene Art.

Jene magischen Pflanzen, die die Druiden für ihre sakralen Rituale benutzten, bezeichnet man heute als Naturdrogen. Es sind wild wachsende Kräuter, Büsche oder Sträucher mit psychotropen Inhaltsstoffen. Sie beeinflussen die menschliche Psyche und das Verhalten der Konsumenten. Wissenschaftlich zählt man die Wirkstoffe zu den Alkaloiden, dies sind vorwiegend basisch wirkende Stoffe, die alle ein gewisses Giftpotenzial besitzen. Manche wirken auf das zentrale Nervensystem anregend, andere eher dämpfend bis lähmend.

Bilsenkraut

Wie kaum eine andere Pflanze wird das Bilsenkraut – *Hyoscyamus niger* – mit Hexen und Teufeln in Verbindung gebracht. Für die keltischen Druiden war ihr Belenuntia oder Bilisia dagegen heilig. Das Kraut enthält Alkaloide mit psychedelischer Wirkung. Hauptinhaltsstoffe sind Hyoscyamin und Scopolamin. Zwar kannten die Druiden die chemischen Bestandteile des Krautes nicht, die in ihrem Zusammenspiel eine psychedelische Wirkung haben – was sie jedoch nicht davon abhielt, mit deren Hilfe zu den Geistern der Anderswelt zu reisen. Die Hexen und Zauberer als Nachfolger der Druiden benutzten das Bilsenkraut als wesentliche Zutat für ihre legendäre Flugsalbe. Jede Schamanentradition kennt ihre Ritualdrogen; sie sind Hilfsmittel beim Verkehr mit den Geistern. Belenuntia, in dem die Gallier eine Verkörperung des Sonnengottes Belenos sahen, war allerdings nicht den Druiden vorbehalten. Als Zusatz zum allgemein beliebten Bier genoss man es bei bestimmten rituellen Stammesfesten. Mai- und Sommersonnwendfeiern oder wenn sich der Lichtgott und die Göttin der Vegetation den Menschen näherten und diese Zugang zu ihren Göttern suchten, waren solche Anlässe. Aber auch Versammlungen blieben nicht bilsenkrautbierfrei: Man wollte die Götter in die Ratsbeschlüsse mit einbeziehen. Allerdings müssen wir hier zwischen profaner Geselligkeit, für die die Kelten ja auch bekannt sind, und rituellen Bräuchen eine deutliche Trennlinie ziehen. Zudem war auch nur denjenigen Eingeweihten, die man für entsprechend befähigt hielt, die Benutzung des Bilsenkrautes erlaubt. In erster Linie waren dies Stammesführer und ihre (druidischen) Berater. Die Kelten unterschieden also sehr wohl zwischen einem Fest, bei dem man sich aus Vergnügen einem kollektiven Rausch hingab, und einem heiligen Ritus. Nicht so die Menschen, die nach dem Abtreten der keltischen Völker von der Geschichtsbühne deren geografischen Platz einnahmen. Für sie gehörte nämlich das Bilsenkraut auch weiterhin zum Bier. Die Brauer und Wirte machten ein gutes Geschäft damit: Bilsenkrautbier hat im Vergleich zum herkömmlichen Gerstensaft eine deutlich höhere Rauschwirkung. Hinzu kommt, dass die Alkaloide des zugesetzten Bilsenkrautes den Trinker mit jedem Schluck durstiger machen. Logischerweise steigerte dies den Umsatz. Diese Unsitte, die zwar den Wirten Profit, den Bierfreunden jedoch bei Überdosierung erhebliche gesundheitliche Schäden einbringen konnte, führte zu Beginn des 16. Jahrhunderts zum »bayerischen Reinheitsgebot von 1516«, das später von allen deutschen Staaten übernommen werden sollte. Damals wurde unter Strafe gestellt, dem Bier die »toll machenden« Zusätze beizumischen. Mit etwas Fantasie können wir Parallelen ziehen zur Drogenproblematik der heutigen Zeit. Auch in den dunklen Jahrhunderten nach dem Verschwinden der Druiden aus dem öffentlichen Leben hatten viele Menschen das Bedürfnis nach einem direkten persönlichen Kontakt mit den spirituellen Kräften. Leider erschwerte der neue christliche Glaube ihnen den Zugang zur Welt der Geister. Durch das offizielle Verbot der sämtlich als heidnisch betrachteten alten Rituale fehlte ihnen das praktische Fundament. Drogen wie das Bilsenkraut, die in Bier gelöst leicht zugänglich waren, taten zwar ihre Wirkung – die Ergebnisse waren jedoch anderer Natur als bei den in ein System eingegliederten keltischen Kulthandlungen. Der Bilsenbiertrinker war mit seinen Erlebnissen, die er unter Drogeneinfluss hatte, allein. Es lag an ihm, wie er sie deutete und wie er mit ihnen umging. Ähnlich ergeht es heute der Mehrzahl der Konsumenten von illegalen bewusstseinserweiternden Drogen wie LSD.

Heilkundlich stellte man aus dem Bilsenkraut eine Salbe her, mit der man Gicht und brennende Geschwüre behandelte. Saft aus grünen Bilsenkrautsamen träufelte man in kranke Ohren. In der heutigen Medizin nutzt man das Bilsenkraut wegen seiner Wirkung auf die Großhirnrinde, die oberen Luftwege und Bronchien und die Harnblase. Als homöopathische Verschüttelung wird die Pflanze u.a. bei Bronchitis eingenommen und ist bis zu einer Potenz von D3 verschreibungspflichtig. Wegen seiner Giftigkeit sollte Bilsenkraut medizinisch nur unter ärztlicher Überwachung angewendet werden.

Fliegenpilz

In unseren Nadelwäldern ist er ein hübscher Bodenschmücker, dem man auf den ersten Blick gar nicht zutraut, welche durchschlagende Wirkung hinter seiner netten Fassade steckt. Der Fliegenpilz – *Amanita muskaria* – gilt als Glücksbringer. Als Genussmittel erfüllt er diesen Zweck eher nicht. Die Anwendung der Pilze mit der roten Kappe als berauschendes Mittel zur Reise in die Geisterwelt war seit Urzeiten für Schamanen und Druiden ein Thema. Während man von den Ureinwohnern Sibiriens weiß, dass sie aus Fliegenpilzen ein berauschendes Getränk herstellten (auch heute noch ist es in Zentralrussland mancherorts Sitte, eine Art Fliegenpilz-Schnaps auf Wodkabasis herzustellen), vermuten manche Autoren, dass die Kelten den Fliegenpilz trockneten und geringe Mengen davon aßen. Etwa eine Stunde später stellte sich die Wirkung ein: eine deutlich erhöhte Aufnahmefähigkeit für Farben und Klänge. Lauschten die Druiden unter Fliegenpilzeinfluss der le-

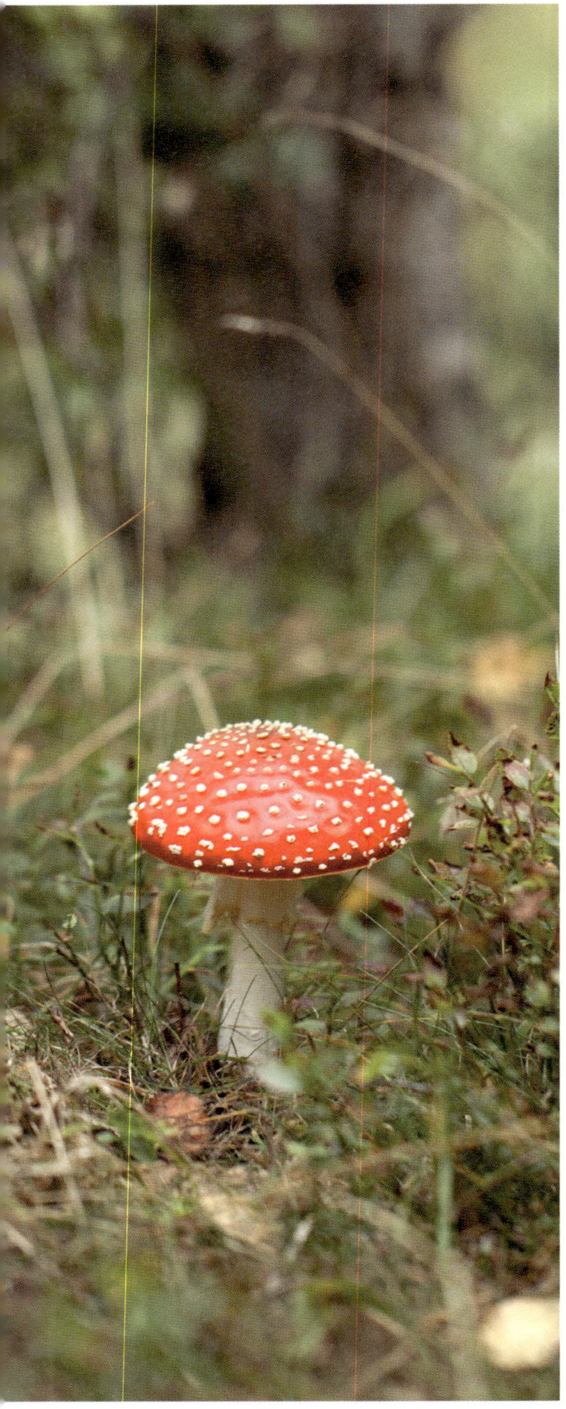

gendären Feenmusik? Wir wissen es nicht, dürfen es aber vermuten. Dem Schlaf, der auf den Konsum von Amanita muskaria folgte, schrieb man eine besondere Empfänglichkeit für prophetische Träume und Visionen zu. Fliegenpilzanwender der heutigen Zeit berichten von Halluzinationen auf visueller, akustischer und sensorischer Ebene.[27] Etwa eine Stunde nach Einnahme hört man Geräusche klarer, der Tastsinn verfeinert sich. Die Drogenbenutzer sind meist körperlich aktiv. Nach Ende des Rausches fallen sie in einen tiefen Schlaf, der von intensiven Träumen begleitet wird. Nach dem Erwachen kommt es zu einem heftigen Kater, oft verbunden mit Übelkeit und Erbrechen. Schließlich gehören Fliegenpilze zu den Giftpilzen. Es ist noch nicht genau bekannt, welche Substanzen für die berauschende Wirkung des Pilzes verantwortlich sind, sicher ist allerdings, dass der Inhaltsstoff Ibotensäure bleibende Schäden am Nervensystem verursachen kann. Die halluzinogene Wirkung des Fliegenpilzes vermag auch unterschwellig vorhandene Psychosen auszulösen. Im Internet finden sich zahlreiche Erfahrungsberichte. Da wird von einem tiefpurpurroten Himmel berichtet und Flüssen mit tiefschwarzem Wasser. Kleine Räume erscheinen Berauschten als große Säle. Ärzte warnen eindringlich vor dem Genuss dieser »legalen Bio-

27 Vgl. dazu www.rauschpflanzen.de.

droge«. Bei Überdosierung, und die ist möglicherweise schnell erreicht, sind Muskelkrämpfe und Verwirrtheit noch das kleinere Übel, selbst wenn diese Zustände bis zu drei Tage anhalten können. Konsumenten fallen oft in ein tiefes Koma mit deutlichem Abfall der Körpertemperatur, Todesfälle durch Unterkühlung sind dabei durchaus möglich.

Hanf

Der Rausch, der durch Hanf – *Cannabis sativa* – erzeugt wird, ist im Allgemeinen eine milde Euphorie. Die wissenschaftliche Forschung geht mittlerweile davon aus, dass man ihn mit gutem Gewissen zu den harmloseren Rauschmitteln zählen darf. Todesfälle durch Überdosierung sind nicht bekannt. Aus dem Blütenharz der weiblichen Pflanze gewinnt man Haschisch, aus den Blättern Marihuana. Ebenso wie das Bilsenkraut zählt der Hanf zu den psychotrop wirkenden Pflanzen, deren Anwendung sich lückenlos bis in das tiefe Altertum nachweisen lässt. Archäologen haben durch Funde in Pharaonengräbern darlegen können, dass schon die Ägypter des 2. Jahrtausends v. Chr. Hanf als rituelles Rauschmittel benutzten. Die Ägypter dokumentierten auf ihren Pyramideninschriften und in ihren Papyri aber auch die umfangreichen Einsatzgebiete der Pflanze als Heilmittel. Hanf verwendete man bei Entzündungen, Augenkrankheiten, bei gynäkologischen Störungen und Erkrankungen der Zehennägel. Sehr beliebt waren kleine berauschende Pillen, die man als Fröhlichmacher verwendete. Auch hatte man erkannt, dass die Pflanze bei der Mumifizierung Toter gute Dienste tun konnte. Das Cannabinoid THC als Hauptwirkstoff des Hanfes blieb in den Mumien in sehr hoher Konzentration enthalten, was dazu führte, dass über die Jahrtausende ein reger Handel mit toten Ägyptern blühte. Grabräuber verkauften die Mumien nach Europa, wo geschäftstüchtige Apotheker sich mit einem Pulver namens Mumia vera eine goldene Nase verdienten, das gegen alle Arten von Krankheiten helfen sollte, in Wirklichkeit aber eine begehrte Rauschdroge war. Älteste schriftliche Quellen über schamanische Hanfanwendungen finden sich bei Herodot. Die Griechen verwendeten das Harz des Hanfes (Haschisch) in Zusammenhang mit ihren Tempelkulten. Die Römer schätzten kleine marihuanahaltige Kuchen als Nachtisch nach einem opulenten Essen. Wir dürfen davon ausgehen, dass auch den Kelten die Vorzüge des Hanfes nicht unbekannt geblieben waren. In den Beschreibungen antiker Kulte nimmt Haschisch eine Stellung als Droge ein, mit deren Hilfe ein Eintauchen in religiöse Stimmungen und Empfindungen erleichtert wird. Bewusste Hanfkonsumenten berichten davon, dass Empfindungen verstärkt werden: Musik, der Geschmack des Essens, die Liebe zu einem anderen Menschen. Gelegentliche Haschisch- und Marihuanaraucher schätzen auch die bewusstere Wahrnehmung des Augenblicks. Bei übertriebenem Gebrauch stellen sich jedoch gegenteilige Effekte ein. Für die Druiden dürfte der Hanf nicht nur eine kultisch genutzte Droge bei der Kontaktaufnahme mit der Geistigen Welt gewesen sein, sondern auch ein in der Heilkunde einsetzbares Kraut. Unter dem Einfluss von Haschisch bzw. Marihuana gelangt ein Patient, wenn er therapeutisch dabei begleitet wird, leichter an verdrängte Gefühle, Ängste und Probleme. Einmal erkannt und aufgedeckt, können solche psychischen Störungen einfacher be- und verarbeitet werden.

Schlafmohn

Der Schlafmohn – *Papaver somniferum* – ist geografisch sehr weit verbreitet und eine der ältesten und in ihrer Anwendung bekannten Zauber- und auch Heilpflanzen. Er enthält etwa 45 Alkaloide. Aus dem an der Luft getrockneten Milchsaft der unreifen Kapseln gewinnt man Rohopium. Durch chemische Veränderungen des enthaltenen Morphins gewann man im Jahre 1898 erstmals Heroin, dessen suchterzeugende Eigenschaft anfangs völlig übersehen wurde. Noch bis 1917 war Heroin in den USA als Hustensaft frei verkäuflich. Auch heute noch wird in China aus den getrockneten Kapseln ein codeinhaltiges Hustenmittel hergestellt. Das antike Europa – von Griechenland bis zum Siedlungsraum der Kelten – hatte schon frühzeitig seine Einsatzmöglichkeit als Rauschdroge und Aphrodisiakum entdeckt. Während die Kelten Extrakte aus dem Schlafmohn zu druidischen Zwecken verwendeten, verkam der Schlafmohn in den Folgejahrhunderten mehr und mehr zum Lieferanten von Rohstoffen für die Drogenszene. Von 1840 bis 1842 stand Großbritannien mit China im sogenannten Opiumkrieg, der schließlich zur Niederlage der Chinesen und zum Verlust von Hongkong führte. Das 1803 aus dem Schlafmohn erstmals isolierte Morphin ist heute ein wichtiges krampflösendes Schmerzmittel, vor allem bei und nach Operationen.

Spitzkegeliger Kahlkopf

Der Spitzkegelige Kahlkopf – *Psilocybe semilanceata* – ist ein europäischer Pilz, der das Alkaloid Psilocybin enthält. Vor einigen Jahren stellten Wissenschaftler fest, dass Versuchspersonen ohne große Mühe unter Einfluss von Psilocybin verstümmelte Texte rekonstruieren und verstehen konnten. Vermutlich nutzten die Druiden den Pilz, um verborgene Botschaften aus dem Reich der Natur zu verstehen.

Sumpfporst

Der in ganz Nordeuropa vorkommende Sumpfporst – *Ledum palustre* – wurde von den Druiden vermutlich als Räuchermittel verwendet, das eine leichte Trance bewirken konnte. Spätere Generationen setzten ihn dem Bier zu. Das sogenannte Grutbier der damaligen Zeit »funktionierte« wie der schon beim Bilsenkraut beschriebene Gerstensaft. Räucherungen mit Sumpfporst sind in der Volksmedizin auch heute noch bekannt. Sie sollen Husten und Bronchitis lindern und das Einschlafen fördern.

Tollkirsche

An sonnigen Waldrändern und auf Lichtungen mit nährstoffreichen Lehm- oder Kalkböden hielten die pflanzenkundigen Druiden nach der Tollkirsche – *Atropa belladonna* – Ausschau. Den Saft ihrer Beeren schätzten sie wegen seiner berauschenden Wirkung. Dabei kam es auf eine genaue Kenntnis der starken Kräfte von Atropa belladonna an. Denn es handelt sich hier um eine hochgiftige Pflanze. Gerade bei Kindern, die sie leicht mit süßen Kirschen verwechseln, kommt es schon nach drei bis vier Beeren zu Symptomen wie Pulsbeschleunigung, Pupillenerweiterung und Gesichtsrötung. Schon zehn von diesen kleinen Pseudokirschen können eine tödliche Wirkung haben. Die Pflanze enthält hauptsächlich Atropin, aber auch

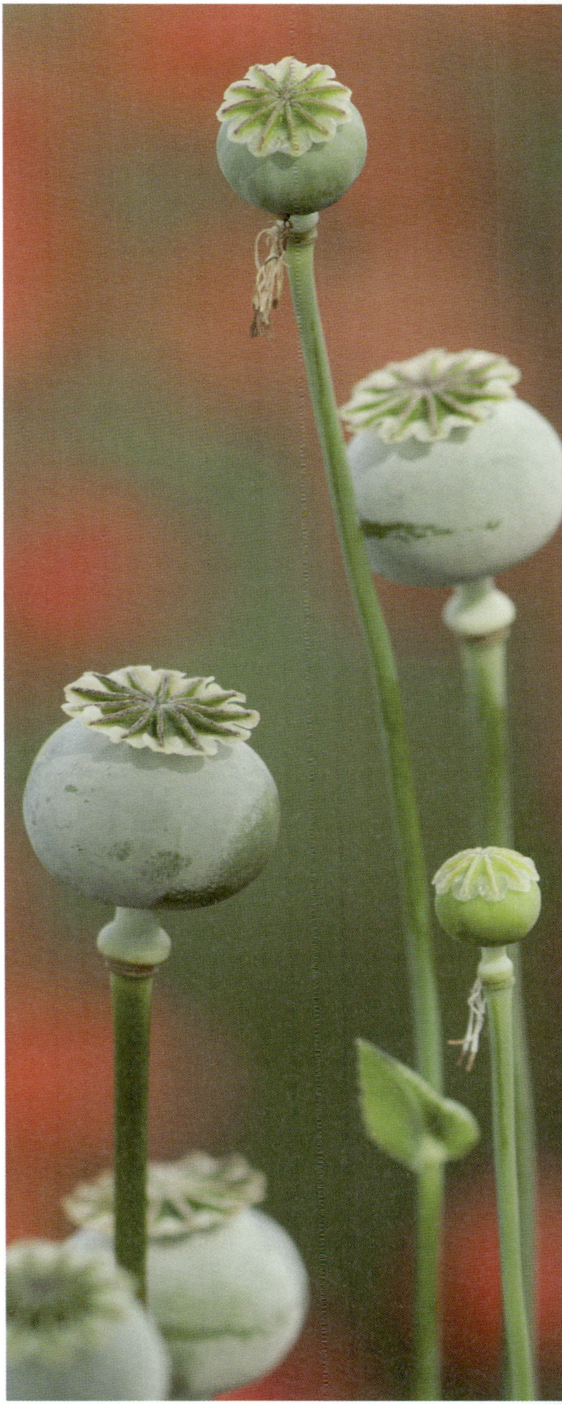

psychoaktive Tropanalkaloide wie Hyoscamin, das auch im Bilsenkraut enthalten ist. Atropin hemmt die Freisetzung bestimmter Botenstoffe im zentralen Nervensystem, wichtige Lebensvorgänge wie Verdauung, Herzschlag oder Sehvermögen können dadurch deutlich gestört werden. Die höchste Wirkstoffkonzentration findet sich in den Samen. In der Antike hatte das Nachtschattengewächs, das in Mittel- und Südeuropa sowie in der Türkei heimisch ist, zwei Einsatzbereiche: Zum einen diente es als psychoaktives Hilfsmittel, das in kleinen Dosen » ... den Verstand klärte und zu intellektuellen Arbeiten befähigte«, die Gedächtnisleistung erhöhte und den Anwender in einen Bewusstseinszustand mit erhöhter Wahrnehmungsfähigkeit versetzte.[28] Die Druiden versuchten auf diesem Wege, mit den normalen Sinnen nicht wahrnehmbare Wesenheiten zu erspüren. Zum anderen war die Tollkirsche auch eine wertvolle Heilpflanze, mit der man Krankheiten, die durch Dämonen verursacht worden waren, zu beeinflussen versuchte.

In der nachkeltischen Zeit avancierte Atropa belladonna zu einem Bestandteil der legendären Flugsalbe, die die Hexen für ihre Rituale anwendeten. Die Inhaltsstoffe wurden über die Haut aufgenommen und vermittelten das Gefühl zu fliegen. In manchen Regionen verfuhr man mit der Tollkirsche ebenso wie mit dem Bilsenkraut, indem man ihren Saft Bier und Wein zusetzte. Bei geringer Wirkstoffmenge kam es zu einer aphrodisierenden Wirkung; zu viel Belladonnasaft führte hingegen zu Tobsuchtsanfällen, daher der deutschsprachige Name Tollkirsche, oder direkt zum Tod.

Volksmedizinisch hat sich lange Zeit der Einsatz bei Epilepsie, Asthma und Bronchitis gehalten. In der Homöopathie setzt man Belladonna bei Erkältungen, Fieber, Krämpfen und Sonnenstich ein. Auch als Gegengift hat es sich bewährt. Der Name »Atropa belladonna« erinnert an die dritte Schicksalsgöttin (Parze) in der griechischen Mythologie namens Atropos. Sie durchschnitt den Faden des Lebens. Als Gift ist die Tollkirsche dazu durchaus auch in der Lage. Der italienische Begriff »belladonna« für »schöne Frau« geht auf die Mode zurück, den gepressten Saft in die Augen zu träufeln. Das enthaltene Atropin bewirkt eine zeitlich begrenzte Vergrößerung der Pupillen. In Italien galten große schwarze Augen lange Zeit als Schönheitsideal. Augenärzte benutzen den Stoff auch heute noch zu diagnostischen Zwecken.

28 Christian Rätsch: Heilkräuter der Antike, S. 382.

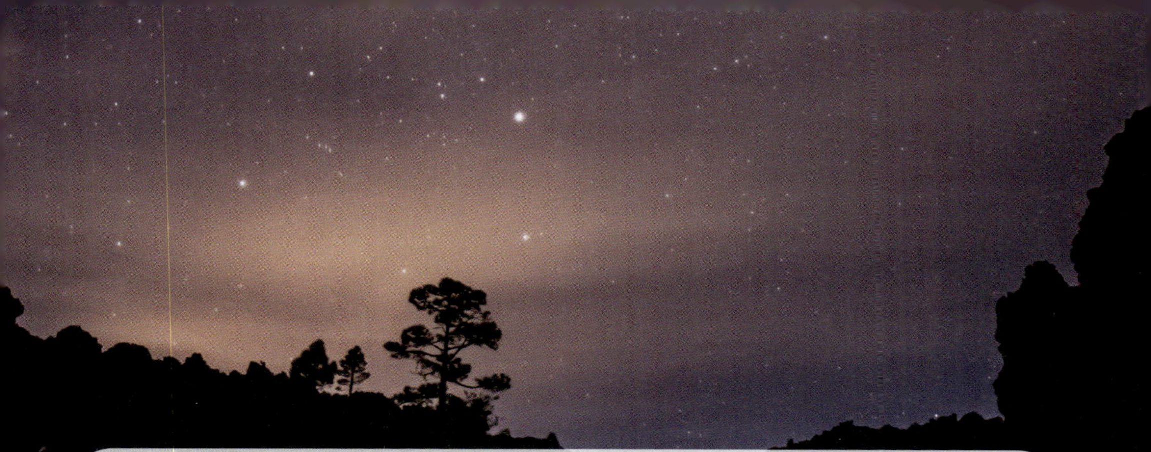

WAS DIE DRUIDEN EINST WUSSTEN … KEHRT WIEDER ZURÜCK

Mit dem Mond zu innerer Harmonie

»Sie stellen häufig Erörterungen an über die Gestirne und ihre Bahn, über die Größe der Welt und des Erdkreises, über die Natur der Dinge …«[29] Bei den meisten römischen Chronisten ist zu lesen, dass die Druiden für sich beanspruchten, über die Größe und die Gestalt der Erde, ja, des ganzen Universums Bescheid zu wissen und auch die Bewegungen der Sterne zu kennen. Auch in den frühchristlichen irischen Texten tauchen die Druiden als Sternenkundige auf. So galt der Lehrmeister der heiligen Brigid als Meister der Astrologie und Astronomie, wobei man damals keine Trennung zwischen beiden Bereichen vornahm. Der praktische Aspekt der Astronomie stand wohl im Vordergrund, sie wurde zu kalendarischen Berechnung genutzt. Laut Cäsar berechneten die Druiden die Zeit anhand des Mondlaufes. Es heißt auch, dass sie die Mathematik des Pythagoras gekannt haben und diese für Berechnungen benutzten, mit denen bestimmte Ereignisse vorhergesagt werden konnten. Dass ein Kontakt und kultureller Austausch zwischen der keltischen Welt und dem Mittelmeerraum bestanden hat, ist archäologisch bewiesen; seit dem 7. Jahrhundert v. Chr. sind in Gallien griechische Besucher belegt. Der älteste erhalten gebliebene keltische Kalender stammt aus dem 1. vorchristlichen Jahrhundert und ist als »Coligny-Kalender« im »Palais des Arts« in Lyon zu besichtigen. Er zeigt einen Fünfjahreszyklus mit präzisen Angaben über die Mondphasen und das Sonnenjahr und gilt heute als Meisterwerk der Kalenderberechnung. His-

29 Julius Cäsar: Der Gallische Krieg, S. 267.

torisch ist es nicht klar, ob die Kelten ihr gesamtes Wissen von den Griechen übernommen haben. Wir dürfen eher vermuten, dass sie deren Erkenntnisse zur Vervollständigung dessen benutzten, was ihnen schon ihre geografischen Vorgänger, die Erbauer der großen Steinkreise, hinterlassen hatten. Anlagen wie Stonehenge in Südengland gelten heute als großartige »astronomische Computer«.

Die überlieferte Astrologie der Druiden ist für uns hauptsächlich in Form des keltischen Baumkalenders greifbar. Anders als das heutzutage verbreitete griechisch-römische System mit den zwölf Tierkreiszeichen hat der druidische Baumkreis, in dem der Mond im Mittelpunkt steht, 13 Zeichen. Zwangsläufig sind die keltischen Mondzeichen nicht immer identisch mit den zwölf uns geläufigen Tierkreiszeichen. Nicht wenige Astrologen halten jedoch den keltischen »Mondtierkreis« für präziser. So plädiert die amerikanische Autorin Helena Paterson dafür, dass »die druidische Astrologie wieder einen Ehrenplatz erhält.«[30]

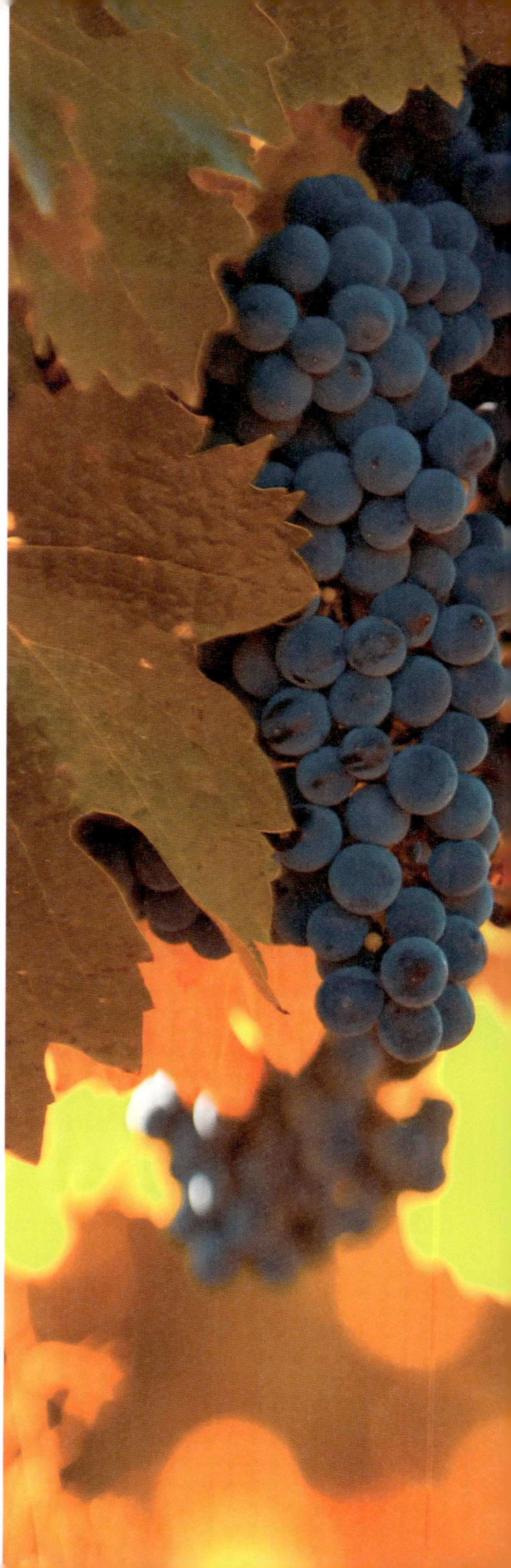

30 Helena Paterson: Entdecken Sie Ihr keltisches Mondzeichen, S. 19.

Selbsterkenntnis durch Astrologie

Mithilfe folgender Tabelle können Sie Ihr keltisches Mondzeichen und das entsprechende Tierkreiszeichen ermitteln.

Monat	Baumzeichen	Griechisch-römischer Tierkreis
24. Dezember–20. Januar	Birke, Beth	Steinbock
21. Januar–17. Februar	Eberesche, Rowan	Wassermann
18. Februar–17. März	Esche, Nion	Wassermann/Fische
18. März–14. April	Erle, Fearn	Fische/Widder
15. April–12. Mai	Weide, Saille	Widder/Stier
13. Mai–9. Juni	Weißdorn, Uath	Stier/Zwillinge
10. Juni–7. Juli	Eiche, Duir	Zwillinge/Krebs
8. Juli–4. August	Stechpalme, Tinne	Krebs/Löwe
5. August–1. September	Haselstrauch, Coll	Löwe/Jungfrau
2. September–29. September	Weinstock, Muin	Jungfrau/Waage
30. September–27. Oktober	Efeu, Gort	Waage/Skorpion
28. Oktober–24. November	Schilfrohr, Ngetal	Skorpion/Schütze
25. November–23. Dezember	Holunder, Ruis	Schütze/Steinbock

Die ernsthafte Beschäftigung mit Ihrem Mondzeichen, Geburtshoroskop und Tierkreiszeichen kann Ihnen zu mehr Selbsterkenntnis verhelfen und hat ebenso eine heilende Wirkung. Wer seine seelischen Schwächen und Stärken kennt, kann auch besser mit ihnen umgehen. Viele Störungen und Belastungen können rechtzeitig erkannt werden und müssen sich nicht erst im Körper als Krankheit manifestieren.

Die Druiden haben erfasst, dass sich die Feen, Elfen und Pflanzengeister an bestimmten Tagen im Jahr vermehrt unter das Erdenvolk mischen. Die kalendarischen Fixpunkte waren die Festtage Imbolc, Beltane, Lugnasad und Samhain. Die Nächte vor dem 1. Februar, 1. Mai, 1. August und 1. November waren die Zeiten, an denen sich die Bewohner der feinstofflichen Welt für einen Kontakt mit den Menschen einfanden. Unsere heutige Walpurgisnacht und die Halloween-Partys gehen auf keltische Ursprünge zurück.

Dem natürlichen Rhythmus folgen

Die ungebrochene Beliebtheit der magischen Feste ist ein Hinweis darauf, dass auch die heutige Menschheit tief in ihrem Inneren ein unauslöschbares Gespür für die kosmischen Kräfte hat. In solchen Nächten sind wir dem Unsichtbaren näher. Die keltischen Feste lagen entweder zu Beginn einer neuen Jahreszeit oder genau in der Mitte, wenn eine Jahreszeit sich teilt. Diese Daten eignen sich gut für eine innere Umstellung. Im Zustand der Entspannung können Sie sich auf Veränderungen in der Natur einstellen und an ihrem Rhythmus teilhaben. Die keltischen Feiertage sind Zeitpunkte, zu denen Sie Geist und Organismus in den Lauf der Zeit einschwingen und dafür sorgen können, dass Sie im Gleichgewicht bleiben. In Bezug auf die Geistige Welt sind diese Termine gute Möglichkeiten für Heilmeditationen und andere Selbstheilungsrituale, für Gebete und religiöse Handlungen.

Während die kalendarischen Erkenntnisse für die in der Landwirtschaft tätigen Kelten von großer Bedeutung waren, befasste man sich in der Sterndeutung auch mit Weissagung. Wir wissen nicht, ob die druidischen Astrologen den Untergang der keltischen Hochkultur vorausgesehen haben. Wir werden auch nicht erfahren, ob sie gewusst haben, dass das allmähliche Verschwinden ihrer spirituellen Philosophie zeitgleich mit dem Übergang in das Fischezeitalter vonstattenging. Dieses Äon war gekennzeichnet durch patriarchale Strukturen. Während der vergangenen 2000 Jahre – und so lange benötigt die Erdachse etwa, um ein Tierkreiszeichen zu durchlaufen – war das spirituelle Keltentum nur eine versteckte Randerscheinung. Nun, da die Merkmale des Wassermannzeitalters – Menschlichkeit, Brüderlichkeit, Individualität, Toleranz – eine neue Ära ankündigen, kommen seine zeitlosen Werte wieder ans Tageslicht, während sich die alten Kräfte im gegenseitigen Kampf aufreiben.

Die Heilkraft der Klänge

Auch wenn die Asterix-Comics oft wunderbar detailgetreu das Leben der Kelten schildern, kommt eine Berufsgruppe in ihnen ziemlich schlecht weg: die Barden. Während Miraculix als weiser Druide Zaubertränke braut und gute Ratschläge erteilt, erfährt der Sänger und Harfenspieler Troubadix das harte Dasein eines Außenseiters. Dies liegt hauptsächlich daran, dass er seinen Beruf verfehlt hat. Völlig frei von jeglicher Musikalität und von der Natur mit einer jämmerlichen Stimme bedacht, landet er am Ende jeder Geschichte gefesselt und geknebelt am Baum, um die Party nicht zu stören. Die Realität sah anders aus. Der keltische Barde war zwar ein Dichter und Sänger. Sein Tätigkeitsbereich ging aber über die einfache Unterhaltung weit hinaus. Es heißt, dass er mit seiner Harfe die Menschen gezielt zum Lachen oder Weinen brachte. Und zum Schlafen. Gut, das können manche heutige Musiker auch. Als Druide war der Barde aber gleichzeitig ein Magier, der mit seinem Instrument und seinem Gesang Schwingungen entfachte. Diese Schwingungen vermochten die Menschen zu beeinflussen. Erst heute ist die moderne Wissenschaft in der Lage, die Wirkung von Klangfrequenzen auf uns Menschen zu belegen und plausibel zu erklären.

Ist es ein Zufall, dass beispielsweise die Berufsgruppe mit der statistisch höchsten Lebenserwartung die Dirigenten sind? Zur keltischen Zeit mögen es die druidischen Barden gewesen sein. Dirigenten stehen an ihrem Pult im Zentrum einer positiven Schwingungsströmung, erhalten regelmäßig eine hohe Dosis aufbauender, die Vitalität fördernder Frequenzen.

Das Orchester des Druiden war der Wald, der ihn umgab. Von morgens bis abends vernahm sein Ohr die hohen Frequenzen des heilkräftigen Vogelgesangs, das beruhigende Rauschen des Windes in den Bäumen, das belebende Plätschern des Baches. Die keltischen Instrumente, von den Barden auf meisterhafte Weise beherrscht, wurden im Wald gebaut, gestimmt und eingespielt. In ihnen schwang der Geist der Natur mit.

Für unsere keltischen Vorfahren war es selbstverständlich, dass es neben der Unterhaltungs- und Kriegsmusik auch eine spirituelle, heilige Musik gab, die den eingeweihten Priestern vorbehalten war. Zeremonien und Rituale, selbstverständlich auch Heilungen, wurden von Musik begleitet. Anhand spezieller Klänge und Rhythmen sollten helfende Kräfte heraufbeschworen und heilungsfördernde Prozesse in Körper und Seele des Patienten in Gang gesetzt werden. In der antiken Welt war dies nichts Außergewöhnliches. Auch ägyptische Priester heilten mit Musik, die Griechen kannten wirksame Heilgesänge, und bei den Assyrern gab es regelrechte Konzerte gegen böse Geister.

Sogenannte Naturvölker wissen intuitiv um die Heilkräfte der Musik. In ihren Ritualen spielt sie eine entscheidende Rolle. Diese Rolle ist sich auffallenderweise noch in den hintersten Winkeln dieses Planeten ähnlich. Trommeln, Singen und Tanzen sind strukturell verwandt mit den Zyklen der Natur, in der alles einem klar erkennbaren Rhythmus unterliegt: angefangen bei der menschlichen Atmung und dem Puls über Tag und Nacht, die Mondphasen bis zu den Jahreszeiten.

Über die Jahrtausende waren Rhythmen und Töne ein wesentlicher Bestandteil von Heilbehandlungen. Dies galt in Europa noch bis ins 18. Jahrhundert hinein, als etwa für den Dichter Novalis klar war, dass Krankheit eigentlich ein musikalisches Problem sei. Mittlerweile beginnt die Medizin, die Musik in die Krankenhäuser und Praxen zurückzuholen – zumindest als unterstützendes Therapieelement. Dass Musik die Muskelspannung im Organismus herabsetzen kann, die Herzfrequenz, den Blutdruck, ja, sogar das Schmerzempfinden senkt, dass Stoffwechsel und Atemrhythmus positiv beeinflusst werden, hat die Wissenschaft in den letzten Jahren anhand zahlreicher Tests und Studien nachgewiesen. Heute wird Musiktherapie in vielen medizinischen Bereichen eingesetzt. Bei einer Erkrankung hat der menschliche Körper eine Schwingung gespeichert, die seinen normalen Energiefluss behindert. Dadurch entstehen Fehlregulationen. Musik besteht ebenfalls aus Schwingungen, und es liegt auf der Hand, dass sie das Energiesystem beeinflussen kann – positiv wie auch negativ. Wohl jeder kennt das angenehme Gefühl, wenn er sein Lieblingslied hört. Durch die Musik wird das »Glückshormon« Endorphin ausgeschüttet, Wohlbefinden stellt sich ein. Das Gleiche gilt für das Tanzen: Mal so richtig abzurocken oder beim Wienerwalzer rasante Kreise zu drehen hat einen ungemein belebenden Effekt auf Körper, Geist und Seele. Wir sollten unseren Ohren wirklich viel mehr Beachtung zukommen lassen. Mehr als das Auge ist das Ohr das Tor zur Welt. Schon im fünften Monat nimmt ein werdender Mensch im Bauch der Mutter seine Umgebung durch das Hören wahr. Das ursprünglichste Erfahren von Rhythmus und damit auch Zeit ist der Herzschlag der Mutter. Embryos hören die Umweltgeräusche zwar, aber diese sind durch Bauchdecke und Fruchtblase gefiltert. Dadurch werden tiefe Töne weitgehend ausgeblendet, die hochfrequenten, Energie fördernden Klänge dringen durch. Im Mutterleib ist das Kind noch relativ geschützt; dafür prasselt es spätestens nach der Geburt nur so auf es ein – im Vergleich zu früheren Generationen ist der Jetztmensch einer viel stärkeren akustischen Umweltverschmutzung ausgesetzt. Speziell in den Städten rattert und brummt es überall, und wir machen uns nur wenig Gedanken darüber, wie diese permanente Geräuschkulisse auf unseren Organismus wirkt.

Bei den Schamanen Zentralasiens in der ehemaligen Sowjetunion wird noch heute ein komplexes System von verschiedenen Tonleitern verwendet, denen bestimmte Körperzonen und Organe, ja, sogar astrologische Sternzeichen, Tages- oder Jahreszeiten zugeordnet sind. Man kennt insgesamt 300 Tonleitern, sie gelten als Träger heilsamer somatischer, emotionaler und geistiger Informationen. Auch hier handelt es sich um schwingende Alternativen zu den disharmonischen Zuständen im Organismus eines Kranken. Doch kehren wir zu den Schamanen der historischen Kelten zurück. Eine der oberflächlicheren Aufgaben eines Barden war die Unterhaltung der Gäste bei den legendären keltischen Gelagen. Bei solch einem kollektiven Besäufnis stimmte er Heldengesänge an, pries den König und seine Vorfahren. Dabei begleitete er sich auf der »Cruith«, der typischen Bardenharfe. Die Musiker hatten meist ein kleines Instrument dabei, das sie am Gürtel tru-

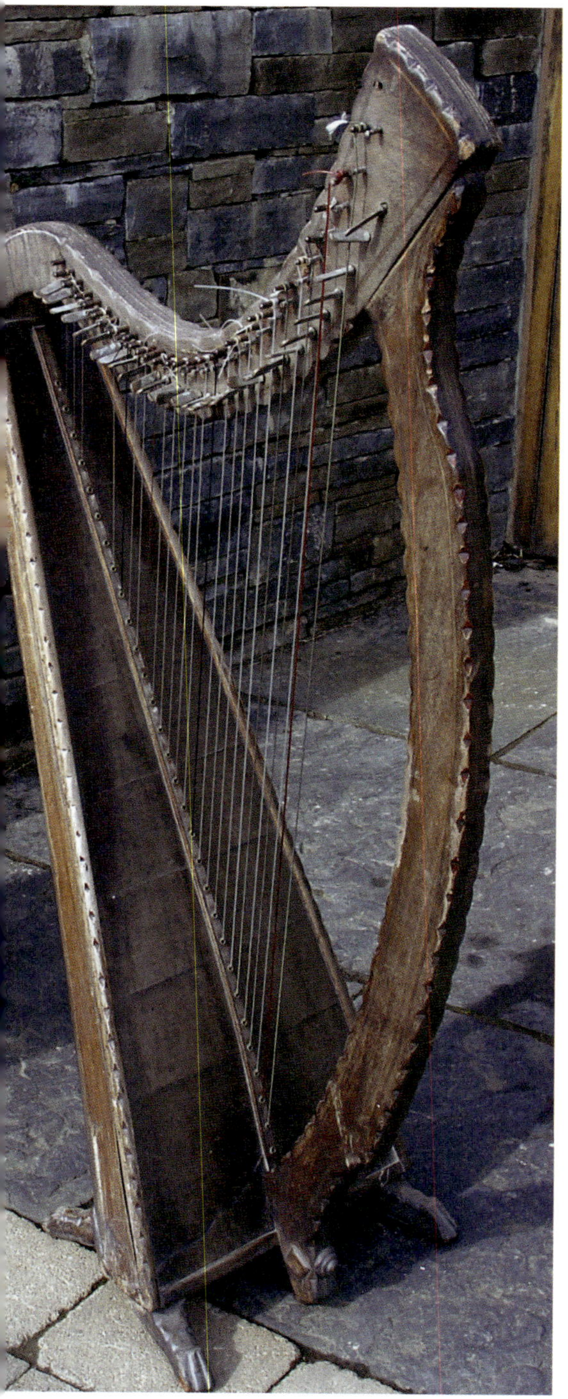

gen. Es kamen aber noch vier weitere Harfenarten – bis hin zur großen Stehharfe – zum Einsatz. Anders als der bemitleidenswerte Comic-Barde Troubadix waren die Barden des wirklichen Lebens angesehene Meister des Gesangs und des Spiels. Man benannte sogar einen Ort nach ihnen: Bardomagus (deutsch: Bardenfeld) in der Nähe von Mailand. Auch das irische Wappen wird von einer Harfe geziert. Nicht ohne Grund: In ganz Europa galten die irischen Harfenspieler bis weit ins Mittelalter hinein als die besten Vertreter ihrer Zunft. In den Märchen und Sagen der Grünen Insel ist der fahrende Sänger und Harfenspieler eine feste Größe.

In regelrechten Dichterschulen wurden die künftigen Barden auf ihren späteren Beruf vorbereitet. Mündlich, wie alle Druiden. Es heißt, dass man sie in fensterlose Zimmer sperrte, wo sie Tag und Nacht ihr Gedächtnis trainieren mussten. Und dies sieben Jahre lang. Das Können eines keltischen Harfenspielers wurde nach dem Kriterium bewertet, wie er die Musik zu spielen vermochte, die man in drei Bereiche unterteilte: Musik des Schlafs, Musik der Traurigkeit und Musik des Lächelns. Poseidonios hatte beobachtet, dass die Kelten ihre Sänger mit auf Kriegszüge nahmen. In seinem dritten Buch, »Historiae«, schreibt er, dass sie mit Schmähliedern die Feinde zu verspotten hatten und ihnen auf diesem Weg die Ehre rauben sollten.

Neben den berühmten Harfen hatten die Kelten noch weitere Instrumente, die sie zu Ritualzwecken einsetzten. Da waren etwa die Luren – bis zweieinhalb Meter lange Blasinstrumente aus Bronze, an denen rasselnde Metallstückchen befestigt waren. Die Rohre gab es mit Rechts- und Linkswindung, und sie wurden paarweise gespielt. Ihr monotoner Klang erinnert an die tibetischen Hörner und kann durch seine Schwingung durchaus beim Menschen einen tranceartigen Zustand einleiten. Hörer solcher Klänge, wären sie an ein Elektroenzephalogramm angeschlossen, wiesen im Zustand tiefer Entspannung eine Absenkung der mittleren Alpha-Wellen und eine Erhöhung der schnellen Theta-Wellen auf. Musik ist ein wesentliches Element des druidischen Schamanismus. Schamanen nutzen seit Urzeiten Rhythmen und Klänge, um ihr Bewusstsein zu verändern. Ob sie ebenfalls Rasseln und Trommeln anspielten, wie etwa ihre Berufskollegen bei den Indianern, ist nicht überliefert. Allerdings hat die »Bodhran«, die alte keltische Rahmentrommel, eine sehr große Ähnlichkeit mit den Handtrommeln der indianischen Schamanen. Auch fand man mehrfach Rasseln in keltischen Gräbern, von denen die Archäologen annehmen, man habe damit böse Geister zu verscheuchen versucht. In dem Zusammenhang sollten wir uns in Erinnerung rufen, dass Geister als Krankheitsverursacher bei den druidischen Diagnostikern eine große Rolle spielten. Gleichsam waren die Kelten der Meinung, dass die Musik ein Geschenk der Geistigen Welt sei. Der »gute Gott« Dagda rührte mit seinem Harfenspiel die Menschen an und lehrte die Barden, so zu spielen wie er. In der keltischen Mythologie wird zudem immer wieder von Feenmusik berichtet. Dies sei die schönste Musik, die ein Mensch jemals hören könne. Diese Feenmusik stamme direkt, so heißt es, aus der Anderswelt. Wenn ein Mensch diese Melodien hört, kommen sie meist direkt aus der Erde oder aus den Hügeln der Feen. Jeder, der schon einmal solch ein Lied gehört hat, berichtet von perfekter, einzigartiger Musik, die nicht von Menschen stammen könne. Die alten Mythen erzählen, dass die Feenmusik den Menschen in einen Zauberschlaf versetze. Dichter und Sänger, die ja bei den Kelten immer druidisch ausgebildet und somit im Umgang mit der Anderswelt geschult waren, führten ihr Wissen um die Kraft der Musik direkt auf den Kontakt mit den Geistern zurück. Schamanen überall auf der Welt tun dies übrigens noch heute. Alle Kelten waren der Ansicht, dass die Barden ihr Wissen und ihr Können unmittelbar von den Geistern und Göttern erhielten. Deshalb wurden jene hoch geachtet. Man glaubte, dass die Dichter bzw. Barden immer die Wahrheit sprachen, weil die Wahrheit von den Göttern komme. Übrigens waren die Kelten nicht die Einzigen, die Musik für eine göttliche Eingabe hielten. Dies taten und tun auch viele weltberühmte Komponisten. Beethoven hat immer betont, seine musikalischen Ideen kämen von Gott, und auch Brahms äußerte sich in einem Gespräch mit dem Journalisten Arthur M. Abell ähnlich: »Takt für Takt wird mir das fertige Werk offenbart … Ich muss mich in einem Zustand der Halbtrance befinden, in einem Schweben zwischen Schlafen und Wachen, um solche Ergebnisse zu erzielen.«[31] Auch viele spätere berühmte Musiker, die sich nicht in einem religiösen Zusammenhang äußerten, betonten dennoch, dass die Musik nicht aus ihnen selbst käme. So sagte der Rolling-Stones-Gitarrist Keith Richards einmal in einem Fernsehinterview, er fange seine legendären Riffs aus der Luft ein. Musik ist mehr als nur eine klangliche Untermalung unseres Alltags, mehr als kulturelle Freizeitberieselung. Wenn wir uns ihr mit Herz und Verstand widmen, hat sie eine heilende Macht, die unser Leben verändern kann. Musik ist in der Lage, über das Ohr die Lebensenergie zu aktivieren und die heilende Kraft – Prana, Chi, Orgon, Od oder wie immer wir sie nennen mögen – wieder in Fluss zu bringen. Und damit trägt sie zur einzig wahren Heilung bei, zur Heilung aus uns selbst heraus.

31 Arnold Schalker: Im Zustand der Verzückung sehe ich klar, in »esotera« 6/97, S. 67.

Musik fürs Wohlbefinden

Wenn Sie sich eine »musikalische Hausapotheke« einrichten möchten, sollte »das Ohr der Weg sein«, wie schon der einstige Jazzprofessor und spätere spirituelle Pionier der Musiktherapie Joachim-Ernst Berendt immer wieder betont hat. Achten Sie einmal auf Ihre Empfindungen, wenn Sie Musik hören. Beruhigt sie Sie? Macht sie Sie fröhlich? Werden Sie aktiv oder gar aggressiv? Stellen Sie sich am besten eine Reihe der Titel zusammen, die Sie am liebsten hören und von denen Sie wissen, dass sie Ihre Stimmung positiv beeinflussen. Solch eine persönliche »Best-of-Sammlung« schafft gute Laune am Morgen und gibt Schwung bei der Arbeit. Wenn Sie für eine Tätigkeit Konzentration und Ruhe benötigen, eignet sich ruhige Hintergrundmusik ohne große rhythmische und melodische Veränderungen. Wollen Sie tiefer in die medizinische Klangtherapie einsteigen, sollten Sie sich entsprechende CDs besorgen, die für diese Zwecke produziert worden sind. Mittlerweile gibt es Veröffentlichungen, die gezielt bestimmte Organe beeinflussen und Reaktionen im Organismus hervorrufen sollen. Wundern Sie sich beim Anhören nicht, wenn diese Klänge Ihren bisherigen Vorstellungen von Musik widersprechen. Möglicherweise werden Sie einige Zeit brauchen, um Ihre Hörgewohnheiten den neuen Klängen anzupassen.

Die ganz normale keltische Musik oder besser keltisch inspirierte Musik, auf die wir heute zurückgreifen können, hat bei aller Vielfalt einen Nenner: Sie ist nicht oberflächlich. Die Interpretationen sind beseelt, gefühlvoll, sie atmen Leben. Es ist handgemachte Musik für Herz und Hirn: klingende Medizin.

Die Heilkraft von Licht und Farbe

Jeder, der ein Museum mit keltischen Ausstellungsstücken besucht, kann dort feststellen, dass sich die Kelten gerne farbenfroh kleideten und auch die Gegenstände des alltäglichen Gebrauchs sehr bunt färbten. Dass Farben mehr sind als nur bunte Verzierung, haben schon ihre Ur-Ur-Urahnen gewusst. In einer Höhle im afrikanischen Sambia entdeckten Wissenschaftler der Universität Bristol vor Kurzem mehr als 300 Pigmentreste, die mindestens 350.000 Jahre alt sein sollen. In der Höhle hatte man eisenhaltige Farbpulver hergestellt. Die Wissenschaftler vermuten, dass die Menschen zu jener Zeit ihre Körper rituell mit den Farben bemalt haben. Auch die Kelten haben ihre Körper gefärbt und mit Tätowierungen verziert. So bemalten sich die Krieger, bevor sie in den Kampf zogen, von Kopf bis Fuß mit blauer Farbe, vermutlich, um den Gegner einzuschüchtern. Man gewann dieses Blau aus Waid, einer gelb blühenden Staudenpflanze, die bis zu 140 cm hoch wird. Übrigens war die Herstellung dieser Indigo-Farbe eine geheime Wissenschaft: Bei heißem Wetter setzte man den pflanzlichen Rohstoff nämlich mit einer Spezialflüssigkeit an – frischem menschlichem Urin. Ob aus farbpsychologischer Sicht ein Blaufärben der Krieger sinnvoll war, ist eher fraglich. Möglicherweise war es aber ein cleverer Trick. Die Kelten hatten vielleicht die Idee, ihre Gegner durch eine geballte Ladung Blau, der diese im Kampf gegenüberstanden, nicht nur einzuschüchtern, sondern regelrecht ruhigzustellen, und diese plötzliche Friedfertigkeit mit aller Wucht auszunutzen. Denn Blau an sich ist die Farbe der Spiritualität, des Friedens, der Stille. Also genau das Gegenteil von Krieg. Heute wird die Tugend verlässlicher Arbeit mit dieser Farbe assoziiert. Flugzeug- und Schiffsbesatzungen tragen Blau, ebenfalls Briefträger, Feuerwehrmänner, Zugschaffner, Busfahrer.

Blau beruhigt und entspannt. Wenn Sie Ihr Schlafzimmer neu streichen möchten, sollten Sie sich für Blau entscheiden, es verbessert den Schlaf. Blau bringt Gelassenheit und löst Stress, kann Migräne lindern und hilft bei Hals- und Augenproblemen. Man kennt heute circa 17 Millionen Farbschattierungen, davon entfallen etwa vier Millionen auf Blautöne. Die Farb- und Lichttherapie gilt heute als das älteste Schwingungsheilverfahren der Welt. Schon die Priester und Heiler der vorkeltischen Kultur sollen mit Farbe und Licht körperliche und seelische Krankheiten behandelt haben. Ihre örtlichen wie kulturellen Nachfolger dürften vieles von diesem Heilsystem übernommen haben. Auf unserem Planeten hat es immer wieder Lichtzeitalter gegeben, in denen die Sonne als Ausdruck göttlicher Strahl- und Heilkraft verehrt wurde. Aus Heliopolis, der altägyptischen Sonnenstadt, ist bekannt, dass dort licht- und farbdurchflutete Heiltempel standen.

In der chinesischen Medizin der Antike setzte man Epileptiker auf violette Teppiche, Scharlachkranke trugen rote Kleider und wurden mit rotem Licht bestrahlt. Wer unter Darmproblemen litt, wurde mit gelber Farbe behandelt. Neben der Bestreichung des Körpers, dem Bestrahlen mit Licht und entsprechender farblicher Umgebung therapierte man Patienten auch mit farbig bestrahltem Wasser und gab ihnen Nahrungsmittel in der ihre Gesundheit fördernden Farbe. Solche Therapieformen waren in der gesamten alten Welt bekannt, von Griechenland bis Babylon, von Indien bis Tibet. Viele Jahrhunderte später las Johann Wolfgang von Goethe die Werke des griechischen Philosophen Plotin und baute darauf seine Farbenlehre auf, die 1810 erschien. Ihm selbst war sie bedeutsamer als seine Dichtungen, das Licht symbolisierte für den deutschen Dichterfürsten das Göttliche in der physischen Welt. Weit später bewies die Forschung, dass farbiges Licht den menschlichen Organismus und die Psyche beeinflusst. Die Erkenntnisse der antiken Ärzte wurden bestätigt und damit auch vieles, das man seit Langem aus der Erfahrung heraus praktizierte. Während etwa Blau den Schlaf günstig beeinflusst, regt Orange den Appetit an. Wenn Sie sich bei Ihren nächsten Restaurantbesuchen bewusst umschauen, werden Sie vermutlich feststellen, dass viele Gaststätten ihre Wände in dieser umsatzsteigernden Farbe tapeziert oder gestrichen haben. In nicht wenigen Gefängnissen ist dagegen Rosa die bevorzugte Farbe. Der Grund: Rosa Wände sorgen dafür, dass sich Aggressivität verringert. Nicht nur an anthroposophisch orientierten Schulen ist bekannt, dass Schüler am besten lernen, wenn die Wände in hellem Blau oder Gelb gestrichen sind.

Die Allgegenwart und ständige Verfügbarkeit künstlicher Lichtquellen entfernt uns vom natürlichen Rhythmus von Licht und Dunkelheit. Um auf Dauer gesund zu bleiben, brauchen wir eine regelmäßige Zufuhr des kompletten Sonnenlichtspektrums. Künstliches Licht kann diesen Bedarf nicht decken. Vor allem der Mangel an natürlichem UV-A- und UV-B-Licht macht uns zu schaffen. Ultraviolettes Licht beeinflusst die menschliche Hirnanhangdrüse, die ihrerseits alle anderen Hormondrüsen im Organismus steuert. In den Jahren, in denen sich die Menschheit immer mehr unter künstliche Lichtquellen zurückgezogen hat, stieg die Zahl der impotenten Männer rasant an. Sollte

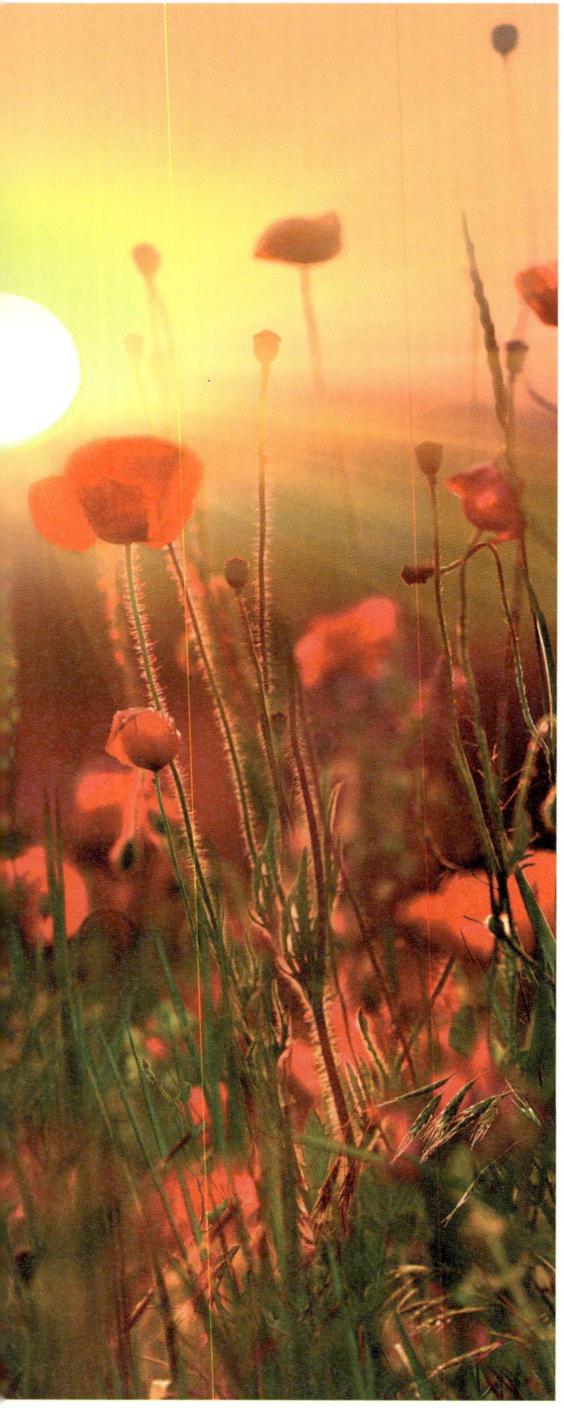

man dann nicht lieber regelmäßig im Garten arbeiten oder durch den Park spazieren, statt auf Viagra zu setzen? Inzwischen zeigen immer mehr wissenschaftliche Untersuchungen, dass ein großer Teil der sogenannten Zivilisationskrankheiten mit einem Mangel an UV-A- und UV-B-Bestrahlung in Verbindung steht. Zwar ist das schädliche UV-C-Licht in Zeiten einer schwindenden Ozonschicht durchaus eine Bedrohung, wenn man sich zu lange der prallen Sonne aussetzt, aber ganz ohne ultraviolette Lichtstrahlen können wir auch nicht leben. Die Kelten betrieben eine vernünftige Lichttherapie, vermutlich ohne je groß darüber nachzudenken: Sie hielten sich regelmäßig unter freiem Himmel auf. Zudem haben sie durch ihre umweltfreundliche Lebensweise die Ozonschicht nicht geschädigt.

Sonne tanken

Machen Sie es wie die Kelten. Gehen Sie hinaus in die freie Natur, um mit den heilenden Energien in Kontakt zu kommen. Bei der folgenden Übung können Sie regelrecht Sonne tanken, sie speichern und sich in den dunklen Wintermonaten an sie erinnern. Stellen Sie sich an sonnigen Tagen mit geschlossenen Augen draußen an einen ruhigen Platz (Garten, Park, Lichtung, Terrasse, Balkon) ins Sonnenlicht, und wenden Sie sich der Sonne zu. Spüren Sie, wie die Sonne Ihr Gesicht und Ihren Körper erwärmt. Atmen Sie tief durch den Mund, ein und stellen Sie sich dabei vor, dass Sie die Energie der Sonne einatmen. Lenken Sie die Energien hinunter in Ihren Bauch, und versuchen Sie, sie dort so lange wie möglich zu halten. Lassen Sie nun die Sonnenenergie Ihren gesamten Körper durchfluten. Jedes Organ, jede Zelle wird erleuchtet. Sie können diese Übung noch ein wenig erweitern und sich mit dem Rücken zur Sonne stellen. Halten Sie die Augen geschlossen, und stellen Sie sich bildhaft vor, wie das goldene Sonnenlicht Ihren Rücken hinunterfließt und die Energiekanäle, die sich entlang der Wirbelsäule befinden, auflädt. Die Sonnenenergie erfüllt alle Bereiche Ihres Körpers mit frischer Energie. Wenn Sie ausatmen, verlassen Spannungen, negative Gefühle und Gedanken Ihren Organismus. Haben Sie in düsteren Wintermonaten Sehnsucht nach Sonnenstrahlen? Stellen Sie sich entspannt hin, schließen Sie die Augen, und erinnern Sie sich an Ihre Sonnenmeditation vom Sommer. Lassen Sie das Gefühl zurückkehren, das Sie damals gespeichert haben, und rufen Sie die Energie der Sonne immer ab, wenn Sie sie brauchen.

Licht ist die Grundlage jeder Heilung. Und der Mensch, so der Pionier der modernen Lichttherapie, Dr. Jacob Liberman, ist »eine lebende Fotozelle«. Heute kann man mit speziellen Methoden das Licht, das lebende Zellen abstrahlen, messen und mit Computerhilfe bildlich darstellen. Ein Erforscher dieses Phänomens, Dr. Fritz-Albert Popp, nennt dieses Lebenslicht »Biophotonen«. Übrigens ist solch eine Strahlung nicht nur beim Menschen messbar, sondern auch bei Nahrungsmitteln. Die Biophotonen bilden ein elektromagnetisches Feld um unseren gesamten Körper, das durch Lichtverstärkung sichtbar gemacht und aufgezeichnet werden kann. Viele sensitive Menschen aller Zeiten bestätigen, dass sie diesen Strahlenkranz sehen können. Es ist die viel zitierte »Aura«, der berühmte »Heiligenschein«, ohne den keine religiöse Personendarstellung auskommt. Anhand der Biophotonenmessung hat man unter anderem darstellen können, dass bekannte Heiler während einer Behandlung eine deutlich erhöhte Strahlung aufweisen und diese über ihre Hände an den Patienten abgeben. Gäbe es heute bildliche Darstellungen von Druiden aus der Antike, hätten damalige Künstler so manchen der Eichenpriester sicherlich auch mit »Heiligenschein« gemalt.

In jeder einzelnen Zelle unseres Körpers laufen pro Sekunde zwischen 30.000 und 100.000 chemische Reaktionen ab. Viele Wissenschaftler vertreten auch heute noch die Auffassung, dass eine biochemische Steuerung dahinterstehe. Nach dem heutigen Stand der Wissenschaft erreichen aber allein die Photonen die dafür nötige Geschwindigkeit. Es ist das »innere Licht«, das unseren Körper in Gang hält.

Essen wie die Kelten

Ein 14-köpfiges Forscherteam, bestehend aus Physikern, Chemikern und Biologen, hat sich intensiv mit der Qualitätsbestimmung von Lebensmitteln befasst, indem es die Strahlungsqualität maß.[32] Eier frei laufender Hühner haben beispielsweise, so eines der zahlreichen Ergebnisse, eine doppelt so hohe Photonenstrahlung wie jene von Käfighühnern, während alle anderen biologischen Gegebenheiten bei beiden Eisorten gleich bleiben. Besonders hoch sei die Lichtqualität von Eiern, wenn sich die Hühner bei gutem Wetter im Sonnenlicht bewegt hätten. Man kann daraus schlussfolgern, dass unsere Nahrung Informationen überträgt. Diese Übertragung ist abhängig von der Fähigkeit der Lebensmittel, Licht zu speichern. Wir essen also nicht nur organische Stoffe in Form von Vitaminen, Proteinen oder Mineralien, sondern auch Licht. Und damit auch die Lebensinformation eines Tieres oder einer Pflanze. Die Kelten glaubten, dass sich bestimmte Eigenschaften erlegter Tiere auf sie übertrugen, wenn sie diese aßen. Ebenso waren sie der Meinung, die Heilwirkung einer Pflanze, die sich den Druiden durch die natürlichen Signaturen offenbarte, in Form des »Pflanzengeistes« aufzunehmen.

32 Vgl. dazu Anne Niemeyer: Wir leben von Licht, in »esotera« 6/94, S. 18.

Letztlich sind keltische Druiden und moderne Lichtwissenschaftler mit dieser Ansicht auf der gleichen Wellenlänge. Die Informationen der Nahrung bewirken eine Resonanz unserer körpereigenen Biophotonen und werden auf diese Weise auf den Organismus übertragen. So lässt sich beispielsweise auch die für manchen nur schwer verständliche Hochpotenzen-Homöopathie erklären. Wenn wir verstehen, dass wir nicht nur von den stofflichen Inhalten unserer täglichen Nahrung leben, sondern dass es in hohem Maße auch auf die Information der Lebensmittel ankommt, werden wir die Essensqualität aus einem anderen Blickwinkel betrachten. Unser Körper ist kein Motor, der als Kalorien messbare Energielieferanten benötigt, er benötigt vielmehr Informationen, die seine Ordnung erhalten. Die Kelten haben uns mit ihrer Ernährungsweise vorgelebt, dass der Mensch ein vernunftbegabter Genießer ist. Wichtig ist der Lichtgehalt, und den erhalten wir in erster Linie über unbehandelte Nahrungsmittel. Davon abgesehen, dass die Kelten mit ihrer Nahrung mehr Licht zu sich nahmen, als wir es heute tun, kann man kein völlig einheitliches Bild von der Art und Weise, wie sie sich ernährten, entwerfen. Dazu waren auch die klimatischen Bedingungen in den Ländern, über die sich ihre Kultur erstreckte, zu unterschiedlich.

Archäologen fanden bei Ausgrabungen Reste von Dinkel, der als wichtigstes Brotgetreide galt. Dinkel hat den Vorteil, dass er sehr lagerfähig ist. In Gegenden mit rauerem Klima bauten die Kelten Emmer an, ebenso Gerste. Hülsenfrüchte wie Bohnen, Erbsen und Linsen gehörten auch zum Speiseplan. Während man Leinsamen für die Öl- und Textilfasergewinnung wachsen ließ, war der Schlafmohn wohl nicht allein zur Produktion von pflanzlichem Öl bestimmt. Damals schon kannte man die berauschende Wirkung des Opiums, das aus der Milch der unreifen Samenkapseln gewonnen wird. Die für Grillspieß und Kochtopf bestimmten Haustiere wie Schweine, Schafe, Rinder und Ziegen wurden zur Futtersuche in Wald und Wiese geschickt. Die Hühner hielt man in Hausnähe. Nicht alle keltischen Stämme aßen ihr Federvieh, es diente in erster Linie als Eierlieferant. Ein Amulett in Form eines Hahns galt auch als Unheil abwehrend. Die Kelten waren große Fleischliebhaber; sie ergänzten ihren Speiseplan durch Wild, das in den ausgedehnten Wäldern Europas reichlich vorhanden war. Das wichtigste Getränk war Quellwasser, Kühe, Ziegen und Schafe lieferten zudem Milch. Beliebter waren allerdings Bier und Wein. In Manching in Bayern wurden italienische Trinkgefäße ausgegraben. Kein Wunder: In den römischen Schriften tauchen immer wieder Beschreibungen von großen Festgelagen mit unmäßigen Trinksitten auf. Dabei hockte man im weiten Kreis auf Stroh zusammen, wobei die wichtigsten Festteilnehmer in der Mitte saßen. Auf niedrigen Holztischen wurde reichlich Fleisch serviert. Der »Curad-ir«, der Heldenbissen, stand dem tapfersten Krieger in der Runde zu. Oft gab es Streit um das beste Bratenstück, denn so ziemlich jeder hielt sich für den Besten. Zumindest erzählen dies die alten Sagen und Geschichten.

Man trank gemeinsam aus einem einzigen Becher, der die Runde machte. Für Unterhaltung sorgten professionelle Spaßmacher und Narren, druidische Barden sangen in ihren Liedern das Lob des Königs oder des jeweiligen Clanchefs und seiner Ahnen. Die Heldensagen berichten davon, dass es bei solchen Gelagen als Folge des starken Alkoholgenusses nicht selten zu Kämpfen kam, die auch tödlich enden konnten. Während die Oberschicht dem Wein zugetan war, trank das einfache Volk Gerstenbier oder mit Honig gebrautes Weizenbier. Viel Fleisch, viel Alkohol – wenn wir die Ernährung der Kelten nur aus diesem strengen Blickwinkel betrachten, tun wir unseren Vorfahren sicherlich Unrecht. Die Beschreibungen der Römer heben exzessives Verhalten hervor, dieses dürfte jedoch nicht im Alltag geherrscht haben. Würde man Rückschlüsse auf die Ernährung der Mitteleuropäer aus ihrem Verhalten bei Geburtstagsfeiern, zu Silvester oder an Karnevalstagen ziehen wollen, läge man genauso falsch. Wir können rückblickend eher sagen, dass die Kelten echte Genießer gewesen sein müssen. Sie wussten die Gaben der Natur zu schätzen, schließlich kamen sie von den Göttern! Durch ihr Getreide erhielten sie genug Ballaststoffe, das Wasser war im Normalfall rein, das Fleisch stammte von Tieren, die artgerecht in der sie umgebenden Natur aufgewachsen waren.

Und nach dem Essen? Von den Iberokelten ist die Sitte bezeugt, sich die Zähne mit Urin zu reinigen. Waren die Kelten auch hier Vorreiter eines Trends, der in den 1980er- und 1990er-Jahren Tausende dazu brachte, ihre eigene Ausscheidung als Medizin zu verwenden? Was die allgemeine Körperpflege betrifft, so kann sich in den Museen jeder ein Bild davon machen, dass keltische Familien den Bereich der Hygiene sehr hoch bewerteten. Scheren, Rasiermesser, Pinzetten, Nagelschneider, Ohrlöffelchen, Kämme, Spiegel, Schaber – Dinge der täglichen Toilette sind in großer Zahl erhalten geblieben. Die Haare wusch man übrigens mit Bierschaum, auch dieser Brauch ist heute noch populär.

Die Heilkraft der Edelsteine

Von den Druiden heißt es, dass sie die Fähigkeit hatten, sich unsichtbar zu machen. Angeblich mithilfe des Bergkristalls, von dem man sagt, er habe die Macht, Energie umzuwandeln. Dass ein Bergkristall der ideale »Umwandlerstein« ist, davon sind auch moderne Edel- und Heilsteinforscher überzeugt. Wer sich vor den ungesunden Strahlen eines Computerbildschirms schützen will, platziert heute spitze oder pyramidenförmige Bergkristalle vor dem Gerät, um die Strahlung zu transformieren. Als machtvollster magischer Stein galt den Kelten der Peridot. Die Druiden nähten ihn an ihre Gewänder; er galt als Schutz vor Hexerei und dem bösen Blick. Gleichzeitig sollte er die Schärfe des Geistes stärken. Kelten, die in Meeres- und Flussnähe lebten, trugen Korallen als Amulett. Die Steine sollten sie vor dem Ertrinken bewahren. In Fürstengräbern fand man Rubine als Einarbeitungen in Kronen und Rüstungen. Der Stein, nach dem Diamanten härtester aller Juwelen, stand für Macht und Würde. Er verlieh seinem Träger Mut. Gleichzeitig schrieb man ihm auch einen therapeutischen Effekt zu – er sollte die Manneskraft stärken und erhalten.

In den Bereich der körperlichen Liebesfähigkeit fällt nach keltischem Glauben auch die Wirkkraft des Mondsteins, sein Geltungsbereich umfasst jedoch beide Geschlechter. Ihn brachte man auch mit Fruchtbarkeit jeder Art in Verbindung. Bei unerfülltem Kinderwunsch sollten Paare einen Mondstein bei sich tragen. In Bezug auf eine erhoffte reiche Obsternte war es Aufgabe der Druiden, die Steine im Rahmen eines Rituals in die Bäume zu hängen. Der rote Karneol galt bei den Kelten als ein wichtiger Schutzstein. Wenn sich die Druiden an Geister wandten, denen sie nicht so recht trauten, trugen sie diesen Stein bei sich. Gleichzeitig schützte er davor, vom Blitz getroffen zu werden. Der Amethyst war ein wichtiger Heilstein für die feierfreudigen Kelten. Die Druiden sagten, er verbessere nicht nur das Gedächtnis, sondern er könne auch vor den Folgen übermäßigen Bier- und Weinkonsums schützen. Ähnlich wurde der Smaragd eingesetzt. Er wurde als wichtiger Schutz vor allen Arten von Gift angesehen. Wundert es da, dass man ihn oft zur Verzierung von vornehmen Trinkgefäßen verwendete?

Eine besondere Stellung unter den Heil- und Schutzsteinen hatte der Bernstein. Die Kelten bezogen ihn hauptsächlich von den Küsten Westjütlands und des Samlandes im heutigen Ostpreußen. Von dort gelangte er über ein gut funktionierendes Handelsnetz bis auf die britischen Inseln und den Balkan. Der Bernstein galt als Schutz vor bösen Geistern. Man fertigte spezielle Amulette an, die man Verstorbe-

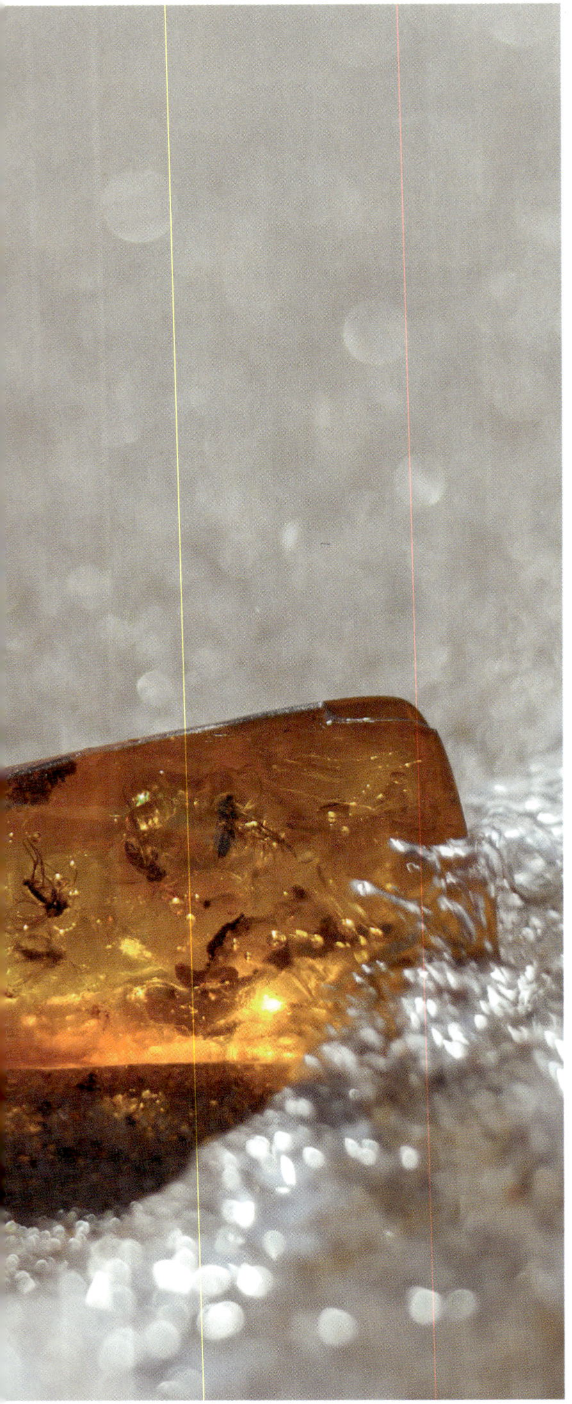

nen mit ins Grab legte, damit keine Dämonen ihre Reise ins Jenseits beeinträchtigten. Die Kelten waren fasziniert von edlen Steinen. Männer wie Frauen trugen, wenn sie es sich finanziell leisten konnten, bunten Schmuck. Wobei der Aspekt des Schönen nur eine willkommene Begleiterscheinung angesichts der magischen Kräfte der mineralischen Schätze darstellte. Für die Kelten waren Schutz- und Heilsteine direkte Verbindungen zur Welt der Feen und Elfen, denen man ihre Erschaffung zuschrieb. Von den feinstofflichen Wesenheiten stammte auch das Wissen über die Anwendung der Steine. Wenn Sie sich mit Steinheilkunde befassen, werden Sie mit Erstaunen feststellen, dass sich die Anwendungsbereiche fast überall auf der Welt stark ähneln. Indianische Medizinmänner verwenden Edelsteine heute noch im gleichen Sinne wie unsere keltischen Eichenpriester. Auch in den Höhen des Himalaya wird die Edelsteintherapie fast genau so angewendet wie in den Wohnwagen der Sinti und Roma.

Edelsteine sind materialisiertes Licht. Sie sind wie Batterien, die die Kräfte der Sonne und des Regenbogens in sich gespeichert haben. Sie besitzen eine konstante Schwingung, deren Muster Entsprechungen im grob- und feinstofflichen Körper und im Geist des Menschen haben. Die Steine liefern uns Informationen, ähnlich wie es Klänge und Farben tun. Wir nehmen ihre Botschaften mit den Sinnen wie auch mit den »Schwingungsempfängern« unseres Energiefeldes auf. Sie können Heilsteine auf den Körper auflegen, in der Kleidung oder als Schmuckstück tragen. Die feinstofflichen Energien der Steine sind auf Wasser übertragbar, das Sie trinken können. Fein gemahlen sind die Steine Bestandteile von Pillen, Essenzen und Ölen. Wenn Sie es wie die Kelten machen – sich faszinieren lassen und ohne rationale Beschränkung auf die Steine zugehen –, werden Sie ihrem Zauber erliegen. In uns allen steckt vermutlich ein Urwissen, das uns intuitiv zum richtigen Umgang mit den Steinen führt. Die bunten Helfer sind die idealen Begleiter bei der Meditation. Sie senden uns Licht und erfreuen uns durch ihre Schönheit. Die edlen Steine kommen aus den Tiefen der Erde und sind in der Lage, uns zu den Tiefen unserer Seele zu geleiten, wenn wir es ihnen erlauben.
Sie können sich von Ihrer Eingebung führen lassen und offen dafür sein, dass Ihr Stein Sie findet – oder umgekehrt. Aber auch anhand von Fachliteratur finden Sie sehr einfach den zu Ihnen passenden Stein, dabei orientiert man sich meist am Tierkreiszeichen. In den entsprechenden Büchern erfahren Sie auch, wie man die Steine pflegt und reinigt, wie man sie auflädt und schützt und wie man zur Förderung von Selbstheilung und Erkenntnis mit ihnen arbeitet.

Die Heilkraft von Düften und Räucherstoffen

Die Druiden im heutigen England verbrannten zum Austreiben von Dämonen Pechkohle, die an der Ostküste von Yorkshire seit Beginn der Bronzezeit zutage gefördert wurde. Bei schamanischen Ritualen wollte man damit verhindern, dass ungebetene feinstoffliche Gäste die Aktion störten. Exorzistische Maßnahmen erforderten Räucherung mit Material, von dem man wusste, dass ihm die Geister nicht lange standhalten würden. Räume, in denen Kranke lagen, unterzog man intensiven Räucherungen und erzielte damit gleich einen dreifachen Effekt: Krank machende Geister wurden vertrieben, der Patient atmete heilende Aromen ein, und man bewirkte eine gewisse Desinfizierung des Raumes. Die großen Keltenhöfe hatten Hausaltäre, vor denen kleine Tongefäße standen. In diesen irdenen Töpfen verbrannte man Räuchermischungen. An der offenen Feuerstelle, die ihren Platz in der Mitte des Wohnhauses hatte, warf man geeignete Pflanzenteile in die Glut.

Manche der keltischen Räucherbräuche haben sich in einigen Alpentälern bis in unsere Tage erhalten. Die Bauern räuchern ihre Häuser und auch die Ställe der Tiere in den zwölf Rau(c)h-Nächten zwischen Weihnachten und dem Dreikönigsfest. Das hat wie bei den Kelten hygienische Gründe; man reinigt auch rituell die gesamte Wohnatmosphäre und bereitet Haus und Bewohner auf ein neues Jahr vor. Frauen und Mädchen pflücken die nötigen Kräuterbüschel am Mariä-Himmelfahrts-Tag Mitte August. Die Kelten glaubten, dass das Feuer den Geist der Pflanze von ihrem Körper befreit. Durch die Verbrennung wird ihre ganze Kraft freigesetzt. In den lösbaren Stoffen steckt ihr innerstes Wesen, das wir einatmen und mit der Haut aufnehmen können. Die Druiden sagten, dass die Götter sich von diesem Rauch ernährten und die Menschen ihnen nicht nur ein freundliches Opfer darboten, sondern in gewisser Weise auch für ihr leibliches Wohl sorgten. Zum Räuchern benutzten sie Wurzeln wie Engelwurz, Kräuter wie Salbei, Rosmarin oder Lavendel und Harze von Nadelbäumen. Der Rauch von Hanf, Mohn, Bilsenkraut oder Stechapfel half ihnen in die schamanische Trance. Durch Beobachtung stellte man schnell fest, dass einige Räucherstoffe eine ganz bestimmte organische Heilwirkung hatten. Wermutkraut oder Rosmarinnadeln erzielten gute Wirkung bei Lungenleiden, Myrrhe beschleunigte die Wundheilung und Weihrauch erwies sich als wirksames Rheumamittel. Heute wird den Räucherstoffen mit naturwissenschaftlichen Methoden auf den Grund gegangen, und die Erfahrungen von damals werden als wirkungsvoll bestätigt. Räuchermittel, ebenso aromatische Duftstoffe, können eine wirkungsvolle Möglichkeit sein, uns wieder mit den Pflanzenseelen zu verbinden. Räucherstoffe wirken in erster Linie auf unsere Seele und eignen sich deshalb gut zur Behandlung von Störungen, die sich noch nicht organisch gefestigt haben. Über die Nase dringen die Informationen der Geruchsstoffe in unser limbisches System. Dort befindet sich die Nahtstelle zwischen Körper und Seele.

Als Räuchergefäß eignet sich eine feuerfeste Keramikschale. Bedecken Sie den Boden der Schale dick mit Sand, und legen Sie ein Stück Räucherkohle darauf. Die Kohle ist in unterschiedlichen Größen in spirituellen Fachgeschäften, in manchen Asia-Shops und auch in einigen Apotheken erhältlich. Zünden Sie die Räucherkohle mit einem Streichholz an, und warten Sie, bis die Kohle weiß glüht. Legen Sie nun Ihr Räucherkraut auf die Glut. Räucherungen eignen sich auch heute noch für Rituale. Wenn Sie einen Raum rituell reinigen wollen, beispielsweise nach einem Streit, ist es befreiend, alte Themen und Belastungen in Rauch aufzulösen.

Keltische Massage

Völker mit einer ausgeprägten Bäderkultur, wie die Römer, Türken oder Araber, hatten speziell ausgebildete Fachleute, die mit ihren Händen für Heilung und Wohlbefinden sorgten. In Irland, Frankreich, in den USA und auch bei uns findet man Menschen, die spezielle keltische Massagen anbieten. Ob, wie manchmal behauptet wird, diese Techniken tatsächlich von den Druiden entwickelt und über viele Jahrhunderte von Anwendern verfeinert wurden, kann heute keiner mehr mit Sicherheit sagen. Bei der keltischen Massage finden sich Parallelen zur tibetischen Massage. Auch hier spielen Reflexzonen und Druckpunkte eine wichtige Rolle. In beiden Massagearten werden diese Bereiche sehr sanft behandelt. Elemente, die man aus anderen Massageformen kennt, beispielsweise der klassischen schwedischen Massage, werden mit Methoden des Handauflegens kombiniert. Die meisten Praktizierenden schaffen durch ein keltisch inspiriertes Ambiente und passende Entspannungsmusik eine entsprechende Atmosphäre in ihren Praxen.

Eine keltische Massage eignet sich sehr gut für Wellnessbehandlungen. Nach einer klassischen Muskelmassage werden die beiden Körperhälften in Einklang miteinander gebracht. Dabei hilft die liegende Acht, die der Massierende mit den Händen auf den Körper des Patienten »malt«. Die Massage ist sanft, zugleich aber auch intensiv, denn durch akupressurähnliche Griffe und die Einbeziehung von Reflexzonen können Verspannungen aufgelöst und der Energiefluss angeregt werden. Am Kopf und im Gesicht werden Energiepunkte aktiviert, was zu einer tiefen Entspannung führt. Dabei wird nicht nur mit den Händen gearbeitet, sondern auch mit Edelsteinstäbchen und -kugeln. Die liegende Acht ist das Symbol für die zirkulierende Energie. Bei der Massage auf der »Achterbahn« werden Körper, Geist und Seele wieder in Balance gebracht.

Heilende Zuwendung – Anam Cara

Einsamkeit macht krank. Das wussten auch die Kelten. Und sie hatten eine heilsame Antwort auf das Alleinsein: »Anam Cara«. Dieser Begriff bedeutet wörtlich »Seelenfreund«. Die frühen christlichen Kelten bezeichneten mit diesem Wort speziell einen Mitbruder, mit dem ein Mönch seine Zelle teilte und der ihm Ansprechpartner in allen Angelegenheiten war. Anfangs wurden auch persönliche Lehrer und spirituelle Ratgeber als Anam Cara bezeichnet. Die Kelten glaubten an Seelenfreundschaften, an eine Verbindung von Menschen, die weit über bloße Sympathie hinausging. Wie ein Druide aus der Signatur einer Pflanze deren Eigenschaften herauslesen konnte, war der Anam Cara in der Lage, die seelische Besonderheit seines Gegenübers zu erfassen.

Ein altes keltisches Sprichwort lautet: »Wer keinen Seelenfreund hat, ist wie ein Körper ohne Kopf.« Mit dieser Seelenfreundschaft ist keine kumpelhafte Verbrüderung gemeint, sondern die bewusste gegenseitige Förderung, eine fürsorgliche Unterstützung spirituellen Wachstums. Es war einerseits möglich, dass man seinen Anam Cara in einem Familien- oder Clanmitglied, guten Freund oder Liebespartner fand, ebenso aber auch in einem weisen

Lehrmeister, den man aufsuchte. Druiden waren solche spirituellen Ratgeber, später traten lebenserfahrene Mönche an ihre Stelle. Der Schriftsteller Steve Rabey charakterisiert in »Im Haus der Erinnerung« einen Anam Cara treffend: »Die guten geistlichen Ratgeber ... vereinigten in sich die mystischen Einsichten eines Weisen mit dem Verständnis eines Psychotherapeuten für die menschliche Natur; dazu kamen die Fürsorge eines Priesters, die Disziplin eines Klostervorstehers sowie ein hohes Maß an Geduld, Freundlichkeit und Liebe.«[33]

Im Gegensatz zu unserer heutigen Zeit mit immer mehr Single-Haushalten und einer zunehmenden Vereinsamung in den Städten empfanden sich die Kelten als Teil eines großen Ganzen, einer alle Lebensbereiche umfassenden Familie zugehörig. Sie fühlten sich in ihrer Welt zu Hause. Dass man Seelenfreunde suchte und fand, war normal.

33 Steve Rabey: Im Haus der Erinnerung, S. 246.

Einen Anam Cara erkennen

Ein spiritueller Ratgeber wird niemals versuchen, Sie zu ändern oder zu beeinflussen. Er handelt uneigennützig, denn es liegt ihm daran, dass Sie sich seelisch entwickeln und es Ihnen dabei gesundheitlich gut geht. Er kann Ihnen Trost spenden, wenn Sie ihn brauchen, und korrigiert Sie, wenn Sie vom Kurs abkommen. Sollten Sie sich einen Seelenfreund wünschen, aber bisher noch keinen gefunden haben, ist es vielleicht ein guter Weg, wenn Sie sich selbst für jemand anderen zur Verfügung stellen. Was Sie dazu benötigen, ist lediglich Mitgefühl für andere, die Bereitschaft, zuzuhören, und der Wunsch, das, was Sie im Leben gelernt haben, unaufdringlich und ohne Besserwisserei an andere weiterzugeben. Im Gegenzug erhalten Sie sicher bald die helfende Zuwendung, die Sie brauchen.

Geistiges Heilen

Ein Schamanen-Druide war ein Geistheiler, weil er mithilfe der Geistigen Welt kranke Menschen von ihren Leiden befreite. Heute ist die Bezeichnung geistige Heilung eher ein Sammelbegriff. Im engeren Sinne handelt es sich um Methoden der Energieübertragung, entweder durch direkten Körperkontakt über Handauflegen oder von einem anderen Ort aus (Fernheilung). Schamanische Heilungen mit Trancereisen finden in der westlichen Zivilisation mangels entsprechender Tradition weniger statt. Ob die Energien, die solch eine Heilung bewirken, aus dem Heiler selbst, der Geistigen Welt, dem Kosmos oder von (einem) Gott kommen, ist schwer festzustellen. Der berühmteste keltische Heiler, der mit Handauflegen Kranke behandelte, war der irische Nationalheilige St. Patrick. Von ihm ist überliefert, dass er Blinde sehend machen konnte, wenn er seine Hand auf ihre Augen legte. Heilen durch Handauflegen ist vermutlich für Nicht-Schamanen die älteste Methode auf dieser Welt, einem kranken Menschen zu helfen. In den Pyrenäen fand man 15.000 Jahre alte Höhlenmalereien mit szenischen Darstellungen von solchen Heilungsriten.

Jede Mutter fasst ihr weinendes Kind sanft an, wenn es Schmerzen hat. Unbewusst überträgt sie ihm Energie, aus ihren Händen fließt liebendes, heilendes Licht. Vermutlich haben wir alle schon irgendwann einmal jemandem die Hände aufgelegt, auch wenn wir dies nicht mit der konkreten Absicht verbunden haben, ihn zu heilen. Ob die Kelten von ihren Vorgängervölkern in die Kunst des spirituellen Heilens eingeweiht wurden oder selbst eine entsprechende Heilungstradition entwickelten, kann man heute nicht mehr rekonstruieren. Zumal geistiges Heilen in der Antike nichts Außergewöhnliches gewesen sein muss. Von den römischen Kaisern Vespasian und Hadrian heißt es, dass sie die Gabe des Heilens besessen hätten. In Ägypten war das Handauflegen eine Aufgabe der Tempelpriester. Viele Darstellungen auf Sarkophagen oder Wandgemälden zeigen Darstellungen dieser Heilungsart. Schamanen der Naturvölker, die sich im Trancezustand als Kanal für Heilenergie aus der Geistigen Welt zur Verfügung stellen, legen ihren Patienten die Hände auf, die Schamanen-Druiden taten dies wohl ebenfalls. In England arbeiten Ärzte sogar in Krankenhäusern mit Heilern zusammen, und die geistige Heilung wird in den meisten unserer Nachbarländer zumindest als religiöse Fürbitte geduldet. Die gesetzlichen Bedingungen für das geistige Heilen gleich welcher Art sind allerdings von Land zu Land verschieden. Bitte informieren Sie sich darüber vor Ort.

Mittlerweile hat jedoch die rasche Verbreitung erfolgreicher Praktiken wie »Therapeutic Touch«, »Reiki«, »Healing Touch« oder »Quantenheilung« dazu geführt, dass immer mehr Menschen Heilen durch Handauflegen als Möglichkeit anwenden, Freunden und Familienangehörigen Hilfe und Unterstützung zukommen zu lassen.

Die Situation des geistigen Heilens hat sich in den letzten Jahren geändert. In Deutschland ist geistiges Heilen seit 2004 offiziell erlaubt, wenn der Heiler sich an bestimmte Regeln hält. So muss klar erkennbar sein, dass keine Heilkunde ausgeübt wird und keinerlei medizinische Aussagen getroffen werden. In der Schweiz ist die Rechtslage von Kanton zu Kanton unterschiedlich. In Österreich gibt es den Beruf des Energetikers.

Egal, ob man es geistige, energetische oder mentale Heilung nennt: Was bei diesen Prozessen passiert, ist nicht leicht zu erklären. Auf jeden Fall werden die Selbstheilungskräfte des Behandelten so stark angeregt, dass diese ihr größtmögliches Potenzial entfalten. Manchmal dauert es einige Zeit, ehe ein Erfolg eintritt, manchmal geht es blitzschnell, und manchmal kann es geschehen, dass nichts geschieht …

In der ländlichen rheinländischen Region, in der ich lebe, wurde die Heilung durch Handauflegen oft über die Jahrhunderte innerhalb einzelner Familien weitervererbt. In der angrenzenden Eifel gibt es heute noch vielerorts dörfliche Heiler, die meist nur den Insidern bekannt sind. Früher haben sie ihre Fähigkeiten innerhalb ihrer Dorfgemeinschaft eingesetzt. Unentgeltlich meist, als Dankeschön gab es mitunter ein paar Eier aus dem Hühnerstall oder einen Sack Kartoffeln. Mit der gesetzlichen Liberalisierung hat sich für einige die Möglichkeit eröffnet, ihre Tätigkeit als Gewerbe anzumelden. In meiner Familie gibt es so eine Vererbungstradition auch. Mein Urgroßvater war in seinem Heimatdorf an der niederländischen Grenze ein beliebter Handaufleger, der oft von den Menschen in seinem Umfeld gerufen wurde. Übrigens auch von den Bauern, wenn deren Kühe keine Milch gaben oder anderweitig unpässlich waren. Er selbst sagte, dass er diese Fähigkeiten geerbt habe. Meine Oma machte mich schon als Kind darauf aufmerksam, dass ich diese Linie wohl fortsetzen müsste: »Du böss jenau wie dä Oppa!« Ich habe ihr dann auch brav die Hand aufgelegt, wenn sie Kopfweh hatte. Oder wenn meine Mutter, meine Frau und unsere Kinder kleine Beschwerden hatten, immer ohne viel Aufhebens. Manchmal habe ich auch Kolleginnen bei Muskelverspannungen oder Spannungskopfschmerzen helfen können. Andere Dimension nahm die

Geschichte an, nachdem »Die Heilkunst der Kelten« erschienen war. Plötzlich meldeten sich Menschen außerhalb meines engeren Umfelds bei mir. Meine Antwort war dann stets ein: »Tut mir leid, aber ich habe gar keine Zeit.« Hin und wieder wurde ich aber von außen regelrecht gezwungen. Über eine überraschende Heilung »aus heiterem Himmel« möchte ich deshalb an dieser Stelle berichten. Ein Freund von mir, Manfred, ist Professor für Physik. Eines Tages stand seine Frau Angelika mit einer Freundin bei uns vor der Haustür. Sie hatten einen Mann dabei, der aus Asien stammte und seit einiger Zeit in Deutschland arbeitete. Sie meinten, ich sollte mir mal die Füße des Mannes anschauen, sie hätten das Gefühl, ich könnte ihm helfen. Als wir die Treppe zu meinem Atelier hinaufgingen, machte er ganz langsame Schritte. Oben angekommen, schlich er sofort zu einem Sessel. »Er kann nur ganz langsam laufen«, sagte Angelika, »jeder Schritt tut ihm weh.« Der Mann selbst sprach noch kein Deutsch und konnte auch kein Englisch, deshalb erfuhr ich von ihm nicht, wie lange er schon diese Probleme hatte. Als er seine Schuhe und Socken ausgezogen hatte, war ich sehr überrascht, denn so etwas hatte ich noch nie gesehen. Seine Fußsohlen waren hart wie Plastik. Es war eine mehrere Zentimeter dicke Schicht, die von den Fersen bis zu den Zehenspitzen reichte. Es fühlte sich an wie ein Hühnerauge oder eine Warze, nur eben flach und großflächig. Ich verstand sofort, dass dieser arme Mensch ganz gemeine Schmerzen beim Laufen haben musste. Ich holte einen gelben Lebensmittelfarbstift und malte ihm auf jede Fußsohle eine große Sinuskurve. Mir fiel erst einmal nichts Besseres ein. Der Mann hatte die Augen geschlossen, saß zurückgelehnt in meinem bequemen Sessel. Was mich überflutete, war eine Welle von Mitgefühl; dies geschieht sehr oft, wenn ich mit den gesundheitlichen Problemen anderer Menschen konfrontiert werde. Ich nahm seine Füße in beide Hände und dachte: »Wenn jetzt noch jemand hier im Raum ist, wir bitten um Hilfe!« Da der Mensch mit den kranken Füßen aus Asien kam, dachte ich an einen tibetischen Arzt aus dem direkten Umfeld des Dalai-Lama, der mir vor Jahren die Visualisierung des Medizinbuddhas nähergebracht hatte. Ich stellte mir den Buddha der Heilung intensiv vor, er ist auf Bildern stets dunkelblau. Ich sah viele helle Lichtstrahlen aus dem Herzen des Medizinbuddhas strahlen und über meine Hände in die Füße des Geplagten fahren. Dann schob ich mein normales Bewusstsein beiseite und ließ einfach nur geschehen. Ich hatte das Gefühl, körperloses Licht zu sein, lediglich meine Hände, die sich warm, fast heiß anfühlten, nahm ich körperlich wahr. Ich hatte kein Empfinden für Raum und Zeit. Irgendwann kehrte mein Alltagsbewusstsein zurück und auch die normale Körpertemperatur meiner Hände. Der Mann aus Asien öffnete die Augen.

Als die drei das Haus verließen, fing der zuvor Geplagte vor Angelikas Auto an zu tanzen. Er machte Bewegungen wie Fred Astaire zu seiner besten Zeit und zeigte in unserer Einfahrt einen kleinen Stepptanz. Wie ich später erfuhr, bildete sich die Härte unter seinen Fußsohlen innerhalb kurzer Zeit zurück, und er ist heute beschwerdefrei. Was war geschehen? Irgendetwas hat seine Selbstheilungskräfte so stark aktiviert, dass sein Körper richtig agiert hatte. Ich vermute, dass es eine Art elektrischer Impuls war, der durch meine Hände auf ihn überging und eine Heilungsinformation übertrug. Aber es war nicht ich, der ihn geheilt hat. Ich war nur der Katalysator oder Kanal. Es war etwas Großes, Starkes. Als ich den Medizinbuddha visualisierte, entstand ein spezielles Feld. Eine Frequenz, die genau auf den hilfesuchenden Mann passte. Weil ich mich auf ihn und die für ihn passende Frequenz eingeschwungen hatte, konnte ein Kontakt auf der Energieebene stattfinden – so wie die Saite einer Gitarre mitschwingt, wenn man die Saite gleichen Tons auf einer anderen Gitarre in der Nähe anschlägt.

Mir gefällt der Begriff »energetisches Heilen« besser als »Geistheilung«. Die erste Bezeichnung beinhaltet etwas Erklärbares, die zweite klingt eher nach Okkultismus. Wobei ich der festen Überzeugung bin, dass es eigentlich nur Selbstheilung gibt, der »Heiler« regt immer die inneren Kräfte des Kranken an, indem er eine Schwingung überträgt, die Blockaden löst. Nachdem ich selbst ab 2005 für einen längeren Zeitraum intensiv damit beschäftigt war, eine eigene gesundheitliche Hürde zu nehmen, bin ich seit Sommer 2015 bereit, meine ererbte Lebensaufgabe zu erfüllen. Wann, wo und wie Sie mich bei Bedarf erreichen können, erfahren Sie auf meiner Website. Dort werden auch Workshops und Abendveranstaltungen angekündigt.

Einen Heiler finden

Wenn Sie die Absicht haben, zu einem Geistheiler zu gehen, sollten Sie sich vorher auf jeden Fall über seine Arbeitsweise erkundigen. Kann er Heilerfolge aufweisen? Ist er seriös? Macht er Heilungsversprechen? Einem Heiler ist es gesetzlich nicht erlaubt, in Zusammenhang mit seiner Tätigkeit über spezifische Krankheitsbilder sowie stattgefundene Heilungen zu bestimmten Krankheitsbereichen zu reden. (Also Vorsicht!) Verlangt er ein überhöhtes Honorar? Seriöse Heiler verlangen von ihren Klienten niemals, dass diese auf die von ihrem Hausarzt verschriebenen Medikamente verzichten oder dem Rat eines Mediziners nicht folgen. Auch stellen sie keine Diagnose im medizinischen Sinne, es sei denn, sie praktizieren als Arzt oder Heilpraktiker.

Sich selbst heilen

Wenn Sie selbst den Wunsch haben, anderen Menschen heilende Energien zu übermitteln, ist es sinnvoll, klein anzufangen, am besten im Familien- oder Freundeskreis. Sich in diesem Bereich fortzubilden und von erfahrenen Heilern in die Techniken einweihen zu lassen, schadet bestimmt nichts, denn so lernen Sie, sich selbst vor negativen Schwingungen zu schützen und Heilkräfte gezielt zu steuern, ohne sich zu verausgaben. Bleiben Sie bescheiden. Wenn Sie an sich die Fähigkeit zum Heilen entdecken, ist dies nichts Außergewöhnliches. Ob wir als Überträger von heilenden Energien aktiv sind, hängt immer davon ab, wie weit wir den Fluss der Heilkraft auch zulassen und uns nicht selbst blockieren. Wer heilen möchte, sollte seine eigene Gesundheit gut pflegen. Blockaden hemmen den freien Fluss der Energie. Wichtig auch: Üben Sie sich im Meditieren und Visualisieren. Ihr Geist kann auf diese Weise sich und Ihren Körper optimal auf den Empfang und die Weitergabe universeller Heilenergien vorbereiten.

Bewusstes Träumen

Der gewöhnliche Kelte träumte genau wie wir. Der Unterschied zu uns liegt jedoch darin, dass er den Träumen mehr Bedeutung beimaß. Für ihn waren die nächtlichen Bilder und Worte Botschaften aus der anderen Welt. Wer den gewöhnlichen Kelten im Schlaf besuchte, das waren Feen und Elfen, auch Zwerge und Kobolde, gute wie böse Geister.

Wen die Geisterwelt gar zum Schamanen auserwählt hatte, dem teilte sie sich in seinen Träumen mit. Traumprofis gingen im Schlaf auf Empfang und erhielten Durchsagen, die sie für ihre praktische Arbeit verwendeten. Von den Schamanen aller Kulturen ist bekannt, dass sie sich im Schlaf einer Technik bedienen, die heute wissenschaftlich als »luzides Träumen« bezeichnet wird.

Der Träumende beobachtet dabei nicht nur das innere Kino aufmerksam und bewusst, sondern ist auch in der Lage, das Drehbuch mitzugestalten. Und zwar nach seinen Vorstellungen. Solche »Klarträume« wurden und werden von Menschen aller Kulturen zur Lösung von Problemen, zur Förderung der Kreativität und zur Heilung benutzt, nur im Westen hat man diesem enorm wichtigen Bereich der menschlichen Psyche bisher relativ wenig Aufmerksamkeit geschenkt. Psychotherapeuten befassen sich zwar gern zu Analysezwecken mit dem, was ihre Patienten an nächtlichen Erlebnissen schildern. Dass man das Traumgeschehen aber aktiv nutzt, war lange Zeit eher die Ausnahme, obwohl Künstler, Philosophen und Erfinder immer wieder auf diese Möglichkeit hingewiesen haben. In einem englischen Traumlabor gelang es, von einem Schlafenden Botschaften zu erhalten, die vor Testbeginn verabredet worden waren. Der Träumende signalisierte den Forschern durch genau festgelegte Augenbewegungen, dass er träumte. Er konnte also bewusst handeln, obwohl er fest schlief.

Wenn Sie träumen, arbeitet Ihr Unterbewusstsein auf Hochtouren. Wie jemand, der die Festplatte seines Computers aufräumt, löscht es überflüssige Informationen, die wir tagsüber aufgenommen haben, aus unserem Gedächtnis. Ängste und Konflikte, die wir im Wachbewusstsein verdrängt haben, werden auf der Traumebene noch einmal neu durchlebt und dadurch verarbeitet. Meist geschieht dies in verschlüsselter Form. Luzide Träume ermöglichen es uns, das zu träumen, was wir träumen wollen bzw. in einen Traum einzusteigen und ihm eine Richtung zu geben. Vor allem in Bezug auf unsere Gesundheit ist dies eine sehr hilfreiche Methode der Selbstheilung und Vorbeugung. Wir können uns einerseits vornehmen, uns »gesund« zu träumen, gleichzeitig aber auch gezielte Problemlösung betreiben.

Hilfe aus Traumbotschaften

Wenn Sie luzid träumen möchten, sollten Sie sich dies vor dem Einschlafen konkret vornehmen. Hilfreich sind Entspannungsübungen und Meditationen, in denen Sie sich auf die Nacht vorbereiten. Wenn es mit dem bewussten Träumen nicht sofort klappt, können Sie sich am Morgen den Traum, der Ihnen in Erinnerung geblieben ist, noch einmal bildhaft vorstellen und dabei den Vorsatz fassen, in den nächsten Traum handelnd einzusteigen. Tagträume sind ein gutes Übungsfeld, auf dem Sie die Einflussnahme trainieren können. Auch ist es sinnvoll, wenn Sie sich tagsüber hin und wieder fragen, ob Sie wach sind oder träumen. Diese Frage nehmen Sie mit in die Nacht. Bereiten Sie sich vor dem Einschlafen gezielt auf Ihre nächtliche Absicht, luzid zu träumen, vor. Konzentrieren Sie sich auf Ihre Atmung, und lassen Sie die Gedanken langsam entschwinden. Tibetische Ärzte empfehlen, sich in der Einschlafphase, ohne etwas dabei zu denken, auf den Kehlkopfbereich zu konzentrieren und ihn vor dem inneren Auge mit rotem Licht anzufüllen. In Klarträumen werden Sie fasziniert davon sein, dass Sie das erleben können, was Sie gern möchten. Im Traum dürfen Sie sein, wer oder was Sie wollen. Solche Inszenierungen sind allerdings nur Proben für die spätere effektive Traumarbeit. Wenn Sie in Ihren Träumen nicht mehr als Regisseur auftreten, sondern nur noch als Akteur, haben Sie die Möglichkeit, mit den anderen auftauchenden Darstellern in einen Dialog zu treten und von ihnen Hilfe zu erhalten. Sie können die Wesen, die Sie im Traum treffen, offen fragen, wie sie Ihnen helfen können. Auch unfreundlichen Traumgestalten sollten Sie nicht aus dem Weg gehen, mit ihnen sind ebenfalls Gespräche möglich. Es bleibt Ihnen überlassen, ob Sie die Wesen in Ihren Träumen als Besucher aus dem feinstofflichen Bereich oder als bewegliche Produkte Ihres Unterbewusstseins betrachten. Wenn Sie den festen Wunsch haben, die Botschaften, die Sie erhalten, intuitiv zu erkennen, wird es Ihnen gelingen. Formulieren Sie dazu Ihren Traumwunsch kurz vor dem Einschlafen. Sprechen Sie im Wachzustand mit Ihrem Traumbewusstsein, und stellen Sie ihm konkrete Fragen. Möglichst nur eine, sonst ist es überfordert.

In die Zukunft schauen

Die Druiden waren Wahrsager und Seher und hatten für die Zukunftsschau verschiedene Methoden. Eine sehr verbreitete war »Imbas Forosna«, was so viel wie »erleuchtete Weisheit« bedeutet. Die Druiden verbrachten eine gewisse Zeit in völliger Dunkelheit und setzten sich dann ganz schnell hellem Tageslicht aus. Ruckartig brachen Prophezeiungen aus ihnen hervor. John Matthews erklärt dieses Phänomen so: »Wenn ein Mensch für eine Weile vollständig des Lichtes beraubt wird, gleicht dies einer Rückführung auf die tiefsten Schichten seiner Seele. Sich ins Dunkel zu begeben, bedeutet den Wiedereintritt in den Schoß der Schöpfung beziehungsweise Inspiration und die Vorbereitung auf einen noch tieferen Abstieg – hinab in Tod und Wiedergeburt.«[34] Daraus erklärt sich, warum viele Wahrsager gern in der Dunkelheit arbeiten.

Ob die Kelten Karten benutzt haben, wie wir sie heute vom Tarot her kennen, ist nicht bekannt, wohl aber, dass es seit vielen Jahren Tarot- und andere Kartensets gibt, die einen konkreten keltischen Bezug haben, vor allem zum Gralsmythos. Mit dem Tarot kann jeder auf seine eigene Gralssuche gehen, ohne eine Rüstung anzuziehen, ein Pferd zu satteln und eine versteckte Burg zu finden. Für viele Menschen ist das Leben eine Suche nach dem Gral, ein Frage-und-Antwort-Spiel. Denn Fragen zu stellen war und ist ein wesentlicher Teil der Gralssuche. Weil Ritter Parzival es versäumte, nach dem Wesen des Grals zu fragen, wird er gezwungen, einen großen Umweg zu gehen. Dies gilt übertragen für uns alle: Wenn wir die Ereignisse in unserem Leben nicht hinterfragen, wird das Dasein schwieriger. Auch wenn uns auf unserem Lebensweg viele Helfer begegnen – Eltern, Großeltern, Freunde –, so müssen wir uns die wesentlichen Fragen doch selbst stellen. Und da fehlt oft ein geeignetes Gerüst. Karten können solch ein Gerüst sein, wenn man damit umzugehen weiß. Wer sich die Tarotkarten selbst legt oder legen lässt, sollte sich die Frage vorher genau überlegen, die er stellen möchte. Wenn Sie sich auf das, was Sie von den Karten erfahren wollen, sorgfältig vorbereiten, sind die Informationen viel deutlicher. Wobei eine Ja- oder eine Nein-Antwort seitens des Orakels weniger hilfreich ist als eine, die durch Symbole Hinweise dafür gibt, die Antwort in sich selbst zu finden. Es ist eine Wahrnehmungsebene in unserem Inneren, zu der wir über die Karten in Kontakt treten können. Und auf dieser Ebene kennen wir die Antwort bereits. Die Karten liefern uns durch ihre abgebildeten Archetypen die Hinweise, die die Weisheit in uns bestätigen.

34 John Matthews: Keltischer Schamanismus. Rituale, Symbole, Traditionen. München 1998, S. 243.

Magische Steinkreise und heilende Erdenergie

In der Schule lernen wir, dass die Götter der antiken Welt mit dem Ende der Epoche von der Bildfläche verschwunden sind. Wir begegnen ihnen heute nur noch in Fantasyromanen und -filmen oder, in Stein gehauen, nummeriert und katalogisiert, in den Glasvitrinen völkerkundlicher Museen. Aber sind die alten Götter wirklich so tot, wie man es uns glauben macht? Existieren sie vielleicht doch noch irgendwo, für uns un- und unterbewusst, als sogenannte Archetypen? Das, was wir heute als rationales Selbstverständnis wahrnehmen, ist nur eine hauchdünne Schicht auf der Oberfläche unserer Seele. Unter dieser Oberfläche verbirgt sich die eigentliche Identität, zu der wir jederzeit zurückfinden können, wenn wir nur wollen. Es gibt bestimmte Orte, an denen es uns leichter gemacht wird, mit dieser Identität in Kontakt zu treten. Unsere Erde bietet uns diese starken Plätze an, von denen die Kelten wussten, dass dort die feinstofflichen Wesen zusammenkommen und den Menschen, die offen dafür sind, Heilung bringen können. Die Kelten selbst hatten das Wissen um diese Plätze aller Wahrscheinlichkeit nach von ihren historischen Vorgängern übernommen, den Menschen der für uns so geheimnisvollen Megalithkultur. Der Begriff »Megalith« stammt aus der griechischen Sprache. »Megas« bedeutet »groß«, »Lithos« »Stein«.

Die Urreligion Europas, die schon lange da war, bevor das erste Wort in keltischer Sprache gesprochen wurde, war sehr erdverbunden, so viel weiß man heute. Im Zentrum dieser Religion stand die Kraft von Gaia, der alles Leben hervorbringenden Mutter Erde, auf der Menschen, Tiere und Pflanzen leben. Die Menschen jener Zeit nahmen Gaia als ein beseeltes Lebewesen wahr, das ein Bewusstsein besaß. Ihre Religion war matriarchal, auf Weiblichkeit und Fruchtbarkeit ausgerichtet. Wann genau unsere Vorfahren damit begannen, die »große Mutter« zu verehren, wissen wir nicht. Die Ära der großen Steine, die uns im Zusammenhang mit »unseren« Kelten interessiert, beginnt mit der Zeit, als die Menschen sesshaft wurden. Damals entwickelten sich erste größere Siedlungen und Tempelkulte. Nach dem heutigen Stand der wissenschaftlichen Forschung fiel dies in die Zeit etwa um 12.000 v. Chr. Diese neue Kultur hatte ihre Wurzeln in Vorderasien und breitete sich über ganz Europa ungefähr bis zum Jahre 4500 v. Chr. aus.

Das Energiefeld von Mutter Erde

Rudolf Steiner, der Begründer der Anthroposophie, hat ebenso wie vor ihm die Theosophen und Rosenkreuzer darauf hingewiesen, dass unsere Erde neben ihrem physischen Körper auch einen Ätherleib besitzt. Während der physische Körper das runde Etwas ist, bezeichnet der Ätherleib den Bereich, in dem sich die Vegetationskräfte befinden. Jenen Äther müssen wir uns als die feinstoffliche Kraft vorstellen, die allem Grobstofflichen das Leben einhaucht. Im Äther liegt die Chi-Kraft, auf die die Chinesen die Wirksamkeit der Akupunktur zurückführen.

Im Westen fanden Forscher wie Wilhelm Reich oder Freiherr von Reichenbach andere Bezeichnungen für ein und dasselbe, sie nannten es Orgon-Energie oder Od. Die Akupunktur basiert auf der Annahme, dass der Mensch auf seiner Körperoberfläche von einem System feinstofflicher Energiebahnen durchzogen ist. Und auch die Erde weist solche Kraftlinien und -gitter auf. Wer sich auf einer Landkarte die Lage verschiedener bekannter Kraftplätze anschaut, wird mit Erstaunen feststellen, dass sie wie die Perlen einer Kette auf einer geraden Linie liegen. In Fachkreisen werden solche Linien als »Leylines« bezeichnet. Überschneiden sich zwei solcher Linien, bündelt sich am Schnittpunkt die Energie. Dort liegen die besonders starken Plätze, die berühmtesten Kraftorte. Die Megalithmenschen setzten auf solche Treffpunkte zweier Kraftströme gern Tempelanlagen, Kultgräber oder einzelne mächtige Menhire, jene Riesensteine, die wir heute noch vielerorts bewundern können.

Das Wort »Menhir« ist bretonischen Ursprungs und bedeutet »langer Stein«. Am dichtesten gedrängt finden wir die langen Steine in der Bretagne, aber auch in Deutschland, Skandinavien, auf den britischen Inseln, in Spanien, Portugal, Italien, auf Malta, ja, selbst in Afrika, Indien und Mittelamerika. Nach einer Berechnung von Fernand Niel, dem Verfasser des Buches »Auf den Spuren der großen Steine«, gibt es allein in Frankreich 4350 Dolmen (Steintische), 2070 Menhire, 130 Cromlechs (meist kreisförmige Steinsetzungen) und 110 Alignements (Steinreihen).[35]

35 Zitiert in: Die Megalithkultur, in »esotera« 6/89, S. 64.

Sonnenuhren und Kalender

Die »Hinkelsteine«, wie sie bei Asterix und Obelix so schön verniedlichend heißen, hatten gleich mehrere Funktionen. Zum einen stellten sie frühzeitliche Sonnenuhren dar: An der Länge des Schattens eines Menhirs konnte man die Tagesstunde erkennen. Zum anderen waren sie mit einem Sonnenkult verbunden, der den männlichen Aspekt der Naturverehrung ausdrückte. Während die Erde das Weibliche repräsentierte – empfangend und gebärend –, galt die Sonne als der männliche, starke, gebende und zugleich fordernde Pol. Durch die Steine lenkten die Ureuropäer die Ätherkräfte der Sonne in den Körper der Erde. Große Steinsetzungen, etwa solche in Stonehenge oder Avebury in Südengland, erfüllten noch einen weiteren Zweck: Sie waren riesige Kalender, an denen man exakte Zeitmessungen und Himmelsbeobachtungen vornehmen konnte.

Die Menschen früherer Zeiten hatten ein natürliches Gespür für die Kräfte, die an diesen heiligen Orten vorhanden waren und es heute immer noch sind. Für sie fand dort die »Hochzeit von Himmel und Erde« statt, der nicht nur die Menschen, sondern auch die Götter und die Wesen der Anderswelt beiwohnten. Der 21. Juni, der Tag der Sommersonnenwende, war der Hochzeitstag der Mutter Erde als Göttin und der Sonne als Gott. Dieses Datum beging man feierlich. Aus der Vereinigung der beiden Gottheiten ging Ende August die Ernte hervor. Fast alle großen Tempelanlagen, ob nun in Südengland, auf Malta oder anderswo, sind so gebaut, dass in den frühen Morgenstunden des 21. Juni die aufgehende Sonne ihren ersten Lichtstrahl auf einen Altarstein im Zentrum der Anlage wirft. Am Tag der Wintersonnenwende, am 21. Dezember, spielt sich ein ähnliches Schauspiel ab. Vor allem an sogenannten Ganggräberanlagen befinden sich bestimmte Öffnungen, die an diesem Tag das Licht der Sonne genau auf einen Kultstein leiten. Es ist der Geburtstag der Sonne. Dieser kleine erkennbare Funke wird in einem halben Jahr zu einer mächtigen Gottheit heranwachsen, die den Menschen eine reiche Ernte aus dem fruchtbaren Boden der großen Mutter beschert. Aus den alten Sonnenwendfeiern ist übrigens unser heutiges Weihnachtsfest hervorgegangen. In allen Sonnenkulten des Altertums wird der junge Sonnengott in einer dunklen Höhle, Finsternis symbolisierend, geboren. Die Römer verehrten ihn als Sol Invictus, für die Ägypter war er Horus. In den nächsten Monaten gab es viel zu tun für diesen Knaben: Er hatte die kalten Mächte des Winters zu besiegen. In Form von Stürmen, Hagel und Gewittern waren diese Kämpfe für alle sichtbar. Die Frühjahrstagundnachtgleiche am 21. März war eine Etappe auf seinem Siegeszug. Der Winter trat den Rückzug an. Nach der Hochzeit am 21. Juni währt das Glück des jungen Paares nicht sehr lange. Mit dem Tag der Herbsttagundnachtgleiche, dem 21. September, kehren die dunklen Mächte wieder zurück. Tödlich getroffen sinkt der leuchtende Held bald ins dunkle Grab. Mutter Erde trauert, der Himmel wird grau, das Firmament weint einen Regenschauer nach dem anderen, die Bäume werfen ihr einstmals grünes Blätterkleid ab. Doch wenige Monate später wird er wiedergeboren. Zur nächsten Wintersonnenwende kommt er zur Welt zurück, um die kalten Mächte der Dunkelheit, die ihn einst töteten, erneut zu besiegen. Die damalige Bevölkerung betrieb Ackerbau, sie war eng in den Jahresrhythmus eingebunden. Der Sonnenheld, der eine wichtige Lebensgrundlage bildete, führte sie mit seinen vier markanten Jahresdaten durch die Zeit. Dank ihm war es möglich, die existenziell wichtigen Zeitpunkte für die Aussaat zu bestimmen, was wiederum die Lebensgrundlage der Menschen sicherte. Die beiden Sonnenwenden und die zwei Tagundnachtgleichen waren für die frühen Bauern die zentralen Kultfeste, nach denen sie ihre landwirtschaftlichen Aktivitäten ausrichteten. Gleichzeitig versinnbildlichten sie ihnen den Weg, den auch die Menschen zu gehen haben: Geburt, Leben, Tod und Auferstehung/Wiedergeburt. Wer sich die mächtigen Menhire anschaut, wie sie beispielsweise im bretonischen Carnac stehen (Der größte war 23 Meter hoch und wog 350 Tonnen!), wird verstehen, dass sich die Symbolik von Sterben und Tod, von Neugeburt und Leben über die Jahrtausende erhalten hat. Immer noch üben die Steine, die wie mächtige Phallussymbole aus dem Boden ragen, ihre Anziehungskraft auf die ländliche Bevölkerung aus. Die Bewohner der Region glaubten über die Jahrtausende hinweg an eine fruchtbarkeitsfördernde Wirkung, und manche tun dies auch heute noch – allerdings nicht nur in Bezug auf den Ackerboden. Der Autor Dr. Walter Andritzky hat bei seinen Erkundungen beobachtet, dass auch heute noch Frauen zu einem der schönsten Riesenmenhire in Frankreich, dem Champ-Dolent, pilgern, um eine Schwangerschaft zu begünstigen. Dabei soll es schon ausreichen, wenn man sich auf ein abgebrochenes Stück des Steines setzt. Bis vor noch nicht allzu langer Zeit war es Sitte, dass sich Mädchen, die sich nach einem Ehemann sehnten, in Vollmondnächten nackt auf einem der als »heiße Steine« bezeichneten Dolmen niederließen. Bislang kinderlose Ehepaare, die ganz sichergehen wollten, schritten in früheren Zeiten gleich im Schatten des Menhirs von Kerderf zur Tat. Der Kindersegen habe nicht lange auf sich warten lassen, wird berichtet. Vom Menhir von Kerloaz heißt es, dass Frischvermählte ihn mit ihren Genitalien berühren sollten, wenn sie sich männlichen Familienzuwachs wünschten. Aber nicht nur in Sachen Familienplanung wurden und werden die Steine aufgesucht. Auch eine deutliche Heilkraft ist hier vorhanden. Einige Steine sollen gut gegen Rheuma helfen, von anderen wird berichtet, dass sie Schmerzen lindern, wenn man die erkrankten Körperteile an ihnen reibt.

Die Wiederentdeckung der Kraftorte

Die sogenannten Vierecksschanzen sind heutzutage die bekanntesten historischen Kultstätten aus keltischer Zeit. Innerhalb dieser quadratischen Wallanlagen standen die heiligen Eichen der Druiden. Im Zentrum der Vierecksschanzen nahmen diese die Heilungszeremonien vor. An zweiter Stelle rangieren die heiligen Quellen. Bekannt ist, dass die Kelten regelrechte Badeorte besaßen, wo sie sich mithilfe des Heilwassers von bestimmten Leiden befreien konnten. Heute ist man in der Lage, diese Quellen wissenschaftlich zu analysieren und ihre Heilkraft zu bestätigen. Die Römer mit ihrem Faible für das Bäderwesen freuten sich natürlich über den Reichtum an Quellen, den sie im Keltenland vorfanden. Und so mancher beliebte Bade- und Kurort der heutigen Zeit führt seine therapeutische Tradition bis auf die Zeit der Kelten zurück. Der Kraftplatzboom der letzten Jahrzehnte hängt zusammen mit der Renaissance des Kelten- und Druidentums. Er hat aber auch zu tun mit der Trennung von der Natur des modernen Menschen. Ein großer Teil der Menschheit erkennt, dass wir nicht die Herren der Welt sind, sondern Teile eines lebendigen Ganzen. Das Aufsuchen der starken Plätze lässt uns die Energie der Erde wieder unmittelbar spüren und kann uns helfen, das Gefühl der Abtrennung zu überwinden und damit das verschüttete Empfinden für die natürlichen Zusammenhänge zu neuem Leben zu erwecken.

Im Blickfeld der Wissenschaft

In den 1970er- und 1980er-Jahren haben englische und amerikanische Forscher im Rahmen des »Dragon Project« durch planmäßige physikalische Messungen bestätigen können, dass in Steinkreisen, Ganggräbern, Dolmen und verschiedenen anderen archäologischen Stätten ungewöhnliche energetische Verhältnisse herrschen. Man fand heraus, dass dort »... unter anderem Veränderungen des Erdmagnetfeldes, der Mikrowellen-Bodenabstrahlung, der Empfangsqualität von UKW-Sendern, der Ionisierung der Luft, eine Erhöhung der elektrischen Leitfähigkeit von Boden und Luft, aber auch Veränderungen der natürlichen Radioaktivität, der Einfallshäufigkeit von elektrischen Wetterimpulsen und kosmischer Strahlung, aber auch veränderte akustische Eigenschaften«[36] auftreten. Die Erforschung dieses Geschehens wird als Geomantie bezeichnet. Die Menschen, die im Bereich der alten Kraftplätze leben, benötigen keine ausgefeilte moderne Technik. Sie wissen aus Erfahrung, dass die starken Steine alles andere als tote Materie sind. In England werden Menhire, bei deren Berührung man eine Art Elektrisierung erfährt, als »Tingle Stones« (Prickelsteine) bezeichnet. Nicht ohne Grund, denn bei solchen Steinen lassen sich Ultraschall- und elektromagnetische Schwingungen nachweisen. Steine aus Granit besitzen zudem eine natürliche Radioaktivität. Sehr oft befinden sich unter den Steinsetzungen Minerallagerstätten. So wies man für das Gebiet von Carnac und für viele Kraftplätze in England Uranvorkommen nach. Dadurch ist schon eine Veränderung des Erdmagnetfeldes, der natürlichen Radioaktivität oder der Luftionisierung erklärbar. Hinzu kommen tektonische Spannungen, die aus der langsamen Verschiebung zweier benachbarter Erdschollen entstehen, die für elektrische Felder sorgen. Unter Umständen sind dort sogar mysteriöse Lichterscheinungen möglich. Der englische Autor Paul Devereux vermutet, diese auch als »Erdbeben-Lichter« bekannten Phänomene, die sich oft über große Strecken in gerader Linie über die Landschaft bewegen, seien von Schamanen und Druiden möglicherweise »zu Trägern oder eigentlichen Verkörperungen archetypischer Bilder und Wesenheiten gemacht worden, die dann ein gewisses Eigenleben gewinnen könnten und dem Volk als Götter erschienen wären«.[37] Dies sind Erklärungen, mit denen wohl auch jeder Wissenschaftler leben kann. Allerdings trafen die Forscher immer wieder auf Phänomene, die nicht durch Messungen und Schlussfolgerungen zu erklären sind. So sind die Signale, die die Steine abstrahlen, nicht immer gleich. Manche stellen im Moment des Sonnenaufgangs ihre Aktivität sofort ein. Andere reagieren auf den Mond. An den Sonnenwendtagen und zur Tagundnachtgleiche sind die Strahlungen am stärksten. Also immer dann, wenn die Kelten

36 Marco Bischof: Das Magische ist messbar, in »esotera« 4/87, S. 21.

37 Ebenda, S. 22.

ihre so wichtigen Kulthandlungen vornahmen. Zwar lassen sich viele Phänomene, die in Zusammenhang mit starken Plätzen stehen, wissenschaftlich erklären, jedoch, wie gesagt, längst nicht alle. Denn Kraftplätze, auch wenn sie nicht so »stark« sind, wie die von Carnac oder Stonehenge, gibt es weitaus mehr.

Zwei weitere Erklärungen für die heilenden Wirkungen von Kraftplätzen liefern uns die bereits beschriebene Ätherleib-Theorie sowie die der Energielinien und -kreuzungen. Eine dritte hängt mit den feinstofflichen Wesenheiten zusammen. Und es gibt noch einen zusätzlichen Aspekt, nämlich den, dass wir Menschen selbst Kraftplätze durch unsere Energien, durch Gedanken, rituelle Handlungen und bestimmte Lebensweisen erschaffen können. Dass theoretisch jeder Mensch dazu in der Lage ist, wurde auch vor wenigen Jahren von Dr. Noemi Kempe, der Leiterin der Forschungsstelle für Biosensorik der österreichischen Ludwig-Boltzmann-Forschungsgesellschaft, bewiesen. Mithilfe modernster Technik hat sie herausgefunden, dass das, was Rutengänger seit Jahrhunderten aus Intuition und Erfahrung wissen, stimmt. Unsere Erde hat ein messbares Energiefeld, das an bestimmten Orten Auswirkungen auf den Menschen hat, im positiven oder negativen Sinne. In der Medizin wird der Regulierungsmechanismus des menschlichen Körpers bezüglich seiner Anpassungs- und Abwehrreaktionen als Homöostase bezeichnet. Sein Zustand ist mit bestimmten Geräten wissenschaftlich exakt messbar. Die Untersuchungen ergaben einwandfrei, dass die Homöostase von Testpersonen sich änderte, wenn diese sich im Zentrum eines Kraftplatzes aufhielten. Die vielfach an sakralen Orten gemessene Radioaktivität und die magnetischen Anomalien wirken auf Gehirn und Psyche des Menschen ein. So reagieren Teile des Gehirns, die unter anderem für unsere Träume und Erinnerungen zuständig sind, ganz besonders auf elektromagnetische Felder. Die Schläfenlappen können bei elektromagnetischer Stimulation Empfindungen des Fliegens und das Gefühl erzeugen, man befinde sich außerhalb seines Körpers.

Forscher in Russland und Israel haben herausgefunden, dass die Einatmung negativer Ionen, wie sie an heiligen Orten mit oft charakteristischem Mikroklima konzentriert vorkommen, das System der roten Blutkörperchen stabilisiert und damit körperliche Heilung fördert. Hier haben wir wieder eine wissenschaftliche Erklärung, die zwar beweist, dass an den Kraftplätzen etwas physikalisch Nachprüfbares geschieht, die aber nicht plausibel macht, wieso sich die Menschen an diesen Orten den Göttern näher fühlen und starke religiöse Empfindungen bis hin zu Visionen hervorbringen. Dafür sind uran- und/oder graniterzeugte Radioaktivität und auch magnetische Anomalien nicht zuständig, sie schaffen lediglich die biologischen Voraussetzungen für die späteren Ergebnisse. Die Verbindungskraft zwischen Körper und Geist ist bei starken Plätzen der schon erwähnte Äther, also jene feinstoffliche Energie, die wir aus China als Chi kennen, die in Indien Prana und in Polynesien Mana genannt wird. Zurück zu den Untersuchungen von Dr. Kempe: Die meisten der Testpersonen hatten nach den Messungen Kopfschmerzen. Den Grund fand ein Rutengeher heraus: Alle Teilnehmer waren schnurstracks auf das Kraftzentrum zugegangen (in diesem Fall eine Stelle neben dem Altar der Johanneskapelle im steirischen Ort Pürgg). Er riet der Wissenschaftlerin, ihrer eigenen inneren Stimme folgend, in Zickzacklinien auf das Ziel loszugehen. Alle Testpersonen, die ebenso vorgingen, hatten nach den Untersuchungen keine Kopfschmerzen mehr. Interessant war dabei, dass bei einer weiteren Untersuchung eine zufällig anwesende Touristengruppe in das Experiment mit einbezogen wurde. Die völlig unbefangenen Teilnehmer wurden gebeten, sich einzeln dem Kraftplatz zu nähern und sich dabei ganz von Empfindungen leiten zu lassen. Jeder Teilnehmer nahm einen verschlungenen Weg, ging also nicht geradeaus. Das Fazit der Wissenschaftlerin: ›Jeder Mensch nimmt diese feinen Informationen wahr. Wir müssen nur wieder lernen, darauf zu hören.«[38]

Dies würde bedeuten, dass wir alle empfänglich sind für die Energien, die an den Kraftplätzen fließen. Vielfach wird geglaubt, dass nur sehr feinfühlige Menschen, Rutengänger, Sensitive und ernsthaft Meditierende spüren könnten, was da in den heiligen Hainen, Höhlen, Tempelanlagen oder alten Kirchen vor sich geht. Dem ist nicht so. Jeder Mensch hat die Möglichkeit, von der energetisierenden Wirkung der Kraftplätze zu profitieren. Er muss es nur zulassen und wissen, wie er es richtig macht.

38 Jaan Klasmann: Die Physik der Geomantie, in »esotera« 5/99, S. 13.

So finden Sie Ihren Kraftort

Sie können gezielt historische Kraftorte aufsuchen, z.B. anhand von Literatur, die Sie zu den bekanntesten Kultplätzen führt. Leider haben solche überregional bekannte Stätten den Nachteil, dass Sie dort nicht allein sind. Man teilt den Ort mit »Kultplatztouristen«. Da ist es praktischer, sich einen Kraftplatz in der Nähe des Wohnortes zu suchen, den man bei Bedarf auch öfter aufsuchen kann. Das kann z.B. Ihre Dorfkirche sein. Je älter das Gotteshaus ist, desto besser. Kirchen, die auf den Fundamenten römischer Tempelanlagen stehen, weisen schon durch ihre Geschichte darauf hin, dass sie auf einem Kraftplatz errichtet wurden. Denn die Römer haben gern die starken Plätze der von ihnen eroberten Länder genutzt. Hinweise auf einen starken Platz können auch geheimnisvolle Zeichen im Mauerwerk sein. Freimaurerische Baumeister beispielsweise wussten um die Macht der Kraftorte und haben sie architektonisch genutzt. Ein Pentagramm mit einem »G« in der Mitte ist so ein Freimaurersymbol, das auf ihr Wirken hinweist.

Eine weitere Methode, einen Kraftort zu finden, ist intuitiverer Natur: Wenn Sie sich in der freien Natur befinden, folgen Sie den Signalen, die Pflanzen, Gewässer oder Hügel an Sie richten. Lassen Sie sich »von Ihrem Kraftort finden«, indem Sie Ihrer inneren Stimme folgen. Gehen Sie dorthin, wo Sie am stärksten das Gefühl haben, »gut aufgehoben« zu sein.

In alten Kirchen, mehr noch in großen Kathedralen, kommt zu der geografisch gegebenen Situation ein weiterer Kraft schaffender Aspekt hinzu. Durch die veränderten Bewusstseinszustände der Gläubigen, ihre Gebete und Lieder sowie durch die religiösen Rituale baut sich nämlich ein zusätzliches Kraftfeld auf. Meist finden Sie die stärkste Energie im Bereich des Altars. Dies ist von den Erbauern beabsichtigt. Der Priester braucht für seine Predigten psychische und körperliche Kraft. Deshalb platzierte man den Altarbereich dort, wo die Energie am stärksten fließt. Durch entsprechende bauliche Unterstützung wurden diese Energien noch verstärkt. Diese Praxis steht in der Tradition der Druiden, die ihre Altäre zwar in der freien Natur hatten, deren »Kathedralen« aber von den hohen, sie umgebenden Eichen gebildet wurden. Und so ist es auch für Sie möglich, Ihren persönlichen Kraftplatz in der Natur zu finden. Große, starke Bäume, vor allem Eichen, sind an sich schon enorme Energieträger. Viele kraftvolle Plätze in der freien Natur sind durch oft unscheinbare alte Bildstöcke, durch Wegkreuze, Marterl oder kleine Kapellen gekennzeichnet. Die Menschen, die in früheren Jahrhunderten ebenfalls dort die Energien spürten, haben diese Anhaltspunkte für uns hinterlassen. Hinweise auf starke Orte geben uns auch die lokalen Sagen von Feen und Hexen, Zwergen und Kobolden sowie geografische Bezeichnungen wie etwa »Heiliger Hain«, »Heiliger Strauch«, oder »Feenhügel«. Wenn wir von Kraftorten sprechen, sollten wir also unterscheiden zwischen den weltberühmten Power-Plätzen der Kulturen, den lokalen Kraftplätzen, die jedes Dorf, jeder Landstrich zu bieten hat, den allgemein positiv aufladenden Kräften, die in der Natur vorhanden sind, und den von einem einzelnen Menschen für ihn persönlich geschaffenen starken Orten. Das kann durchaus auch Ihr eigener Wohn- oder Arbeitsplatz sein! Letztlich ist es nicht so wichtig, wie viel Energie wir wo auftanken können, sondern, wie wir mit den in uns erweckten Kräften umgehen. Es kann durchaus sinnvoll sein, einmal zu einem anerkannten

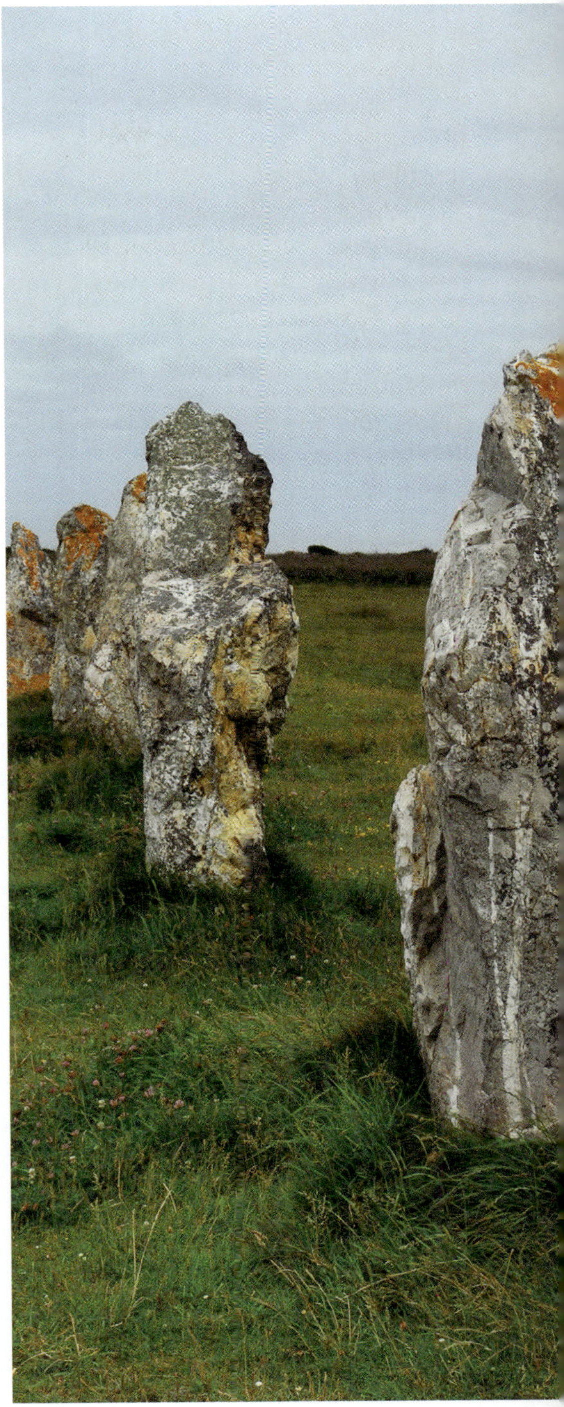

und berühmten Lichtplatz zu wallfahren, für die Mehrheit ist aber die regelmäßige stille Sammlung an einem in der eigenen Umgebung erreichbaren Ort zielführender.

Und eines sollten wir auch nicht vergessen: Wir leben in einer polaren Welt, in der es nicht nur »gute« Kraftorte gibt, sondern auch »schlechte«. Damit sind nicht nur die unterirdischen Wasseradern gemeint, die eine Schlafstelle erheblich beeinflussen können. Fast jeder starke Platz hat auch einen Gegenpol. Ein gutes Beispiel ist das Gelände von Schloss Neuschwanstein. Das Schloss selbst steht auf dem Platz einer alten keltischen Kraft- und Kultstätte. Als ich vor einigen Jahren es mit meiner Familie besuchte, nahmen wir eine deutlich spürbare positive Schwingung im Thronsaal König Ludwigs wahr. Nach Meinung von Geomanten handelt es sich hier um einen außerordentlich starken Kraftplatz.[39] Auf der gegenüberliegenden Seite des Tals befindet sich ein Wasserfall. Meine Frau weigerte sich, den befestigten Steg vor den optisch beeindruckenden Kaskaden der Pöllat zu betreten, weil sie dort eine unerklärliche Schwermut befiel. Auf dem Rückweg normalisierte sich ihre Stimmung wieder.

Bei unserer Beschäftigung mit Kraftplätzen haben wir die Feststellung gemacht, dass Kraftort nicht gleich Kraftort ist. Bei den meisten großen Kultstätten der Kulturen mischen sich oft messbare Kräfte und spirituelle Einflüsse, ihre Wirkung ist kollektiv. Bei den viel zahlreicheren Kraftplätzen in der Natur sind die Energien subtiler, ihre Wirkung ist individuell. Manche starken Plätze bewirken eine energetische Aufladung, andere entspannen. Plätze, die mit Wasser in Verbindung stehen – wie Mineral- und Thermalquellen –, haben eine organische Heilwirkung oder einen eher mystisch-religiösen Aspekt, wie beispielsweise die Felsenquelle in Lourdes. Es hat den Anschein, als seien manche Kraftplätze regelrecht »branchenbezogen«. Dabei kann man drei Gruppen unterscheiden: diejenigen, die Heilung und körperliche Reaktionen hervorrufen, solche, die spirituelle Erfahrungen vermitteln, und Orte, an denen künstlerische und schöpferische Aktivitäten gefördert werden. Sucht man nach einer Erklärung dafür, stößt man auf den »Genius loci«, den »Geist des Ortes«, der sich weder mit Hightech messen noch mit Wünschelruten orten lässt. Er lässt sich nur durch unmittelbare geistige Kommunikation erfassen.

Der Geomantie-Experte Stefan Brönnle ist der Ansicht, dass die magnetischen Anomalien, Verwerfungen usw. dem Geist als »Fokus« dienen, ihn an den Ort binden: »Damit wird der Ort zum Bindeglied,

39 David Luczyn: Magisch Reisen – Deutschland, S. 261.

zur Brücke zwischen menschlichem Geist und dem Geist, dessen Erfahrung ich am Ort der Kraft suche. Als Medium dieser Anknüpfung dient dem Ortsgeist wie dem Menschen der Äther.«[40]

Starke Plätze für die Gesundheit

Experten sind sich einig: Einen Kraftort kann man nicht einfach konsumieren wie ein Guinness im Irish Pub. Viele Menschen, die solch einen besonderen Platz unvorbereitet aufsuchen, spüren zwar die Energien, sie wissen jedoch nicht, wie sie richtig damit umgehen sollen. Für manche sind Kraftplätze eine Art Droge, die aufputschend wirkt. Aber Vorsicht – auch das kann gewissermaßen süchtig und abhängig machen. Die Matriarchatsforscherin Ute Schiran hat erkannt: »Kraftplätze können nicht heil machen, aber sie können dich anregen, dass du dich heil machst. Sie können dir helfen, deine Heilkräfte zu verstärken.«[41] Starke Orte sind in der Lage, schlechte Stimmung in gute umzuwandeln und uns mit neuer Energie aufzufüllen, wenn wir uns kraftlos fühlen. Und das scheint der Sinn und Zweck der starken Plätze zu sein: Dass wir uns dort wieder mit Mutter Erde verbinden, dass wir uns am Fluss der Energie beteiligen, uns aufladen und diese Energie durch unsere Kreativität und positives Wirken für alle Menschen sinnvoll einsetzen. Wenn Sie sich ganz auf einen Kraftplatz einlassen, kann es sein, dass Sie Mitgefühl entwickeln für unseren geschundenen Planeten. Sie stellen fest, dass wir alle untrennbar mit unserer Erde verbunden sind.

40 Stefan Brönnle: Das Geheimnis heiliger Orte, in »esotera« 8/95, S. 26.

41 Ute Schiran: Wo die Seele Super tankt, in »esotera« 11/88, S. 34.

Die Seele auftanken

Am besten, Sie besuchen einen Kraftort allein. Der frühe Morgen, wenn der Tag erwacht, ist eine gute Zeit. Lassen Sie sich von den Kräften des Ortes zu der Stelle hinführen, die Ihren Schwingungen entspricht. Versuchen Sie einfach, an nichts zu denken. Falls Ihr Kopf Aktivität braucht, richten Sie Ihre Konzentration auf das, was um Sie herum geschieht, aber lassen Sie sich nicht davon ablenken. Wenn innere Bilder auftauchen, schauen Sie sich diese an, ohne zu werten oder zu analysieren. Versuchen Sie, einfach nur da zu sein. Ohne große Erwartungshaltung, ohne den Druck, dass etwas Wichtiges passieren muss. Wenn Sie spüren, dass sich ein Kribbeln in Ihrem Körper ausbreitet, lassen Sie sich nicht davon irritieren. Es ist ein Zeichen dafür, dass Sie auf den Kraftplatz reagieren. Auch kann es sein, dass Sie Wärme verspüren. Manchmal werden die Hände heiß. Wer an einem starken Platz mit geschlossenen Augen steht oder aufrecht sitzt, hat gelegentlich das Gefühl, als bewege sich sein Oberkörper leicht vor und zurück. Er schwingt sich auf die Energien, auf die Frequenz des Ortes ein. Viele berichten, dass sie sich nicht mehr als in ihren Körper eingeschlossen wahrnehmen, sondern den Eindruck haben, ihr Geist oder ihre Seele breite sich nach allen Seiten hin aus. Bleiben Sie so lange an Ihrem Power-Platz, bis Sie in Ihrem Inneren spüren, dass Sie genug Kraft aufgenommen haben. Am Ende einer Begegnung mit einem starken Platz ist es sinnvoll, Worte des Dankes an den Kraftort oder die Energien (Naturwesen, Engel, Gott), die Sie mit ihm in Verbindung bringen, zu richten.

Touristen, die nach Österreich kommen, mögen sich manchmal vielleicht wundern, dass viele Kraftplätze dort beschildert und als solche gekennzeichnet sind. In Deutschland tut man sich noch schwer mit solchen Kennzeichnung, obwohl es sicherlich sehr hilfreich wäre.

Robert Graves und die Weiße Göttin

Die Struktur für dieses Buch entstand im Jahr 2001 an einem Kraftplatz für Kreative, in Deià auf Mallorca. Genauer gesagt unter dem ausladenden Dach des riesigen Gummibaumes des Terrassencafés Sa Fonda. Das Lokal befindet sich nur einen Olivenkernwurf entfernt vom Haus des berühmten britischen Schriftstellers Robert Graves, der hier an vielen seiner Bestseller arbeitete. Einer davon ist »Die Weiße Göttin«. Robert Graves hatte, als er auf Mallorca einen Platz zum Leben und Arbeiten suchte, das pittoreske Künstlerdorf für sich entdeckt. Deià gilt seit Langem als besonderer Platz, an dem außergewöhnliche kreative Leistungen eher möglich sind als anderswo. Der Philosoph Ramon Llull etwa war hier tätig (und erfand im 13. Jahrhundert unter anderem den Comicstrip) und auch der österreichische Erzherzog Ludwig Salvator, auf dessen Spuren man in und um Deià häufig trifft. Er kaufte sich in der zweiten Hälfte des 19. Jahrhunderts mehrere alte Landgüter an der felsigen Steilküste und setzte mit einigen jungen Mallorquinerinnen Kinder in die Welt (deren Nachfahren noch heute stolz auf ihre Herkunft sind). Berühmt wurde er allerdings für sein schriftstellerisches Werk und seine landschaftserhaltenden Taten, denn er war ein wichtiger Vordenker des modernen Natur- und Umweltschutzes. Ludwig Salvator war ein Habsburger, die vom Geschlecht der Merowinger abstammen. Wer Dan Browns »Sakrileg« gelesen oder die Verfilmung »Der Da-Vinci-Code« mit Tom Hanks in der Hauptrolle gesehen hat, kennt die Gerüchte, dass die Merowinger die Nachfahren von Jesus und Maria Magdalena gewesen sein sollen. Sophie Neveu, die Hauptfigur in »Sakrileg«, würde in Deià vermutlich einige entfernte Verwandte treffen. Schöpferisch tätige Menschen schätzen die enorme Energie des Bergmassivs. »Der Berg hat eine magnetische Kraft«, sagte Robert Graves über die Vorzüge seines Wohnortes. Und er scheint das gesamte Spektrum künstlerischer Ausdrucksweisen – Schreiben, Malen, Musizieren, Bildhauern, Schauspielern – bei entsprechend veranlagten Menschen deutlich zu verstärken. Die Liste derer, die ihre Kreativbatterien im Dorf regelmäßig aufluden, und derer, die dies heute noch tun, ist lang. Robert Graves hat das schon erwähnte keltische Baumalphabet populär gemacht. Er selbst kannte es aus der Schrift »Ogygia« des irischen Historikers Roderic O'Flaherty. Dieser hatte es im 17. Jahrhundert als echtes Überbleibsel des Druidentums bezeichnet, das über die Jahrhunderte mündlich überliefert worden ist.

Von der Heilerin zur Hexe

Frauen und Männer

Als die Minnesänger und Troubadoure des Mittelalters ihren adeligen Zuhörerinnen und Zuhörern von den Abenteuern des König Artus und seiner Männer und vor allem von den schönen und starken, selbstbestimmten Frauen und auch von Elfen und Feen berichteten, schufen sie an den Höfen ein ganz neues Frauenbild. Sie sangen von der schönen Guinevere oder von Isolde, von Elaine und vielen anderen, denen die Ritter zu Füßen lagen. Frauen, die umworben wurden, für deren Rettung man sein Leben einsetzte. Zur Minnesängerzeit wurden Ehen auf dem Heiratsmarkt arrangiert. Adelige Töchter wurden von ihren Familien verschachert, zumeist mit politischen oder finanziellen Zielen. Partnerschaftliche Liebe war ihnen aus nachvollziehbaren Gründen oft fremd. Ähnlich wie die unglückliche Lady Di in Großbritannien müssen sich die zwangsverheirateten Adelstöchter der damaligen Zeit vorgekommen sein: mit einem Partner verheiratet, der einen nicht liebte, und einer Familie, die einen nur benutzte, damit man standesgemäßen Nachwuchs in die Welt setzte. Da verleiteten die alten Geschichten der Troubadoure zum Träumen. Vielleicht davon, so stark sein zu können wie die britannische Boadicea (auch wenn diese kein unbedingt schönes Leben hatte). Boadicea ist eine echte historische Person. Sie führte in den Jahren 60 bis 61 n. Chr. einen größeren Aufstand gegen die römischen Besatzer an. Sie war die Gattin des Königs der Icener, Prasutagus, und lebte mit ihrem Stamm in der heutigen Region East Anglia. Nach dem Tod ihres Mannes sollte sie dessen Nachfolge als Königin antreten, was die Römer nicht akzeptierten. Sie holten Boadicea ab, folterten sie öffentlich und ließen ihre Töchter von Soldaten vergewaltigen. Als sie wieder zu Hause war, taten sich die Icener mit einem benachbarten Stamm zusammen und griffen die römischen Siedlungen an. Zuerst zerstörten sie Camulodunum, das heutige Colchester. Obwohl es Boadicea gelungen war, rund 50.000 Britannier unter Waffen zu stellen, waren ihre Krieger den Römern besonders in der organisierten Kriegsführung unterlegen. Bei Verulamium, dem heutigen St. Albans, schlugen die Römer unter Führung des Statthalters Gaius Suetonius Paulinus die Icener und deren Verbündete vernichtend. Der Geschichtsschreiber Tacitus berichtete, dass Boadicea sich daraufhin das Leben genommen habe. Cassius Dio wollte in Erfahrung gebracht haben, dass sie nach der Niederlage krank geworden und bald darauf gestorben sei. Boadicea ging als Heldin in die

Geschichte Englands ein. Sie wurde zum Mittelpunkt zahlreicher Tragödien, Gedichte, historischer Romane, Jugendbücher und Lieder. Jeder, der in London am linken Themseufer entlangspaziert, kann sie heute gegenüber von Big Ben als Statuengruppe mit ihren Töchtern auf einem Streitwagen sehen.

Die mittelalterlichen Troubadoure verbreiteten in nahezu ganz Europa das Bild von der selbstbestimmten und selbstbewussten Keltin. Viele Lieder kamen aus der Bretagne und aus Spanien, wurden abgewandelt und erweitert. Oft handelten sie von vergangenen Zeiten, in denen starke Frauen von starken Männern gerettet oder befreit wurden und deren Herzen danach zusammenfanden. Die Damen auf den Burgen lauschten den Troubadouren verzückt. Die singenden und erzählenden Reisenden lieferten mit ihren Geschichten die Vorlagen für ein neues Männerbild in Adelskreisen. Die Kreuzzüge waren vorüber, die Ritter hatten keine echten Aufgaben mehr, es sei denn, ihr Landesfürst rief sie zu den Waffen. Was eintrat, war eine Idealisierung des Rittertums, die sich an Artus und der Tafelrunde orientierte. Dies zeigte sich in prächtigen Turnieren, mit denen sich der Adel nun gegenseitig zu übertrumpfen versuchte. Und auf Gralsreise zu gehen, war plötzlich chic. Die Romane von Chrètien de Troyes, Robert de Boron oder Wolfram von Eschenbach waren die Bestseller jener Zeit, und man wollte so sein wie Lancelot, Gawain oder Parzival. Die oberste Dame des jeweiligen Hofes war die Unerreichbare, der man seine ganze Liebe widmete. Dies war die geistige, hohe Minne. Die körperliche, niedere Minne spielte sich zwischen den Liedersängern und den Damen des Hofstaates ab. Zofen und Co. blieben aus Berufsgründen unverheiratet und durften sich nach Feierabend mit den Künstlern vergnügen.

Auch für feministisch inspirierte Autorinnen unserer Zeit bieten sich die Keltinnen als Vorläuferinnen der weiblichen Emanzipation an. Cäsar war da als Beobachter anderer Meinung. Er schrieb, dass die Männer die Herren über Leben und Tod ihrer Frauen und Kinder gewesen seien. Ihm wird aber auch nicht entgangen sein, dass die keltische Kultur sich von seiner römischen deutlich unterschied. Nicht nur Boadicea, sondern noch zahlreiche andere keltische Fürstinnen und Stammesführerinnen sind uns überliefert. Und dass Frauen als Druidinnen aktiv waren, ebenfalls. Auch war unter den Kelten die Ehe aus Liebe eine normale Angelegenheit, Mädchen und Frauen konnten selbst entscheiden, wen sie heiraten wollten und wen nicht. Die Mythen der Völker spiegeln vieles aus dem realen Leben wider. Und in den keltischen Göttersagen treten die Götter sehr oft als feste Paare auf. Mutter-, Schutz- und Heilgöttinnen spielten wichtige Rollen und konnten für Frauen gute Vorbilder sein, da sie oft Idealeigenschaften besaßen. Auch dies ist ein Reiz, der vom Keltischen ausgeht: Männer und Frauen gleichwertig nebeneinander, in Liebe und Respekt. Natürlich ist das ein Idealbild. Aber wir brauchen Idealbilder!

Schauen wir uns Gemälde an, auf denen keltische Göttinnen, Nixen oder Feen zu sehen sind, so sind diese oft als Badende dargestellt und nackt. Das Motiv der nackten Badenden findet sich in der Kunst sehr oft. Es hat einen starken symbolischen Charakter: Der unbekleidete, junge, schöne und gesunde Frauenkörper symbolisiert Fruchtbarkeit und neues Leben. Und auch die Freuden, die mit der Erschaffung dieses neuen Lebens einhergehen. Das Bild steht auch für Reinheit, Natürlichkeit und die Leben schenkenden und erhaltenden Kräfte der Natur. Diese Frauen sind gleichfalls Muttergöttinnen wie auch selbstbewusste Wesen, die ihre Weiblichkeit gern ausleben und das Leben genießen. Natürlich hat diese Göttin (oder Elfe, Fee) ihre männliche Entsprechung, mit der sie sich vereint. Alles Leben strebt nach Einheit, und nur aus der Einheit entsteht Neues. Religionen wie die keltische, die diese Vereinigung von Göttin und Gott, von Frau und Mann heiligen, sind lebensfördernd. Denn die Menschheit kann nur weiterexistieren, wenn sie sich fortpflanzt. Ungefähr zu Beginn des Mittelalters haben Männer die Lehren eines gewissen Jesus gewaltig verdreht und die Frau unter Generalverdacht gestellt, triebhaft, sündhaft und minderwertig zu sein. Seit 1500 Jahren prägt das christliche Frauenbild unser Leben mit. Auch wenn sich in den letzten 50 Jahren viel getan hat, vor allem was die Sexualität betrifft, hat ein großer Teil der Menschheit doch Schaden erlitten. Während der christliche Männergott entrückt im Himmel über allem thront, lebt die keltische Göttin mitten in der Welt. Man kann auch sagen, dass sie die Welt ist. Sie ist keine Göttin, an die man nur glaubt, man erfährt sie. Bei den Kelten trat sie in vielen Ausprägungen in Erscheinung.

In Dan Browns »Sakrileg« zeigt sich der Grund dafür, dass sich Sophie Neveu von ihrem Großvater Charles Saunière abwendet, in der Szene, als sie als Kind plötzlich Zeugin eines Ereignisses wird, das sie nicht versteht: Sie beobachtet ihren Opa bei einem geheimen Ritual und wird dadurch gewaltig verschreckt. Dan Brown spielt in seinem Roman damit auf ein Hieros-Gamos-Ritual an, auf die Heilige Hochzeit. Bei den Kelten war das Beltane-Fest der Zeitpunkt hierfür. Es war das Fest der Freude und des Neuanfangs. Überall wurden Freudenfeuer entzündet, die Menschen feierten fröhlich den Beginn der warmen Jahreszeit und die Aussicht auf reiche Ernten. Junge Paare rannten über heiße Kohlen und baten damit um Fruchtbarkeit. Wer sich weiterhin innig liebte, erneuerte sein Eheversprechen. Beltane war ein beliebtes Datum, um Nachwuchs zu zeugen, denn die Götter taten dies zu diesem Zeitpunkt ebenfalls. Das Königspaar ging oft mit gutem Beispiel voran – Herrscher und Herrscherin wurden mit druidischer Hilfe in eine Trance versetzt, in der die Energien des bevorzugten Götterpaares in die beiden schlüpften. Variationen der Heiligen Hochzeit finden sich in der Antike vielerorts. Selbst im Christentum taucht sie auf: War nicht auch Jesus Abkömmling eines Gottes und einer Jungfrau? Meist wurden durch ein bestimmtes Ritual die Götter herbeigerufen, um in die Körper des sterblichen Paares zu fahren. Es waren zumeist speziell dafür ausgebildete und darauf vorbereitete Priester und Priesterinnen, die sich stellvertretend für die Götter sexuell vereinigten. Der Sinn dahinter war, dass die Energie des Gottes durch den Priester in die Priesterin floss. Das Ritual stellte das Leben dar, aber auch die Verbindung der Götter mit den Menschen, die auf diese Weise nicht nur geistig, sondern auch körperlich möglich war. Auf diese Weise wurde die Fruchtbarkeit des Volkes wie auch der Natur sichergestellt. Auch gab es Heilige Hochzeiten, in denen verschiedene Völker oder Stämme vereint wurden und das Paar dies stellvertretend für alle körperlich tat. In manchen Kulturen wurden Jungfrauen auf einen einzigen Akt mit einem Priester intensiv vorbereitet. Danach konnten sie einen Mann aus dem Volk heiraten und genossen hohes Ansehen in der Bevölkerung. Der rituelle Beischlaf war eine religiöse Angelegenheit von hoher Wichtigkeit, die sich überall auf der Welt finden lässt. Manche Tempel in Indien zeigen uns ziemlich eindeutige figürliche Darstellungen. In Museen und auch an Ausgrabungsstätten in Vorderasien, Griechenland und in Ländern mit römischem Einfluss finden wir zahlreiche Darstellungen, die auf die Heilige Hochzeit hinweisen. In Babylon stand die Liebes- und Fruchtbarkeitsgöttin Ishtar im Zentrum eines Kultes, in dem junge Frauen als Medium zwischen Gottheit und Mensch dienten. Ihre Körper waren das Medium, über das eine direkte Verbindung zur Göttin geschaffen wurde. Zu jener Zeit war religiöse Sexualität in Form von Fruchtbarkeitskulten etwas völlig Normales. Oder besser: etwas Heiliges. Der Begriff Tempelprostitution, den westliche Historiker später prägten, ist herabwürdigend und offenbart die Unwissenheit der Autoren. In der griechischen Mythologie wimmelt es nur so von Halbgöttern, die auf diese Weise gezeugt wurden – Achilles, Herkules und wie sie alle heißen. Und auch die Kelten hatten einige davon, die nahezu alle wichtigen Positionen bekleideten – als Priester, Stammesführer, Dichter oder Helden. Auch bezüglich der Position des Königs spielte die Heilige Hochzeit eine Rolle, denn sie legitimierte ihn in seinem Amt. Er war es, der Körperkontakt mit der Göttin hatte. Wobei die Situation durchaus auch andersherum möglich war, wenn es um das Amt der Königin ging. Die Herbeiführung der für die Heilige Hochzeit nötigen Trance war ein schamanisches Ritual, in dem es darauf ankam, dass der gerufene Gott in den Körper des Menschen gelangte. Alle Teilnehmer wurden gut vorbereitet, das Alltags- und Ichbewusstsein mussten zur Seite treten. Keine Blockaden durften vorhanden sein, die den Gott daran hindern konnten, für eine begrenzte Zeit Gast in einem menschlichen Körper zu sein.

Die Kelten wussten, dass die Schaffung neuen Lebens eine göttliche Sache ist und dass Sexualität damit etwas Heiliges ist, das sehr im Sinne der Götter war. 2000 Jahre Kirchengeschichte haben dafür gesorgt, dass uns die Rituale längst abhanden gekommen sind, die einst der Sexualität ihren religiösen Stellenwert gaben. Eine Möglichkeit, die Rituale zumindest in Teilen zurückzuholen, bietet der bewusste Umgang mit Festen wie Beltane. Es ist das Fest des Sieges der Sonne über den kalten Winter, das Fest des Lebens, der Fruchtbarkeit, der Vereinigung und der Zeugung neuen Lebens. Auch wenn er ein allgemeiner Feiertag ist, hat der 1. Mai bei uns einen unschönen Namen: Tag der Arbeit. Dies entspricht unserer Leistungsgesellschaft. Wäre es nicht schöner, wenn er »Tag der Liebe« hieße? Vermutlich passt unser Name aber doch, denn für viele Menschen scheint Sexualität sehr viel mit Leistung zu tun zu haben. Männer müssen Manneskraft beweisen und Frauen optisch attraktiv sein, damit der Partner in der Lage ist, seinen Mann zu stehen. Dies wollen uns jedenfalls die Medien vermitteln. Auch Jul, der zur Wintersonnenwende geborene Jahreskönig, musste den Kelten seine Mannesstärke beweisen, indem er als herangewachsener Jüngling am 30. April einen eigenhändig erlegten Hirsch präsentiert.

Beltane bedeutet »leuchtendes Feuer«. Und damit sind nicht nur die vielen Freudenfeuer gemeint, die man an diesem Tag anzündete, sondern sicherlich auch des gegenseitige Entflammen zwischen Mann und Frau. Ein alter keltischer Brauch, den man auch bei uns in manchen Regionen heute noch kennt, ist das Aufstellen des Maibaums. Am Abend vor dem 1. Mai wird an einem markanten Platz im Ort zu Musikbegleitung ein bunt geschmückter hoher

Stamm aufgestellt. Er ist oft mit bunten Eiern und anderen Fruchtbarkeitssymbolen sowie einem Kranz aus frischem Grün behangen. Im Rahmen einiger regionaler Bräuche war es üblich, das die Dorfjugend um den Maibaum tanzte und bunte Bänder um den Stamm flocht. Dies bot Möglichkeiten der Kontaktaufnahme. In manchen Regionen wird heute noch eine junge Maikönigin gewählt, deren Gunst sich die Burschen ersteigern oder durch besondere sportliche Leistungen erringen können. Manche Autoren sehen im Maibaum ein Phallussymbol, das in die fruchtbar zu machende Erde gestoßen wird. Alte Hieros-Gamos-Erinnerungen schwingen hier mit. Der Phallus ist die lebenserweckende göttliche Kraft, die von oben in die aufnehmende Mutter Erde gelangt, damit sie bald schon reife Früchte tragen soll. Ähnliche Zusammenhänge gibt es auch bei dem Brauch, »einen Mai zu stecken«. Junge Burschen pflanzten in den Vorgarten von von ihnen verehrten Mädchen ein mit bunten Bändern umranktes Birkenbäumchen.

Aus Beltane wurde später die Walpurgisnacht. Walpurga war eine semnonische Seherin. In ihrem Namen steckt das althochdeutsche Wort »wala« für »Zauberin« oder »Schamanin«. In Niederösterreich wie auch in Böhmen ist Walpurga die Weiße Göttin, die mit ihren feurigen Schuhen die Erde erwärmt, eine

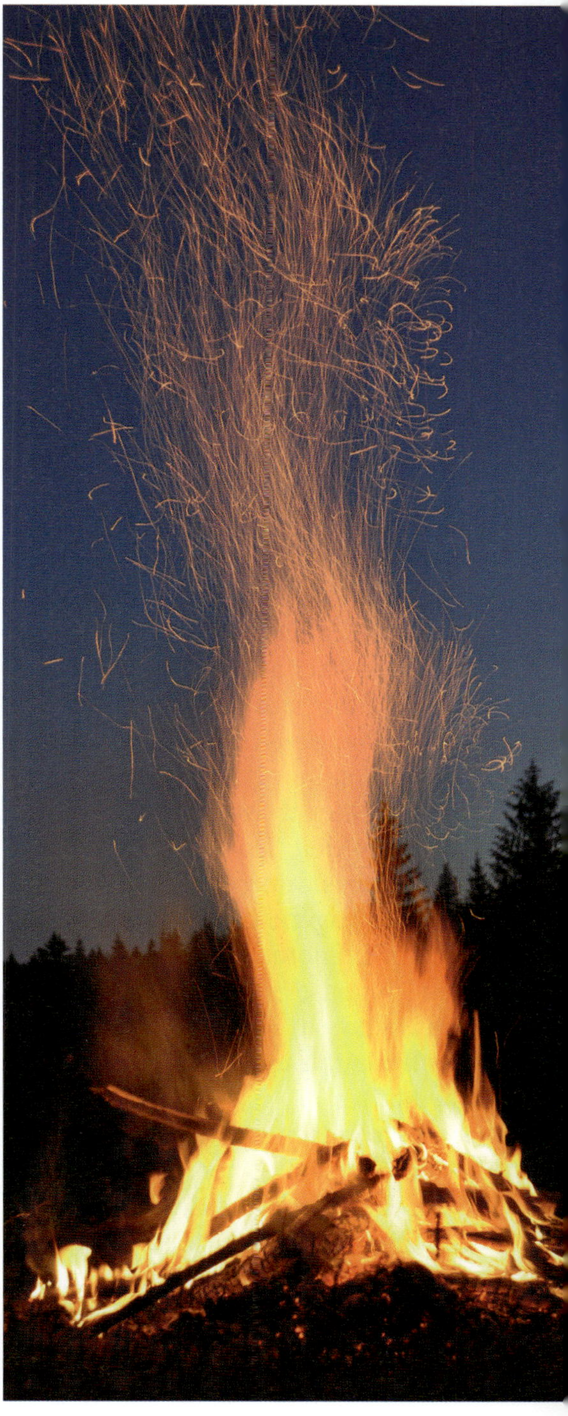

goldene Sonnenkrone trägt und mit Spiegeln die Wiederauferstehung symbolisiert. Jeder wusste, dass in der Walpurgisnacht die Nebelschleier zwischen der menschlichen und der Anderswelt viel durchlässiger sind als in anderen Nächten. Die Götter, Geister, Feen und Elfen haben dann einfacheren Zutritt.

Die meisten Hochzeiten legte man in früheren Zeiten auf den 30. April. Zum einen wurde dann sowieso gefeiert, zum anderen war die Chance, in der Nacht einen Helden oder eine Heldin zu zeugen, deutlich erhöht. Durch wilde, ekstatische Tänze drehte man sich wie Derwische in eine Trance, und oft geriet die Tanzgesellschaft in Ausnahmezustände, die starke, oft auch erotische Energien freisetzte. Kirchenmänner sahen das gar nicht gern. Sie brachten böse Hexen ins Spiel, die statt der Großen Göttin unterwegs waren, durch die Lüfte flogen und die Tugend der Jugendlichen in Gefahr brachten. Am nächsten Morgen gingen die jungen Mädchen in die Natur, um Tautropfen zu finden, denn Maitau machte schön, sagten die Mütter.

Die römischen und griechischen Geschichtsschreiber berichten davon, dass der Stand des Druiden für Männer und Frauen offen war. Von den Frauen hieß es, dass sie besondere prophetische Fähigkeiten besaßen und deshalb oft und gern im Orakelbereich tätig waren. Die alten Sagen und auch archäologische Funde deuten darauf hin, dass es neben den offiziellen Druidinnen auch Hexen und Magierinnen gegeben hat. Sie befassten sich abseits des offiziellen Druidentums mit dem Außersinnlichen. Wir dürfen annehmen, dass die Bräuche und Rituale der keltischen Zauberinnen zu den Mysterien geworden sind, die später das allgemeine Hexenbild prägten.

Starke Frauen: Hebammen

In vorchristlich-keltischer Zeit, auch anfangs noch bei den Römern, waren die Hebammen hochgeachtet. Wenn ein Kind auf die Welt gekommen war, nahmen sie einen Besen und kehrten damit die Türschwellen des Geburtshauses. Damit sollten böse Geister vertrieben werden, von denen man glaubte, dass sie sich bevorzugt im Bereich des Hauseingangs aufhielten. Aus diesem Brauch ging später das Bild von der auf einem Besen reitenden Hexe hervor. Denn die Hebammen waren es, die die christliche Inquisition am meisten zu spüren bekommen sollten. In keltischer Zeit hatten sie noch als weise Frauen gegolten. Sie besorgten werdenden Müttern für die Zeit der Schwangerschaft die richtigen Amulette und Talismane, die das Kind im Mutterleib schützen sollten. Sie wussten über Heilkräuter Bescheid, die man vor, während und nach einer Geburt anwenden kann. Sie kannten Verhütungsmittel, falls man keinen Nachwuchs wollte. In den nachkeltischen Jahrhunderten waren sie es, die sich um die Gesundheit der Menschen in ihrer Umgebung kümmerten. Die überlieferten Zaubersprüche aus alter Zeit wurden auch weiterhin von den Hebammen an ausgesuchte Frauen weitergegeben. Gebärenden erleichterten sie mit Kräuterbädern das Zurweltbringen ihres Kindes. Lieder, die von den Hebammen und ihren Helferinnen angestimmt wurden, bestanden aus segnenden Texten und einer monotonen Melodie. Dadurch beruhigte man die künftige Mutter und versetzte sie in eine leichte, schmerzlindernde Trance.

Die Nabelschnur wurde nach dem Durchtrennen zweimal verknotet, und der Nabel des Babys mit einer Mischung aus Kümmel, Kerbel und Pflanzenöl eingerieben. Nach der Geburt gab man der geschwächten Mutter eine kräftige Suppe und etwas Wein. Den neuen Erdenbürger rieben die Hebammen, genau wie ihre keltischen Vorgängerinnen, mit Salz ein, um die Talgschicht zu entfernen. Erst in den letzten Jahrzehnten sind die damals praktizierten Gebärmethoden – die Kinder in der Hocke und im Stehen zu bekommen – wieder etwas populärer geworden.

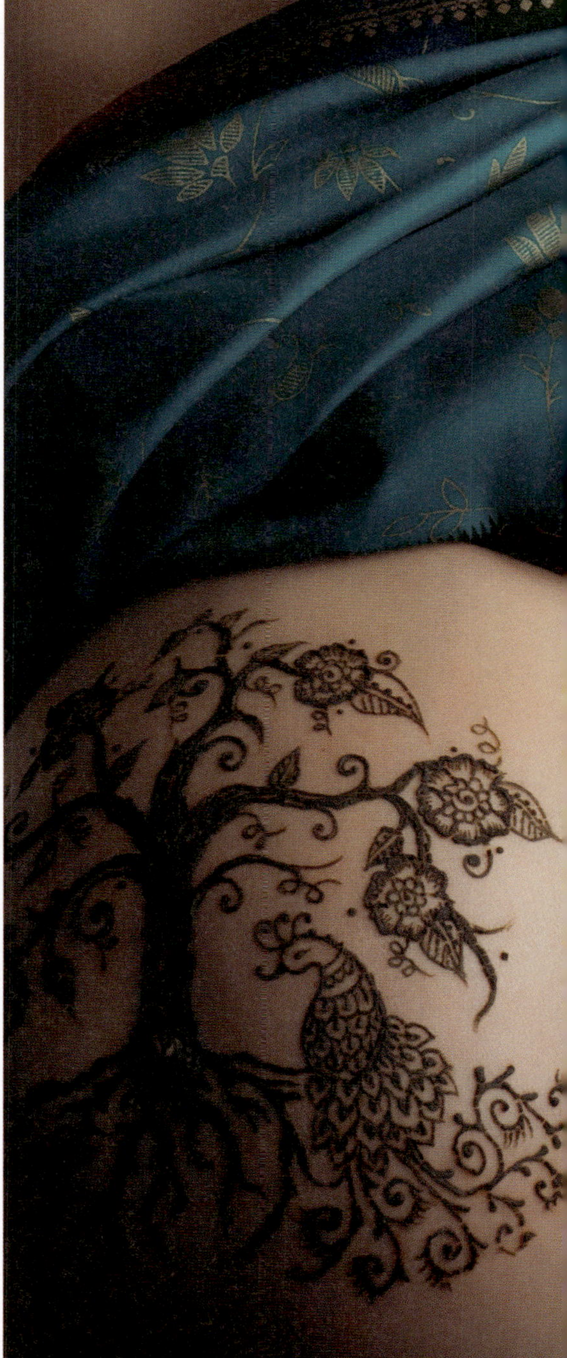

Geboren werden

Gebären und geboren werden war auch bei den Kelten mit einem hohen Risiko verbunden. Verständlicherweise war Kinderkriegen ein Thema, das mit konkreten Ängsten verbunden war. Werdende Mütter versuchte man, mit Amuletten zu schützen. Die Druiden kannten bestimmte Räucherstoffe und Sprüche, mit denen böse Geister ferngehalten wurden. Die Hebammen legten die Gebärenden auf Stroh, dem verschiedene Kräuter beigemischt waren. Die aromatischen ätherischen Stoffe erleichterten die Geburt. Dennoch standen die Überlebenschancen für Mutter und Kind bei 50 Prozent. Wir können heute dankbar sein, dass die moderne Medizin und Hygiene dieses Risiko auf ein Minimum gesenkt haben. Als Mann sollten Sie sich bewusst sein, dass eine Frau bei einer Geburt immer das Risiko trägt – sie hat die Schmerzen, sie liegt im Krankenhaus, ihr wird möglicherweise der Bauch aufgeschnitten. Es ist deshalb wichtig, dass werdende Väter, sooft und solange es geht, ihre Partnerin unterstützen, bei ihr sind und ihr Kraft geben. Versuchen Sie regelmäßig, zum Kind im Mutterleib Kontakt aufzunehmen, indem Sie freundlich mit ihm reden. Auch Ungeborene können Geräusche und Klänge von außerhalb hören. Versuchen Sie auf mentalem Wege – über Meditation, Träume, positive Gedanken usw. –, Kontakt zu Ihrem künftigen Nachwuchs aufzubauen, und heißen Sie ihn auf Erden willkommen. Als werdende Mutter ist es sinnvoll, sich die Geburt in angenehmen Bildern vorzustellen. Visualisieren Sie so oft wie möglich den Geburtsvorgang so, wie Sie ihn haben möchten, als einen freudigen, Leben spendenden Vorgang mit einem gesunden Baby und frohen Eltern.

Die weisen Frauen kannten aber auch das Gegenteil der Geburtshilfe – die Abtreibung. Diese galt als strafwürdiger Schadenszauber, was die Hebammen im frühen Mittelalter immer deutlicher in den Ruch der Hexerei geraten ließ. Die christliche Kirche hatte Eva als Verführerin Adams die Schuld an der Vertreibung des Menschen aus dem Paradies gegeben. Stellvertretend für ihre biblische Urmutter wurden die Frauen von dieser männlich dominierten Institution bestraft, indem man sie zu Menschen zweiter Klasse degradierte. Die volle Gleichberechtigung, die beide Geschlechter zu Zeiten der Kelten besaßen, wurde abgeschafft.

Der Mann hatte fortan die Macht, starke und weise Frauen waren verdächtig. Wer sich mit Heilkräutern auskannte, wer Kraftlieder und Sprüche beherrschte, galt als Gefahr für den Erhalt der männlichen Dominanz. Der Hexenverfolgung, die mancherorts noch bis ins späte 18. Jahrhundert andauerte (als letzte offizielle Hexe wurde Anna Göldin aus Elm im Schweizer Kanton Glarus im Jahre 1782 öffentlich verbrannt), fielen nach Schätzungen mehr als eine Million Frauen zum Opfer, darunter unzählige Hebammen. Dieser Beruf hatte sich von der hoch geachteten Zunft in keltischer Zeit später zu einer Tätigkeit mit hohem Risikopotenzial entwickelt. Bei den Kelten war das weibliche Element heilig: Fruchtbarkeit, Heilen und Pflegen, Sexualität und Geburtshilfe galten als wesentliche Stützpfeiler einer funktionierenden Gesellschaft. Die Kelten hatten, bedingt durch ihre große Nähe zur Natur, Handlungen der Liebe und Lust immer als eine Huldigung an das Leben angesehen. Liebeszauber etwa, ein Betätigungsfeld der weisen Frauen, galt bei ihnen nicht als anrüchig. In den Jahrhunderten, in denen die Kirche massiven Einfluss auf sämtliche Lebensbereiche des Menschen nahm, wurden sexuelle und erotische Kräfte dagegen als satanische Mächte betrachtet, die das Ziel hatten, die männliche Souveränität zu untergraben. Zwar beendete das Zeitalter der Aufklärung die gewalttätige Unterdrückung der Frau. Das Denken und Handeln blieb jedoch nach wie vor männlich dominiert. Erst im 20. Jahrhundert kam es zu einer Wende der Rückbesinnung auf die Urmutter, die »Große Göttin«. Dennoch ist der Weg zurück zur Gleichberechtigung, wie sie bei den Kelten herrschte, erst eingeschlagen.

Artus, Merlin und der Heilige Gral

Die keltische Kultur hat uns nicht nur eine wunderbare zeitlose Kunst hinterlassen, die die Menschen heute mehr denn je fasziniert, sondern auch einen großen Schatz an Märchen, Sagen, Mythen und Legenden. Das vermutlich populärste Thema, das in seinem Ursprung eng mit dem Keltentum verbunden ist, ist die Legende vom Heiligen Gral.

Materiell ist der Heilige Gral ein Gefäß. Ein Kessel, ein Kelch oder eine Schale. Er hat gleichfalls einen Bezug zum Kelten- wie auch zum Christentum, zum Mittelalter mit seinen Dichtern und Troubadouren und deutlich auch zur Jetztzeit, wie uns Dan Browns Welterfolg Sakrileg vor einigen Jahren bewiesen hat. Die Gralsgeschichte bietet die Grundlage für hochinteressante Verschwörungsgeschichten um geheime Bruderschaften, obskure

Gesellschaften und chiffrierte Dokumente.

Vermutlich ist die Gralslegende der kraftvollste Mythos des Abendlandes. Keine Geschichte, die jemals erzählt, aufgeschrieben, gesungen, gemalt oder verfilmt worden ist, kann es mit ihr aufnehmen, zumindest in Sachen Symbolik und Geheimnis. Seit der Zeit der Kelten hat sie sich weit hinein in das kollektive Unterbewusste der Menschen eingegraben und taucht immer wieder auf. In archetypischen Bildern, so, als wolle sie uns immer wieder daran erinnern, dass das Leben letztlich eine Suche nach den »wahren Dingen« ist, eine Reise zum Essenziellen, zum Kern unseres Daseins.

Gibt es einen Gral als fassbaren Gegenstand? Oder gab es ihn zumindest? Oder haben uns die mittelalterlichen Troubadoure nur schöne Geschichten geliefert, die eigentlich dazu gedacht waren, höfische Gesellschaften zu unterhalten? Vielleicht stecken verschlüsselte Botschaften dahinter, die auf etwas Verborgenes und Wichtiges aufmerksam machen wollen, dabei jedoch nur für diejenigen zugänglich sind, die bereit und in der Lage sind, diese zu erkennen?

Die Fragen, die das Gralsthema aufwirft, sind stets dieselben. Welcher Gegenstand ist der Gral? Existiert er überhaupt noch, oder liegt er irgendwo in tiefer Erde verborgen, vielleicht im geheimnisvollen Artusort Glastonbury? Oder hinter den dicken Mauern einer mittelalterlichen Burg, eines einsam gelegenen Mönchsklosters, in einem gut gesicherten Banktresor? Vielleicht ist die Sache auch einfacher, und wir müssen ihn heute gar nicht mehr suchen, weil er als offen ausgestellter Kelch in einer spanischen Kathedrale für jeden Besucher anzuschauen ist.

In den Vitrinen der Museen mit keltischen Abteilungen finden wir heute noch besondere Kessel, die im Alltag der Menschen eine wichtige Rolle gespielt haben. Seit der Bronzezeit waren sie druidische Kultgegenstände. Als Motiv tauchten sie in der frühmittelalterlichen Literatur der Inselkelten immer wieder auf. Dort konnten sie erstaunliche Wirkungen hervorbringen: ewige Jugend etwa oder Glück und auch Speis und Trank in Hülle und Fülle. So fand man im Fürstengrab von Hochdorf, das im 6. vorchristlichen Jahrhundert angelegt worden ist, einen Bronzekessel mit einem Fassungsvermögen von 500 Litern. Auch heute noch lassen sich Reste eines alkoholischen Honiggetränks in ihm nachweisen. Dass die Kesselkulte keine regionale Angelegenheit, sondern weitverbreitet waren, erkennen wir daran, dass diese besonderen Gefäße auf den Britischen Inseln ebenso gefunden wurden wie im heutigen Frankreich, in Tschechien oder gar in Dänemark. Dass einige dieser Kessel in Griechenland hergestellt worden sind, zeigt uns, wie weit verzweigt die Handelsbeziehungen schon vor über 2500 Jahren gewesen sein müssen. Griechische Autoren der Antike, wie etwa Strabon, berichten von brutalen Weissagungsmethoden der keltischen Kimbern. Priesterinnen töteten demnach Kriegsgefange durch einen Kehlschnitt, ließen ihr Blut in einen Bronzekessel laufen und weissagten daraus. Die Historiker, die den berühmtesten aller keltischen Kessel, den von Gundestrup in Dänemark, untersucht haben, deuteten eine auf ihm abgebildete Szene entsprechend. Andere hielten sie eher für die Wiedergabe einer Initiations- oder Wiedergeburtszeremonie. Zwar war das heutige Dänemark kein Land im direkten Einzugsgebiet der keltischen Kultur, diese endete offiziell am nördlichen Niederrhein. Man weiß aber heute, dass die dortigen Germanen stärker vom keltischen Geist beeinflusst waren, als man lange Zeit glaubte. Sie benutzten keltische Personennamen und eben auch jene Kultkessel, die von weit her kamen. Wie lange die Kessel als Kultgegenstände in Gebrauch gewesen sind, lässt sich nur schwer sagen. Aus Schottland ist allerdings heute noch der Brauch der »Menschenanrufung« (faghaim nan Daoine) bekannt, mit dem noch in der frühen Neuzeit die Toten befragt wurden. Bei den Inselkelten unterschied man zwischen drei verschiedenen Kesselarten: Kesseln des Reichtums und der Fülle, solchen, die als Beutestücke aus der Anderswelt galten, und Kesseln der Heilung und der Wiedergeburt. Auf der irischen Insel besaß der Gott Dagda einen Kessel, in dem ohne Unterlass ein Eintopf kochte, der jeden ernährte. Der walisische König Bran der Gesegnete soll einen Kessel besessen haben, in dem man im Kampf getötete Krieger wiederbeleben konnte. Der Riese Dyrnwch hatte ein Gefäß, das ihm half, gute von bösen Menschen zu unterscheiden, denn der Kessel hatte nur Essen für gute Menschen. In einer der Artussagen stahl der König dem Riesen diesen Kessel. Ebenso hatte es der legendäre Anführer auf einen magischen, mit vielen Edelsteinen besetzten Kessel abgesehen, der in einer gläsernen Festung aufbewahrt wurde, wo neun Jungfrauen mit ihrem Atem die Hitze erzeugten, um für die tapfersten Krieger die besten Speisen zu kochen. In der Geschichte Taliesins probiert der Held von einem Zaubertrank aus einem Kessel der Hexe Ceridwen, dies verlieh ihm die Kunst des Dichtens und der Weissagung. Das erinnert uns an den übergewichtigen Comic-Helden Obelix, der als Kind in den Kessel des Druiden Miraculix gefallen ist und durch den Zaubertrank seine übermenschlichen Kräfte erhielt. Ein kompletter Band der Asterix-Reihe (Nummer 13, »Asterix und der Kupferkessel«) beschäftigt sich mit dem Kesselthema.

Im Umfeld der Artuslegende wird aus dem keltischen Kessel im Laufe der Zeit eine Schale, ein Kelch oder Stein. Der Gralskönig, der im Besitz des jeweiligen Gegenstandes ist, ist in diesen Geschichten relativ regierungsunfähig, was zur Folge hat, dass das Reich unfruchtbar und verödet ist. Und auch die anderen Menschen in seinem Umfeld sind keine echten Macher. Dringend wird ein Held benötigt, der das Blatt zum Positiven wendet. Kandidaten treffen auch tatsächlich auf der Gralsburg ein. Bei ihnen lässt sich immer das gleiche Muster erkennen: Jeder zukünftige Held, heißt er nun Parzival, Gawain, Galahad oder Bors, hat zuvor sein Zuhause verlassen, um ein bedeutender Kämpfer zu werden. Er ist meist noch ziemlich unbedarft, kennt nicht viel von der Welt. Dennoch beeindruckt er seine Mitmenschen durch seine Unerschrockenheit. In den verschiedenen Versionen der Geschichte geht der Held nun allein oder gemeinsam mit den anderen Rittern auf Gralssuche durch unbekannte Länder, wo Aufgaben und Abenteuer auf ihn warten. Manchmal greifen auch eine Fee oder ein Zauberer wie der mächtige Magier und Druide Merlin helfend ein. Im Laufe der Suche verändern sich die einzelnen Helden, sie gewinnen an Erfahrung und Erkenntnis, und sie finden letztlich den Gral. Der Ritter findet heraus, worum es sich bei dem Gral handelt, und weil er auch erkennt, woran der bisherige Gralskönig leidet, blüht das Land wieder auf, und der Held wird zum Nachfolger des bisherigen Hüters. Es geht in diesen Geschichten immer um Heilung. Die Botschaft ist: Der Gesundwerdung geht eine Erkenntnis voraus, gefolgt von der richtigen Tat. Der König besitzt zwar den Gral, weiß ihn aber nicht zu nutzen. Der Ritter sucht auf seiner langen Reise nach Wissen, nach Erkenntnis. Und diese erlangt er durch richtiges Fragen. Ihm geht es am Ende nicht mehr um verblassbaren Ruhm oder Ehre, auch nicht um materielle Besitztümer. Es geht um Sinnhaftigkeit im Leben.

Eigentlich dreht es sich in den Gralslegenden nicht wirklich um die Suche nach einem Gegenstand und auch nicht um die Erforschung von Abstammungslinien. Sondern um die Suche nach der Antwort auf die Frage: Was können wir von all dem lernen? Märchen und Mythen wie auch die Gleichnisse in der Bibel haben dieselbe Funktion. Sie veranlassen uns zur Reflexion. Wer sich mit der Gralsthematik befasst, wird zwangsläufig konfrontiert mit dem Bereich der Religion, der Philosophie, der Weltsicht in den verschiedenen Menschheitsepochen. Das Leitthema bietet Anhaltspunkte genug, die die Beschäftigung lohnen. In den Sagen scheitert der Held, nennen wir ihn hier Parzival, so lange, bis er die richtige Frage stellt. Fragt er nicht, tritt er auf der Stelle. Wir können den Gral als Symbol für die Wichtigkeit des Fragens ansehen. Auch wir kommen wie die mittelalterlichen Gralsritter im Leben nicht wirklich weiter, wenn wir nicht regelmäßig Fragen stellen – an andere und an uns selbst. Der Gral bietet bei bewusster Beschäftigung mit ihm die Möglichkeit zur Transformation an – unabhängig davon, ob es sich bei ihm um einen materiellen Gegenstand, ein Symbol, eine Idee oder einen Mythos handelt. Und Transformation ist seit Jahrtausenden das zentrale Thema aller großen Weisheitslehren.

Die keltischen Priesterinnen ließen das Blut der Gefangen in den Kessel fließen, sagten die Römer, die versuchten, die ihnen fremde Kultur als barbarisch darzustellen. Das menschliche Blut ist ein zentrales Thema innerhalb der verschiedenen Gralslegenden, die später entstanden sind. Jesus hing blutend am Kreuz, und Josef von Arimatäa, der vermutlich mit ihm verwandt gewesen ist, hat etwas von seinem Blut aufgefangen in dem Trinkgefäß, das beim letzten Abendmahl benutzt worden war, zu dem sich Jesus mit den Jüngern getroffen hatte. Dadurch wurde diese Schale oder dieser Kelch zu etwas ganz Besonderem. Man sprach ihm Wunderkräfte zu, denn er verband die Menschen mit dem Himmel, wohin Jesus nach seinem physischen Tod aufgefahren sein soll. Das Blut Jesu soll aber schon sehr früh auch in einem anderen Zusammenhang eine Rolle gespielt haben. Als »Sang Real«, als königliches Blut in der Familie seiner leiblichen Nachfahren.

Die Gralslegende wird ganz offiziell keltisch, als Josef von Arimatäa in Britannien mit dem Abendmahlskelch an Land geht. Vermutlich tut er dies nicht zum ersten Mal, denn er ist ein reicher Zinnhändler, und an der Südküste kauft er seit Jahren den begehrten Rohstoff ein. Die Legende erzählt uns, dass er im heutigen Glastonbury eine religiöse Gemeinschaft gründet, mit Jesus Lehren als zentralem Thema und dem Gralsgefäß als Kultobjekt. Wenn dem tatsächlich so war, dann war es Josef, der Jesus Worte als Erster an die britannischen Kelten weitergab. Lange Zeit sollen Mönche den Gral gehütet haben, bis er eines mittelalterlichen Tages verschwand. Inzwischen gibt es mehrere Objekte, von denen gesagt wird, dass sie der Heilige Gral seien. Das wirft wiederum die Frage auf, ob wir es mit mehr als nur einem Gral zu tun haben. Schließlich hat sich Jesus nicht nur einmal mit seinen Jüngern zum Essen, Reden, Beten und Weintrinken getroffen, und es dürfte auch damals üblich gewesen sein, dass man

Dinge aufbewahrte, die mit einem besonderen Menschen Kontakt gehabt hatten. Es existierten auch bei den Juden der Antike schon Reliquienkulte, vermutlich gab und gibt es sie in jeder Kultur. Auch wenn viele Reliquien, die heute in der großen Kathedrale bis in kleinen Dorfkirchen verehrt werden, Fälschungen sind, so dürften einige durchaus echt sein.

Die Menschen neigen dazu, Erinnerungen an für sie Wichtiges oder an bedeutende Leute aufzubewahren. Man glaubt, dass die Kraft des einstigen Besitzers in einem von ihm hinterlassenen Gegenstand erhalten und weiter wirksam bleibt. In der Apostelgeschichte in der Bibel ist zu lesen, das die frühen Christen in Ephesus in der heutigen Türkei »Schweißtücher und andere Tücher, die er auf der Haut getragen hat, über die Kranken hielten, und die Krankheiten wichen von ihnen und die bösen Geister fuhren aus« (Apg 19,12). Auch im Gralsbereich existieren Heilungslegenden. Eine berichtet zum Beispiel von Nanteos Cup, einer Holzschale, von der es heißt, sie sei der Gral von Josef von Arimatäa gewesen. Die Britannier hätten diesen Gral lange Zeit in Glastonbury verehrt, bis er dort nicht mehr sicher gewesen und von Mönchen nach Wales gebracht worden sei. Später tauchte das Gefäß bei einer Adelsfamilie auf deren Wohnsitz Nanteos Mansion auf. Dort bildete sich ein Kult: Man ließ Kranke aus der Schale trinken. Manche bissen kleine Stücke aus dem nicht sehr harten Holz und schluckten sie, in der Hoffnung auf Genesung. So verkleinerte sich der Nanteos Cup ständig, bis man ihn in einen Tresor sperrte. Im Jahre 2014 wurde er dann ausnahmsweise an eine kranke Dame verliehen und ging bei einem Einbruch in deren Haus verloren.[42]

Eine andere Gralslegende spielt in Gallien. Dan Brown und die Autoren Lincoln, Baigent und Leigh, die mit ihrem Bestseller »Der Heilige Gral und seine Erben« den amerikanischen Schriftsteller zu seinem Welterfolg »Sakrileg« inspirierten, haben die alte südfranzösische Legende von der Landung der schwangeren Maria Magdalena in der Camargue aufgegriffen. Sie soll dort nach der Kreuzigung Jesu mit weiteren Frauen und einem Sohn, den sie gemeinsam mit Jesus hatte, Zuflucht bei einer kleinen jüdischen Gemeinde und benachbarten keltischen Druiden gefunden haben. Die Höhle, in der sie zuletzt gelebt haben soll, wird heute noch oft besucht und verehrt. In Frankreich zählt Maria Magdalena zu den wichtigsten Heili-

42 Mehr über die populärsten Gefäße, die heute als Heiliger Gral bezeichnet werden, kann man im Buch »Der Heilige Gral. Wahres, Wahrscheinliches, Wundersames« lesen, das ich gemeinsam mit meinem Bruder Jörg-Wolf Krämer geschrieben habe.

gen, und viele Kirchen sind nach ihr benannt. Die Überlieferung erzählt, dass ihre Tochter Sarah einen Gallier heiratete und aus den Nachfahren dieser Ehe das Geschlecht der Merowinger hervorgegangen sei.

Josef von Arimatäa ist eine der Schlüsselfiguren innerhalb der keltischen Gralslegenden. Er stand vermutlich in enger Beziehung zu dem Wanderprediger aus Galiläa. Manche vermuten, dass er sein Onkel war, andere Autoren sind der Ansicht, er sei der Vater von Maria Magdalena und damit der Schwiegervater von Jesus gewesen. Wer heute nach Glastonbury kommt, wird auf Schritt und Tritt mit den Sagen, Mythen und Legenden konfrontiert. Man kann sich auch den Brunnen anschauen, in dem der Heilige Gral heute noch versteckt sein soll. Ebenso das vermeintliche Grab von König Artus und seiner Gattin Guinevere. Glastonbury ist auch einer der Orte, wo man die legendäre Insel Avalon vermutet. Die Gralslegende kam mit vor den Sachsen fliehenden Britanniern im frühen Mittelalter auf das europäische Festland. In der Bretagne blieb sie lebendig, und mit der Zeit verlegten sich auch die Schauplätze dorthin. Troubadoure nahmen die Geschichten mit in alle Richtungen, ins heutige Deutschland ebenso wie nach Spanien, wo sie diese mit höfischen Begebenheiten verflochten und historische Personen hineinwoben.

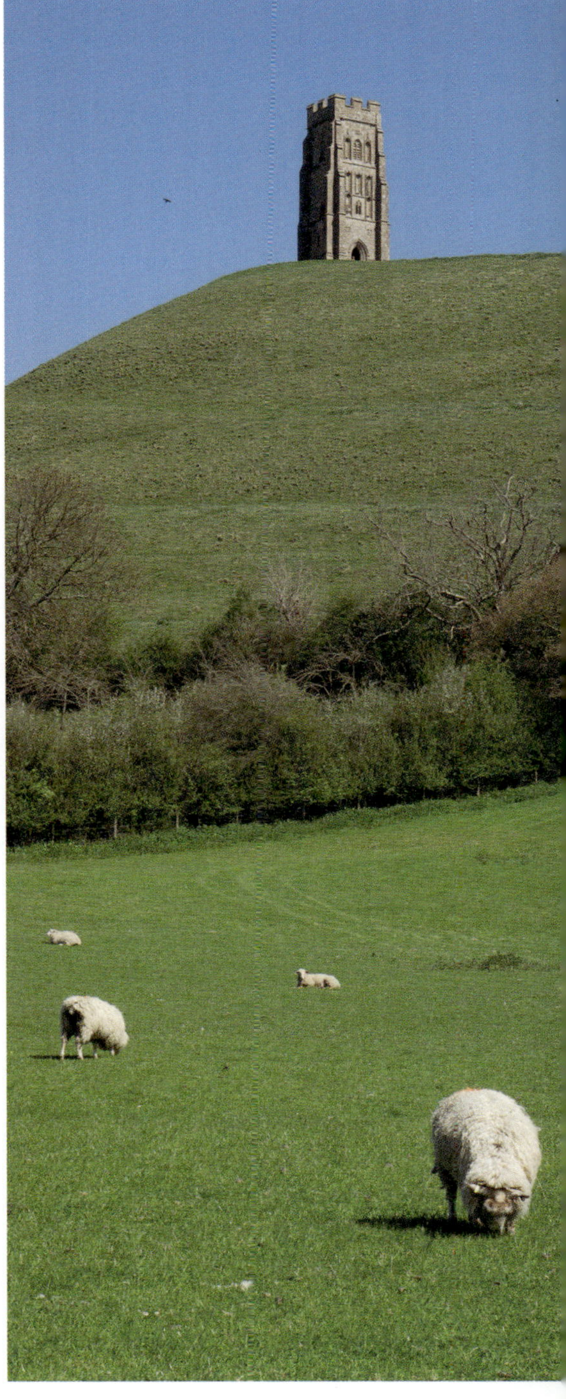

Selbst, wenn der Kelch, den Jesus an die Lippen führte, tatsächlich heute noch existiert und angeschaut und angefasst werden kann, so gibt es weitere Gralsexemplare. Manche stammen tatsächlich aus der Antike, manche sind jünger. Was zählt, ist auch nicht unbedingt die Authentizität, sondern die Bedeutung für den oder die Betrachter – im Einzelnen wie für die Gemeinschaft. Es scheint, als werde ein Objekt, das lange Zeit Verehrung und Anbetung erfährt, durch besondere Kräfte energetisch aufgeladen. Dies könnte die Heilwirkungen bestimmter Reliquien erklären.

Heute werden viele Reliquien an Kraftplätzen aufbewahrt und ausgestellt. Sicherlich ist es die Kombination aus der Wirkung des Ortes mit psychischen Faktoren, die bei den Pilgern Selbstheilungskräfte freisetzen können. Hinzu kommt die Wirkung andächtigen Betens und eines Sich-nach-innen-Richtens. Wer krank ist und zu einer Reliquie pilgert, beschäftigt sich mit sich selbst, er nimmt seine Heilung in die eigenen Hände. Allein schon die Tatsache, selbst etwas zu tun, kann eine positive Wirkung haben. Hinzu kommt der Glaube. Wer an Heilung glaubt, setzt Kräfte frei. Der Pilger tritt am Ort der Reliquie mit einem Feld in Kontakt, das auf Heilung programmiert ist. Dabei ist es unerheblich, ob die Reliquie echt ist.

Spirituelle Gruppen wie Rosenkreuzer, Anthroposophen oder Neugeistler haben sich intensiv mit der Gralsthematik, wie sie etwa von Wolfram von Eschenbach in die Weltliteratur eingebracht wurde, beschäftigt und in ihr einen Weg zur Transformation erkannt. Die Gralsritter sind meist unerfahrene junge Männer, die sich jeder für sich auf den Weg machen. Sie wissen meist selbst nicht, was sie suchen. Vielleicht sind es Abenteuer, vielleicht Ruhm und Ehre. Zunächst verhalten sie sich unreif und müssen manche Lektionen mehrmals wiederholen, um sie zu begreifen. Irgendwann finden sie die sagenhafte Gralsburg und den Gral und auch den siechen Gralskönig. Sie bemerken zwar, dass der König und sein Land Probleme haben, kümmern sich aber nicht darum. Sie fragen auch nicht, worum es sich beim Gral handelt. Erst als ihnen von anderen Menschen die Augen geöffnet werden, werden sie sich, da sie sich für mutige Ritter halten, ihrer Untätigkeit in wichtigen Dingen bewusst. Dann gehen sie erneut auf Gralssuche. Sie stellen die richtigen Fragen, erkennen, wo die Probleme der Gralsgemeinschaft liegen, und auch, welche Lösungswege es gibt. Am Ende wird der Ritter Nachfolger des Gralskönigs und darf die Königstochter heiraten.

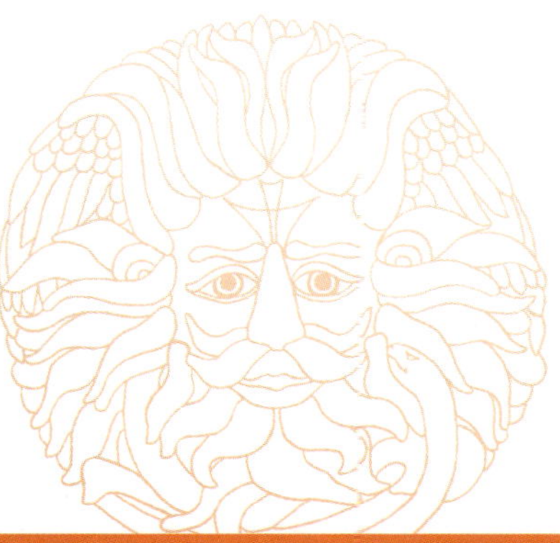

Es geht um die Transformation des einzelnen Menschen. Die Sinnfrage steht im Mittelpunkt. Wozu leben wir? Um Abenteuer zu erleben und vielleicht Helden zu sein? Um Spaß zu haben? Oder Macht, Einfluss, Reichtum? Oder einfach nur, um uns fortzupflanzen und wieder zu sterben? Wenn wir auf die Gralsgeschichten zurückschauen, erkennen wir, dass man sich auch in früheren Zeiten schon mit den immer gleichen Schwierigkeiten hat herumschlagen müssen, wie wir es heute auch tun. Der Mensch, wenn er nicht gerade von besonderen Nöten wie Kriegen, Umweltkatastrophen oder Krankheiten abgehalten wird, sucht in erster Linie nach Sinn. Wenn er ihn nicht findet, glaubt er, Ersatz in äußeren Dingen zu finden. Er unterliegt Einflüssen, die seine Gier fördern können. Gier nach Reichtum, nach Macht, nach Sex … Die Liste kann lang sein. Bekommt er nicht genug von dem, was er will, kann er gereizt werden und seine innere Unzufriedenheit aggressiv nach außen kehren. Erkennt der einzelne Mensch diese Zusammenhänge nicht, dreht er sich im Kreis und wird immer wieder mit denselben Themen konfrontiert.

Sinn bedeutet, den Platz auszufüllen, an den uns das Leben gestellt hat.

Eine Erzieherin in einer Kindertagesstätte, die den Sinn ihres Berufslebens erkannt hat, leistet einen wichtigen Beitrag für alle anderen und auch für sich selbst (wenn sie den für sie richtigen Beruf gewählt hat). Ebenso der Bäcker oder der Postbote, selbst die Politesse, die mir neulich ein Knöllchen an die Windschutzscheibe gepappt hat. Wenn das Leben dich an den Platz stellt, Germany's next Topmodel zu sein oder Bundeskanzlerin, dann sei es. Sei gut in dem, was du machst, und genieße es.

Dan Brown hat in »Sakrileg«, ähnlich wie die Autoren Henry Lincoln, Michael Baigent und Richard Leigh in »Der Heilige Gral und seine Erben« den Focus auf Maria Magdalena gelenkt. Der Gral ist bei ihnen Maria Magdalena selbst, denn als Ehefrau von Jesus und der Mutter seiner Kinder hat sie eine Dynastie begründet, aus der zunächst die Merowinger und später, so wird vermutet, neben anderen die Habsburger hervorgegangen sind.

Die für unser Keltenthema interessanteste Figur ist natürlich Merlin, der Zauberer, der geheimnisvolle Druide. Ursprünglich hieß er vermutlich Myrddin. In der walisischen Sagenwelt war er ein mythischer Zauberer. Möglicherweise standen gleich zwei Figuren für den literarischen Merlin Pate: Myrddin Emrys und Myrddin Lailoken. Sprachforscher glauben, dass sein Name so viel bedeutet wie »verrückter Mann«. Der Mönch Nennius erwähnt ihn in seiner »Historia Britonum« aus dem 9. Jahrhundert, die auf älteren Schriften basiert. Bei Nennius erfahren wir von einem jungen Mann, den man zum König Vortigern bringt, um mit ihm als Menschenopfer den sicheren Bau einer neu geplanten Burg zu gewährleisten. Der Knabe beeindruckt die Anwesenden und verhindert den Bau, weil er in einer Vision den unterirdischen Kampf eines weißen Drachen gegen einen roten beschreibt. Darin sagt er den bevorstehenden Krieg zwischen den Britanniern und den eingedrungenen Sachsen voraus. Einige Jahrhunderte nach Nennius taucht Merlin in der »Historia Regum Britanniae« von Geoffrey of Monmouth auf. Auch hier wird die Geschichte mit der Burg erzählt. 1150 wird Merlin dann in der »Vita Merlini« in die Artussage eingebunden. Robert Wace, ein Normanne von der Insel Jersey, macht aus ihm einen Zauberer und Berater König Artus'. Durch ihn gelangt die Artussage und mit ihr Merlin in die französische Literatur. In den Folgejahren wird die Sage immer weiter ausgesponnen. Zunächst im Mittelalter von Chrétien de Troyes und Robert de Boron. Bei ihnen tauchen die Tafelrunde auf und auch das Suchen und Auffinden des Grals. Merlin ist zunächst der Erzieher des jungen Artus, später auch sein Ratgeber. 1485 erscheint ein Roman von Thomas Malory unter dem Titel »Le Morte d'Arthur«, der heute als Vorlage für die meisten späteren Bearbeitungen des Merlin-, Grals- und Artusstoffes dient. Die Figur des Merlin hat in den Geschichten stets eine weibliche Entsprechung. Mal ist es Viviane, die rätselhafte Dame vom See, mal seine Geliebte Nimue. Seine Gegenspielerin ist die Fee Morgaine. Der bayerische Dichter und Maler Ulrich Füetrer lässt im 15. Jahrhundert die Sagen in Frankreich spielen, im Wald von Brocéliande, wo der der Fee Viviane verfallene Merlin in ewigen Schlaf fällt. Unser heutiges Merlinbild als Druide wurde also von der modernen Literatur geprägt. Bei Marion Zimmer Bradley ist er der höchste Druide Britanniens. Viele seiner Eigenschaften sehen wir auch in der Romanfigur Gandalf in J. R. R. Tolkiens »Der Hobbit« und »Der Herr der Ringe«. Von der Literatur fand die Figur ihren Weg in die Kino- und Fernsehfilme, in Rollen-, Video- und PC-Spiele. In ihrer Buchserie »Die Nebel von Avalon« hat die Amerikanerin Marion Zimmer Bradley in den 1980er-Jahren die Artussage aus weiblicher Sicht neu interpretiert und manches Element aus dem Wiccakult in ihre Romane einfließen lassen.

Es gab mehrfach Versuche, die keltische Religion wiederzubeleben. Manche Reanimateure bemühten sich um größtmögliche Nähe zum historischen Vorbild. Es existiert jedoch auch eine Flut von Neuerfindungen. Keltisches Reiki oder Druiden-Tarot, Baumkalender und -horoskope sind keine 2500 Jahre alt. Dagegen ist im Grunde nichts einzuwenden, es sei denn, die Autoren verkaufen es uns als überlieferte, authentische Tradition. Betrachtet man das Ganze jedoch von dem Standpunkt aus, dass das Keltische lebendig ist und nichts Antikes, haben auch diese Bereiche ihre Berechtigung. In der britischen Freimaurerei stecken die Wurzeln des Druidentums neueren Datums. Im 19. Jahrhundert waren die Kelten auf romantische Art angesagt. Hauptsächlich in Großbritannien und Irland erschienen damals einige Bücher mit Bardentexten, von denen die Verfasser behaupteten, dass es sich um echtes altes Material handelte, was viele Historiker heute allerdings anzweifeln. Manche noch heute aktive Druidenorden und Bardenvereinigungen nehmen diese Bücher als Grundlagen für ihre Aktivitäten.

In Wales und Irland, vor allem aber in den USA hat sich ein keltisches Hexentum entwickelt, das allgemein als »Celtic Witchcraft« oder »Celtic Wicca« bezeichnet wird. Das aktive Hexentum der vergangene Jahrhunderte, in dem viele keltische Elemente vorhanden sind, lebt hier in modernisierter Form fort.

Der amerikanische Ethnologe Michael Harner hat mit seinem Core-Schamanismus (Kernschamanismus) seit den frühen 1980er-Jahren eine neue Bewegung beeinflusst, die heute als keltischer Neoschamanismus zusammengefasst wird. Enthalten sind Elemente aus der irischen und kymrischen Sagenwelt, aus dem magischen Volksbrauchtum und Erfahrungen mit der Anderswelt. Im Mittelpunkt des keltischen Neoschamanismus steht die Erfahrung der Anderswelt, in der die keltischen Götter und Geister leben.

Die neuen Schamanen gehen von einem ewigen Bewusstsein aus, zu dem der keltische Schamane durch eine Astralreise Zugang erlangt.

Die meisten spirituell, druidisch oder schamanistisch aktiven Gruppen streben keine Wiederbelebung der vorchristlichen keltischen Religion an. Auch ihnen geht es um den Aufbau einer modernen Tradition, die durch frühe keltische Glaubensvorstellungen inspiriert ist und auch die Erkenntnisse der Historiker und Archäologen mit einbezieht. Elemente der antiken Gesellschaften, die mit Unterdrückung und Gewalt zu tun haben, werden abgelehnt. Die Kelten haben viele Kultgegenstände geopfert. Meist wurden diese rituell in Gewässern, Sümpfen oder Mooren versenkt. Schwerter, Kessel und andere Dinge, immer auf hohem künstlerischen Niveau hergestellt, kamen oft zufällig ans Tageslicht und schmücken heute die Schaukästen in den Museen.

Bei Geoffrey of Monmouth finden wir die Weissagungen Merlins, von denen die berühmteste die Drachenprophezeiung ist. Dabei schildert er den Kampf eines roten Drachen gegen einen weißen, bei dem der rote Drache verliert und sich in sein Versteck zurückzieht. Der rote Drache wird als die keltischen Stämme in Britannien betrachtet, der vom weißen Drachen (zunächst von den Römern, dann von den Sachsen) angegriffen und besiegt wird. Das rote Tier steht aber auch für die keltische Weltsicht und Lebensform, während das weiße die Gier und Aggression der Eroberer darstellt. Der weiße Drache symbolisiert die Soldaten der Römer ebenso wie die der Sachsen. Beide Truppen kamen von weit her und führten nichts Gutes im Schilde. Sie waren gierig. Gierig nach Land, nach Macht, nach Reichtümern, nach Sklaven und Frauen, die sich ihrem Männlichkeitswahn unterwerfen sollten. Der rote Drache hatte keine Chance, aber er starb auch nicht. Die einfachen Menschen behielten sein Bild in ihren Herzen. Auch wenn ihnen die Lebensformen des weißen Drachen aufgezwungen wurden, blieben sie in den tiefen Schichten ihrer Seelen dem roten treu. Heute wird von nicht wenigen Merlinforschern diese Weissagung als eine Darstellung des Fische-Zeitalters gedeutet. Rom (und in seiner Nachfolge die katholische Kirche und das Heilige Römische Reich deutscher Nation samt seiner Nachfolger) und die Sachsen (und in deren Nachfolge England und die USA) haben dominante Rollen in den vergangenen 2000 Jahren gespielt. Im Gegensatz zu den Epochen davor ist das Fische-Zeitalter geprägt von Materialismus und dem Aufzwingen von Meinungen, Weltanschauungen und Religionen. Auf das Fische-Zeitalter folgt jenes des Wassermanns, the Age of Aquarius, wie es seit den 1960er-Jahren im Musical »Hair« besungen wird. In dieser Zeit soll der rote Drache wieder zu neuer Vitalität finden. Die Zeiten des Patriarchats sind vorbei, und die Völker finden zurück zum lebensfördernden Matriarchat und geben ihm seine gleichberechtigte Position wieder. Miteinander statt gegeneinander. Partnerschaft statt Gegnertum.

Ein Plädoyer für die Hochsensiblen

Wer sich in antiken Kulturen mit der Heilung kranker Menschen befasste, seherisch tätig war, Recht sprach, dichtete, die Natur beobachtete und daraus seine Schlüsse zog, musste entsprechende Voraussetzungen erfüllen. Nur die besonders Sensitiven wurden für das Druidenamt ausgewählt.

Die amerikanische Wissenschaftlerin Elaine Aron, die vor einigen Jahren das Thema Hochsensibilität einer breiteren Öffentlichkeit bewusst gemacht und einen (Selbst-)Test entwickelt hat, mit dem jeder feststellen kann, ob er zur Gruppe der Empfindsamen zählt, geht davon aus, dass Hochsensible in früheren Zeiten die Heiler, Seher und Priester einer Gemeinschaft waren. Daraus lässt sich schließen, dass Hochsensibilität kein chemischer Defekt im Bereich der Botenstoffe ist, sondern einen Sinn hat. Die niederländische Journalistin Susan Marletta-Hart beschreibt dies in ihrem Buch »Leben mit Hochsensibilität« sehr treffend: »... sie waren die Berater des Königs, sozusagen ›der Rat der Weisen‹. Während sich der König und seine Soldaten um Verteidigung und Expansion kümmerten, warnten die Hochsensiblen vor möglichen Gefahren. Sie hatten also eine klar umrissene Aufgabe, und eine wichtige dazu. Sie sahen Dinge, die anderen Menschen nicht auffielen. Durch ihre ausgesprochen feinen Sinne und ihr außerordentliches Bewusstsein für Details erkannten sie frühestmöglich, wenn Gefahr drohte und welche Strategie für das Wohlergehen der Gemeinschaft gerade die beste war.«[43] Wenn man bedenkt, welchen Gefahren die Menschen früherer Zeiten ausgesetzt waren, waren die Hochsensiblen für die Gemeinschaft überlebenswichtig. Mit ihren deutlich ausgeprägteren Sinnen nahmen sie Geräusche oder Gerüche eher wahr als andere, sie hatten ein Gespür für sich ändernde Wetterverhältnisse. Auch in der Welt der Tiere lässt sich erkennen, dass die scheuen und wachsamen Rudelmitglieder diejenigen sind, die die anderen warnen und schützen. Das Ziel vieler Hochsensibler ist es, der ganzen Gruppe zu helfen. »Seine Grundeinstellung

43 Susan Marletta-Hart: Leben mit Hochsensibilität, S. 29.

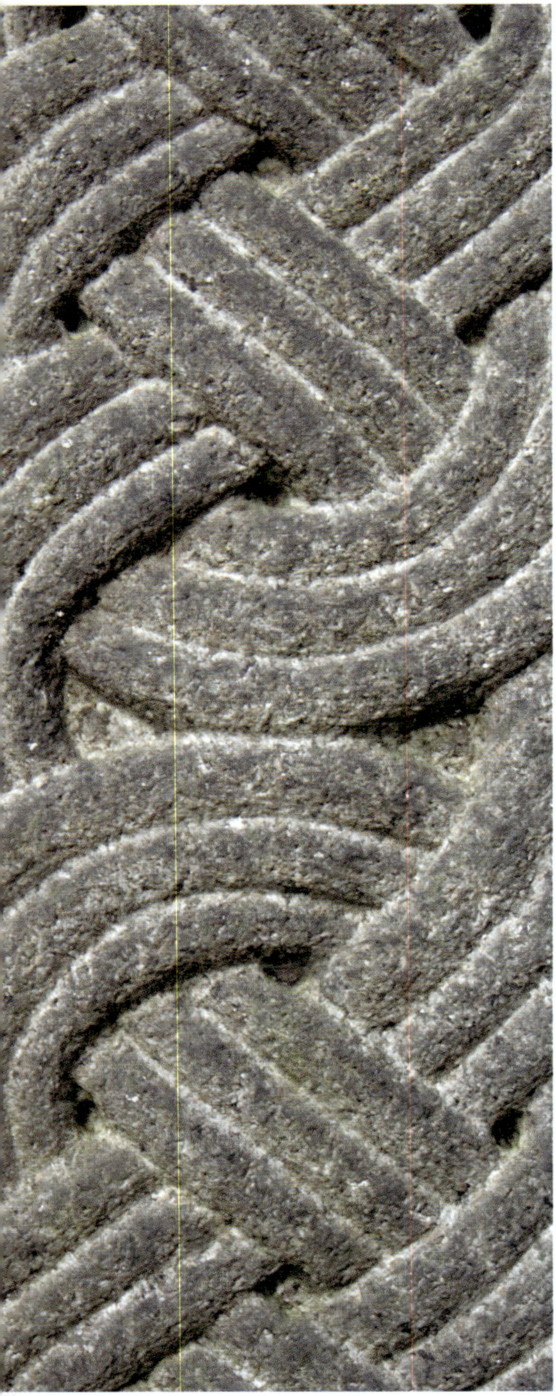

ist eher altruistisch als egoistisch«, so Susan Marletta-Hart weiter: »Er ist in seiner Aufgabe als Mahner und Seher auf das ausgerichtet, was die Gruppe verbindet. Dazu gehören beispielsweise das Verhindern von Aggressivität und Missmanagement …«[44] Eine Untergruppe innerhalb der hochsensiblen Menschen sind die Empathen. Dies sind die besonders »Einfühlungsvermögenden« unter den Hochsensitiven. Von vielen entsprechend Veranlagten wird diese potenzierte Hochsensitivität als Belastung empfunden. Im Gegensatz zur keltischen Zeit, als besonders Hochsensitive gesellschaftlich gefragt waren, werden sie heutzutage eher als weich, empfindlich und eben »sensibel« im negativen Sinne betrachtet. Abgesehen davon, dass Menschen mit dieser Veranlagung die Gefühle und Gedanken anderer erspüren können und mit ihren Sinnen deutlich mehr erfassen als Nichtsensitive, haben sie den Vorteil, dass sie in Ausnahmesituationen oft abgeklärter, stabiler und damit auch vernünftiger und richtig handeln. Das liegt daran, dass sie intensive Gefühle und Eindrücke gewohnt sind und sich davon nicht so leicht aus der Bahn werfen lassen.

44 Ebenda, S. 31.

Vielleicht geht es Ihnen ja wie mir: Als Kind habe ich immer geglaubt, dass alle Menschen ähnlich empfänden und die anderen Kinder meine Empfindungen und tiefen Wahrnehmungen teilen würden. Meine Oma sagte mir dann aber eines Tages, dass ich die »Gabe« besäße, die in der Familie seit Generationen vorhanden sei und beispielsweise ihren Vater dazu brachte, anderen Menschen die Hände aufzulegen und Heilung bei gesundheitlichen Störungen herbeizuführen. Sie wollte immer, dass ich ihr die Hände auflege; das habe ich viele Jahre gemacht, denn sie ist fast 90 Jahre alt geworden. Zuletzt, als sie von einer sehr bewegungsaktiven Form der Altersdemenz betroffen war, war dies eine wirksame Methode, sie zum ruhigen Sitzen zu bewegen. Ich konnte immer schon in andere Menschen hineinschauen und mit wenigen Blicken erkennen, wie sie sich fühlten und wie es ihnen ging. Wenn ich mich auf einen einzelnen Menschen konzentriere, kann ich seine Empfindungen spüren. Bin ich mit mehreren Menschen zusammen, kann es oft anstrengend werden, da ich zu vielen Schwingungen und Energien ausgesetzt bin. Ich muss dann sehr darauf achten, innerlich stabil zu bleiben und mich immer wieder zu erden. Wenn ich beispielsweise auf einer Party bin, muss ich ab und zu den Raum verlassen und mich für einige Minuten zurückziehen. Üblicher Smalltalk ist mir kaum möglich. Ich kann auch Gebäude und Landschaften lesen und das kommende Wetter riechen. Oft habe ich Vorahnungen, bei denen das Geschehen dann auch eintritt. Gewaltszenen im Fernsehen, auch wenn sie gestellt sind, erschüttern mich. Ich habe lange gebraucht, um all das einzusortieren. Im Laufe meines Lebens habe ich gelernt, die tiefen meditativen Zustände, in die ich als Kind spontan fiel, herbeizuführen. Auch helfen mir Atemübungen, Mudras und Handdrucktechniken dabei, mich im Gleichgewicht zu halten. Ich bin der Meinung, dass es ein großes Versäumnis in der heutigen Zeit ist, hochsensitiv veranlagte Kinder und Jugendliche nicht richtig auf das Leben mit ihren Veranlagungen vorzubereiten.

Wenn Sie das Gefühl haben, hochsensibel oder hochsensitiv zu sein (beide Ausdrücke werden in der Fachsprache für die gleiche Veranlagung benutzt), finden Sie im Internet unter dem entsprechenden Stichwort viele Möglichkeiten, sich selbst zu testen. Mittlerweile gibt es einige gute Fachbücher zu dem Thema, die Ihnen zu mehr Selbsterkenntnis verhelfen können und hilfreiche Tipps geben, wie Sie Stress und Belastungen vermeiden und ihre Veranlagung sinnvoll einsetzen.

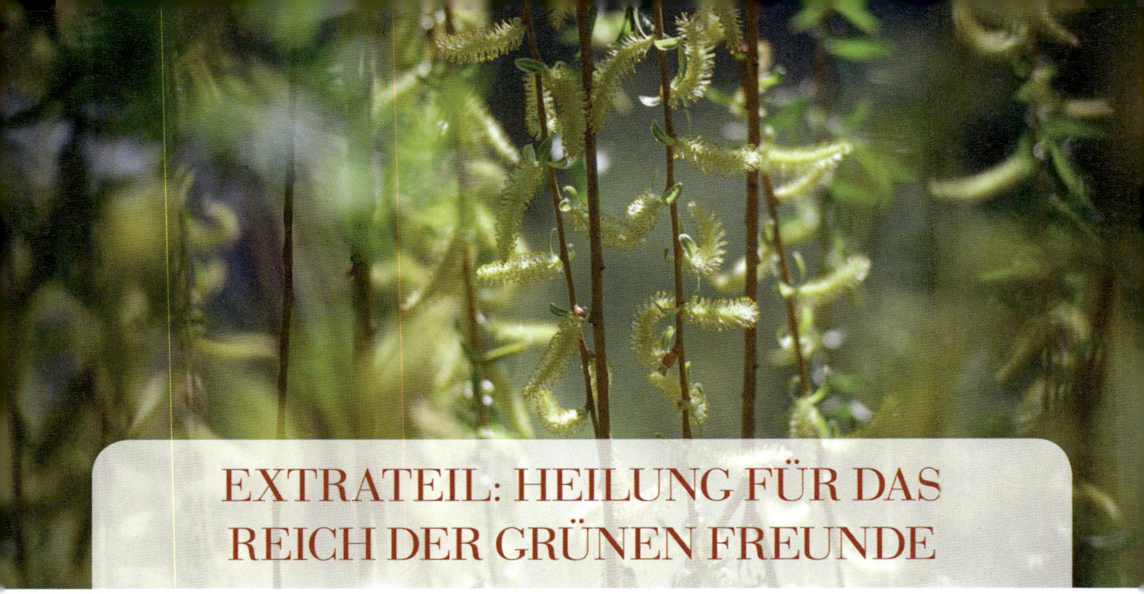

EXTRATEIL: HEILUNG FÜR DAS REICH DER GRÜNEN FREUNDE

Der keltische Mensch lebte eingebettet in die Natur, die meisten Pflanzen waren ihm heilig. Sie waren nicht nur Nahrungsmittel, sondern auch Helfer und Medizin. Sie waren ein enorm wichtiger Aspekt der keltischen Heilkunst. Die Druiden achteten deshalb sehr darauf, dass es dem grünen Reich gut ging.

Die Kelten machten zahlreiche Erfindungen, die den Ackerbau und die Zucht von Nutztieren revolutionierten. Sie legten kleine umzäunte Äcker an, auf denen Getreidesorten wie Gerste, Hirse, Dinkel oder Emmer wuchsen. Ebenso bauten sie Bohnen, Erbsen und Linsen an. Die wichtigsten Gemüsesorten waren Kohl, Sellerie, Zwiebeln, Rüben, Rettich, Brennnesseln und Löwenzahn. Rinder lieferten Fleisch, Milch und Leder und wurden zur Bestellung der Äcker vor den Pflug gespannt. Schafe und Schweine gehörten ebenso zu den keltischen Bauerngehöften und -dörfern wie Hunde, die Wache hielten und bei der Jagd halfen. Manche Stämme spezialisierten sich auf die Zucht von Pferden, die als Statussymbol galten.

Heilpflanzen fanden die Druiden in der freien Natur oder zogen sie in kleinen Gärten heran. Dass es den Gärten und den Pflanzen gut ging, war ein wichtiges Thema für alle, denn man war von den Pflanzen abhängig. Es gab spezielle Gottheiten, die für das Wohl der grünen und blühenden Freunde zuständig waren. Die Druiden nahmen bei ihren schamanischen Reisen auch Kontakt zur geistigen Welt der Pflanzen auf. Dort erfuhren sie, welches Kraut gegen welche Beschwerden helfen konnte und welche Pflege das Pflanzenreich seitens der Menschen benötigte. Denn nicht nur die Gesundheit der Menschen lag im Aufgabenbereich der Druiden, sondern auch die der Tiere und Pflanzen.

Jeder Garten ist ein Teil der Hautoberfläche eines lebendigen Organismus, der sich selbst reguliert und eine eigene Intelligenz besitzt. In der spirituellen Szene hat sich für diesen Organismus der Begriff Gaia durchgesetzt. Alles, was sich in, auf und über dem Erdboden befindet, können wir uns als Organe dieses Lebewesens vorstellen. Vergleicht man Gaia mit uns Menschen, verkörpern die Tiere die Seele, wir Menschen sind das Bewusstsein, und die Pflanzen sind für die Aufnahme, die Umwandlung und die Weitergabe von Energie zuständig. Einzelne Organe befinden sich normalerweise in einem harmonischen Miteinander, wie es in jedem Lebewesen eigentlich sein sollte. Der Erhalt dieses Gleichgewichts ist der Idealzustand Gesundheit. Bei Störungen und Disharmonien, die sich in Erkrankungen von Menschen, Tieren und Pflanzen zeigen, versucht die Erde durch Bereitstellung von Heilmitteln, wieder einen freien Energiefluss zu ermöglichen. Der Gartenbesitzer ist ein wichtiger Bestandteil des Gaia-Bewusstseins und kann durch einen gezielten und bewussten Einsatz dieser Heilmittel maßgeblich zur Gesunderhaltung von Mutter Erde beitragen.

Einflüsse von außen sind die eine Ursache für das Kranksein von Pflanzen; ein anderer Aspekt, der immer noch zu wenig beachtet wird, ist das Seelenleben unserer grünen Freunde. Dass Pflanzen sinnlich-übersinnliche Lebewesen sind, hat zwar der Dichter und Denker Johann Wolfgang von Goethe schon vor zwei Jahrhunderten öffentlich kundgetan, seine Erkenntnisse sind allerdings herzlich wenig in die Köpfe der meisten Naturwissenschaftler, Gärtner und Bauern eingedrungen. Pflanzen haben ein Seelenleben, das wussten unsere keltischen Vorfahren viel besser als wir. Erst das rationalistische Denken, das in den vergangenen Jahrhunderten die Köpfe der Menschen in der westlichen Welt für die übersinnlichen Aspekte des Daseins vernagelt hat, sorgte dafür, dass der feinstoffliche Bereich der Natur fast völlig ausgeblendet wurde. Zum besseren Verständnis unternehmen wir auf den folgenden Seiten einige Ausflüge in Theorien, die größtenteils dem keltischen, aber auch verschiedenen anderen ähnlich spirituellen Weltbildern entstammen.

Der schamanische Umgang mit der Pflanzenwelt

Pflanzen sind nach außen gerichtete Wesen, die der Umwelt die Mehrzahl der in ihnen enthaltenen Stoffe zur Verfügung stellen. Sie sind die Hauptlieferanten der Medizin, indem sie selbstlos ihre Stoffwechselprodukte in den ökologischen

Kreislauf geben. Für die Schamanen überall auf der Welt stehen diese Pflanzen in engem Bezug zu Göttern, Geistern und Engeln, mit denen der Mensch, wenn er dazu bereit ist, in Kontakt treten kann.

In jedem von uns, besonders in Menschen mit einem sogenannten grünen Daumen, steckt immer noch etwas von einem Schamanen oder einem Druiden, der die Heilpflanzen für seine Gemeinschaft anbaut, sammelt und verarbeitet. Es ist ein Rest des archaischen Bewusstseins, das nur darauf wartet, zu neuer Aktivität erweckt zu werden.

Sie können die Kräfte des Heilers in sich wachrufen, indem Sie sich mit dem Ganzen verbinden, in dem Sie zum Verbündeten der Natur und ihrer verborgenen Energien werden. Wichtig dabei ist, dass Sie die Botschaften empfangen und verstehen können, die unsere Pflanzenbrüder und -schwestern aussenden. Deshalb ist es unerlässlich, dass Sie sich dem Reich der Natur mit einem freien Geist, mit offenen Sinnen und größtmöglicher Zuneigung nähern. Es ist besser, wenn Sie mit einem kindlichen Gemüt über eine Blumenwiese spazieren, als sich in der stillen Kammer von Darwin'schen Theorien verwirren lassen.

Aber wem sagen wir das: Allein die Tatsache, dass Sie im Augenblick dieses Buch lesen, ist Indiz genug dafür, dass Sie offen sind für die feinen Appelle, die die beseelte Natur an Sie richtet. Was sind das eigentlich für Objekte, die wir Pflanzen nennen und die in der keltischen Heilkunst solch eine zentrale Rolle spielten? In den Botanikbüchern werden sie uns als primitive, seelenlose Gebilde präsentiert; ohne Innen- und Außenleben. Wie lange wird es noch dauern, bis diese veraltete Sichtweise aus den Lehrbüchern verschwindet?

Wenn Sie sich als Gartenbesitzer intensiv mit Ihren Pflanzen befassen, werden Sie sehr schnell feststellen, dass diese Objekte nicht nur Licht in Materie umwandeln, sondern auch hören, sehen, zählen und miteinander kommunizieren können. Dies sind Erkenntnisse, die der Mehrheit unserer Wissenschaftler längst vorliegen, sie setzt sich nur nicht intensiv genug damit auseinander, weil sie sie nicht in ihr materielles Weltbild einfügen kann oder will. Da haben Sie es einfacher, wenn Sie akzeptieren, dass Pflanzen ein Seelenleben haben und auf der Basis dieser Akzeptanz auch kranke Pflanzen über diese Seele heilen können. Schließen Sie sich dem Pflanzenliebhaber Johann Wolfgang von Goethe an, der die Pflanzenwelt, wie gesagt, als beseelt erkannte.

Wo die Pflanze ihre Seele hat

Wo steckt nun aber diese Seele? Fachleute, die uns diese Frage beantworten können, sind wieder die Schamanen. Überall auf der Welt, ob bei den Sami im Norden Skandinaviens oder bei den Regenwaldindianern am Amazonas, sprechen die Heiler und Medizinleute mit den Geistern der Pflanzen, um sie für Heilungszwecke zu gewinnen. In Trance oder tiefer Meditation reisen sie wie einst die Druiden in andere Dimensionen. Dort werden die Pflanzengeister zu ihren Verbündeten und übermitteln ihnen wertvolle Informationen über die Anwendung der entsprechenden Pflanzen als Heilmittel. Sämtliches Wissen über Heilpflanzen, das wir aus der Überlieferung kennen – und das ist nach wie vor der größere Teil –, wurde den Menschen auf diese Art und Weise übermittelt. Und nicht durch die Wissenschaft, die das überlieferte Wissen lediglich überprüft, erklärt und reproduziert. Es gibt in diesem Zusammenhang keinen Unterschied zwischen der Arbeit der Druiden und den Heilern indigener Völker irgendwo auf der Erde. Auch die Späher der Pharmakonzerne, die seit einigen Jahren die Urwälder auf der Suche nach lukrativen pflanzlichen Rohstoffen für neue Präparate durchkämmen, wissen dies aus eigener Anschauung vor Ort. Weil sich die Heilkraft einer Pflanze den Menschen über ihren Geist offenbart, lässt sich erklären, dass Völker, die weit voneinander entfernt leben und nie Kontakt zueinander hatten, dieselben Pflanzen ähnlich anwenden. Anders als wir Menschen, die wir geschlossene, mikrokosmische Wesen sind, ist eine Pflanze makrokosmisch – ihre Seele steckt nicht in ihr, sondern befindet sich im Außen. Das ermöglicht es der Pflanze, nach allen Seiten offen zu sein, nicht nur uns Men-

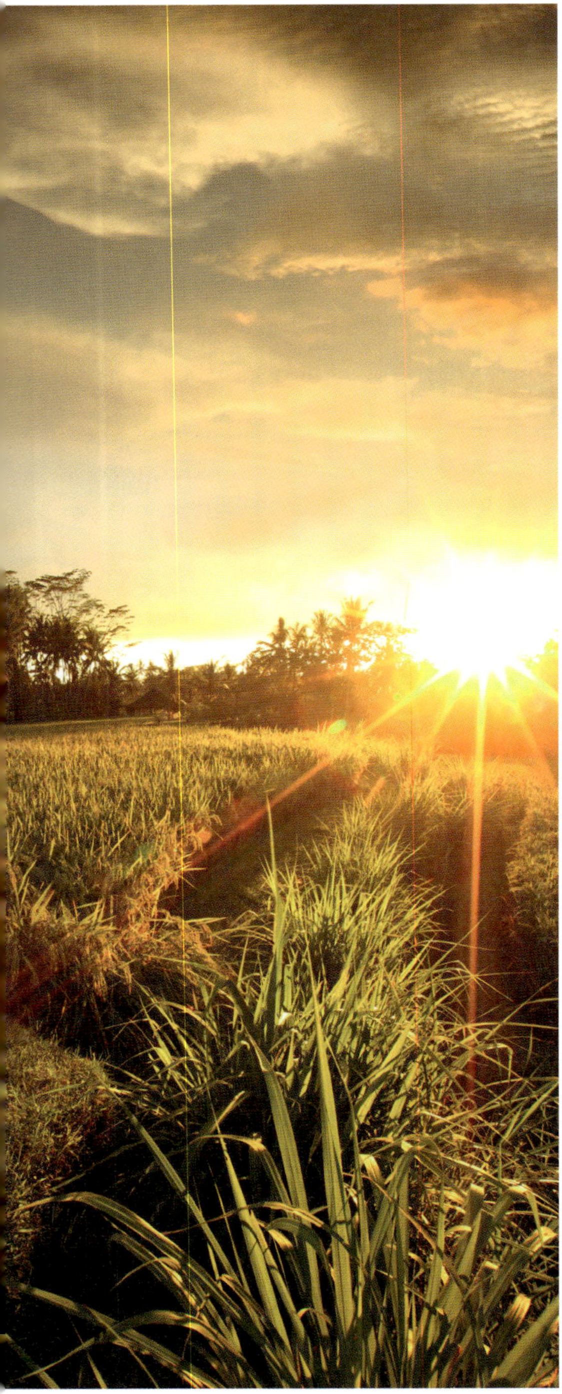

schen, den Tieren und den anderen Pflanzen gegenüber, sondern auch zur Erde, Sonne und allen Planeten.

Über den Deva, den Geist der Pflanze, hört und sieht sie. Durch die Außerkörperlichkeit ist sie dabei nicht an Raum und Zeit gemäß unserer Vorstellung gebunden. Für die Druiden war die Natur nicht nur von Pflanzen und ihren Seelen bevölkert, sie kannten auch noch mehr Geister, die in Wald, Feld und Flur, im Garten oder heutzutage im Blumentopf wohnen.

Kaum ein Schlosspark, in dem er nicht als Statue vertreten wäre – mit Hörnern, Ziegenfüßen und charakteristischer Flöte: Pan, der Herr des Waldes. Für die Römer und Griechen der Antike war er der Chef der Natur. Für die Kelten, die ihn bekanntlich Cernunnos nannten, war er einer der wichtigsten Götter. Erst die Ideologen des Christentums, die im Bewusstsein der Bevölkerung sämtliche Macht auf einen einzigen Gott zentrierten, erklärten seine Merkmale zu denen eines Teufels und drängten ihn in die Unterwelt. Nach Auffassung unserer Vorfahren regierte der Gehörnte als gutes Oberhaupt über das Volk der Elfen und Feen, Luft-, Wasser- und aller anderen Naturgeister. Jene Wesen waren dafür zuständig, dass in Wald, Feld und Flur alles funktionierte, dass Bäume, Sträucher, Blumen und Kräuter wuchsen und gediehen, dass die Tiere in ausgewogener

Zahl ihren Platz einnahmen – kurzum, dass in der Natur sich alles in einem stabilen Gleichgewicht befand. Dafür wurden Cernunnos, Pan & Co. von unseren Ahnen verehrt, geliebt und vor allem mit großem Respekt behandelt. Und bis heute sind die Geister der Natur nie ganz aus dem Alltag verschwunden, sie kehren sogar in zunehmender Zahl zurück. Nicht nur, dass jeder Souvenirshop, der etwas auf sich hält, Elfenfigürchen im Sortiment hat. Seit einigen Jahren schon erscheinen Bücher zum Thema in steigender Zahl, und Umfragen ergeben, dass mehr und mehr Menschen an Naturgeister glauben. In Island wurde vor einigen Jahren gar vom staatlichen Fremdenverkehrsamt ein Lageplan mit den Wohnorten von Elfen, Zwergen und Trollen herausgegeben. Für die Heilkunst der Kelten sind aus der großen Riege der Naturgeister die Pflanzen- und Elementargeister die interessanten. Überall auf der Welt reden die Schamanen mit den Geistern und den Seelen der Pflanzen. Sie tun dies, um sie als Verbündete im Kampf gegen Krankheitsdämonen zu gewinnen und das Einverständnis zu erhalten, Heilkräuter zu sammeln. Westliche Forscher und Philosophen, die sich mit den Pflanzenseelen befasst haben, sind, wie schon gesagt, zu der Erkenntnis gekommen, dass der Geist einer Pflanze nicht – wie es bei uns Menschen der Fall ist – vollständig in ihrem materiellen Leib steckt, sondern sich außerhalb ihres Körpers bewegt. Pflanzen besitzen kein Nervensystem, bei ihnen ist alles nach außen gerichtet – zum Himmel, zur Erde, zum Boden. Und dieses Etwas, das sich außerhalb der Pflanze befindet, kann man sich durchaus als ein ätherisches Lebewesen vorstellen. Der Deva sorgt für das Wohlergehen der Pflanze, für den Austausch zwischen innen und außen, für sinnliche und übersinnliche Wahrnehmungen, für die Kommunikation mit der Umwelt.

Kommunikation mit den Naturgeistern

Diejenigen Gartenbesitzer, die mit den Naturgeistern zusammenarbeiten, sagen übereinstimmend, dass diese nur darauf warten, dass die Menschen (wieder) mit ihnen in engen Kontakt treten. Wenn Sie dies aus ehrlichen Gründen auch tun wollen, können Sie das auf verschiedene Weise. Der direkte Weg führt Sie in Ihren Garten, wo Sie mit klarer Stimme sagen: »Ich möchte mit Devas und Naturgeistern zusammenarbeiten. Ich bin hier, meldet euch!« Wiederholen Sie diese Sätze regelmäßig in Ihrem Garten und auch bei Waldspaziergängen. Seien Sie dabei selbst offen für die Hinweise und leisen Stimmen aus der Natur. Die Naturgeister melden sich möglicherweise ganz konkret, indem Sie sie hören können. Es kann auch sein, dass sie telepathisch mit Ihnen Kontakt aufnehmen, dann hören Sie die Stimmen im Kopf. Erschrecken Sie nicht, Sie sind nicht verrückt! Sie haben um den Kontakt gebeten, nun ist er da. Es ist allerdings wichtig, die Botschaften aus dem Naturreich von reiner Einbildung zu unterscheiden, denn unser Wunschdenken kann uns manchmal ganz schöne Streiche spielen. Sie spüren, ob es sich um echte Botschaften handelt, wenn Sie auf Ihre innere Stimme achten. Meist ist der Empfang einer solchen Nachricht mit einem warmen Gefühl verbunden, das Sie deutlich spüren können – hauptsächlich im Nackenbereich und im Bauch. Es ist in etwa vergleichbar mit dem Gefühl des Frisch-verliebt-Seins. Sie werden die Anwesenheit eines oder mehrerer Pflanzengeister auch durch eine bestimmte Schwingung spüren, an die Sie sich nach und nach gewöhnen.

Ihre Naturgeister werden Ihnen genau sagen, wie Sie Ihren Garten anlegen, wie und womit Sie ihn düngen und pflegen sollen. Manchmal erscheinen die Naturgeister auch in Ihren Träumen. Sie werden dann plötzlich am Tag eine Eingebung, einen Geistesblitz haben und gar nicht wissen, dass diese neue Idee über Nacht zu Ihnen gekommen ist.

Sie brauchen kein ausgebildeter Schamane zu sein, um in Kontakt mit den Seelen Ihrer Pflanzen treten zu können. Voraussetzungen sind Offenheit und der ehrliche Wunsch, Ihren grünen und blühenden Schützlingen zu helfen und mit ihnen in Kontakt zu treten. Menschen kommunizieren miteinander, und Pflanzen tun dies auch. Zwar auf ihre Art, ohne laute Worte, E-Mails, Einschreibebriefe, Faxe oder Handys. Sie nehmen sich gegenseitig wahr und sind Teil eines weltumspannenden Kommunikationsnetzes. Wenn Sie sich dieser Kommunikation aller Lebewesen als Mensch bewusst sind, können Sie daran teilhaben. Was Sie benötigen, ist die Bereitschaft, sich in die Natur zu versenken, und die Erkenntnis, dass auch wir ein Teil des großen Ganzen sind. Erfahrungen in Meditationstechniken oder Yoga sind eine gute Voraussetzung. Aber so etwas kann man alles lernen.

Hier eine Übung: Besuchen Sie Ihre Lieblingsblume oder Ihren Lieblingsbaum im Garten. Den Druiden waren die Bäume, speziell die großen Eichen, heilig. Sie können entspannt stehen, besser ist es aber, wenn Sie sich einen Stuhl mitnehmen und vor die Pflanze setzen. Sitzen Sie bequem und entspannt, legen Sie die Hände mit den Handflächen nach oben auf die Oberschenkel. Suchen Sie mit Ihren Augen den Teil der Pflanze, der Ihnen am besten gefällt – zum Beispiel eine schön gefärbte Blüte, ein hübsches Blatt, einen wohlgeformten Ast oder eine Frucht –, und konzentrieren Sie Ihren Geist auf dieses Objekt. Achten Sie dabei auf die Entspannung Ihres Körpers und Ihres Geistes. Atmen Sie ruhig ein und aus, und lassen Sie Ihre Gedanken nicht abschweifen. Alles, was im Moment zählt, sind die Pflanze und Sie. Lassen Sie Ihre Augen die Schönheit der Blüte, des Blattes, des Astes oder der Frucht genießen und schauen Sie sich jedes Detail an. Fokussieren Sie Ihren Blick, und versuchen Sie dabei, wie in einem 3-D-Bild in die Pflanze hineinzutauchen. Denken Sie nichts. Lassen Sie alles einfach geschehen, lassen Sie sich einfach treiben … Richten Sie Ihre Aufmerksamkeit auf Ihren Körper, und spüren Sie das angenehme Gefühl der Ruhe und Entspannung, das sich in Ihnen ausbreitet. Nichts kann Ihre Ruhe stören. Sie atmen ein und aus, ein und aus … Über Ihre Atemluft sind Sie mit allem verbunden. Wenn Sie einatmen, gelangt die Kraft der Sie umgebenden Natur in Ihren Körper. Atmen sie aus, geben Sie von Ihrer Kraft und Energie etwas an die Pflanze vor Ihnen ab. Schließen Sie die Augen, und lassen Sie Ihr Bewusstsein sich im ganzen Garten (Wald, Park, Terrasse) ausbreiten. Sie sind mit allem, was in Ihrem Garten lebt, verbunden. Während sich Ihr Bewusstsein im Garten ausbreitet, gelangt Ihre Liebe zu den Pflanzen und Tieren bis in den hintersten Winkel Ihres Gartens, zu jedem Grashalm, in jedes Mauseloch und in jeden Maulwurfshügel. Denken Sie die Worte »Ich komme als Freund und Partner, ich helfe und schütze euch«. Versuchen Sie nun, die Gefühle der Sympathie und Zuneigung, die Sie für die Pflanze vor sich hegen, gedanklich in Ihre Handflächen zu lenken. Aus ihnen strahlt die Energie, die Sie Ihrer Pflanze geben wollen, auf Ihren grünen Schützling ab. Sie können nun langsam aufstehen und mit Ihren Händen über die Pflanzen streichen – mit einigen Zentimetern Abstand, ohne sie zu berühren. Ihre Pflanze wird Ihre Energie spüren und sie dankbar annehmen.

Gute Gedanken für den Garten

Der amerikanische Lügendetektorexperte Cleve Backster hat mit seinen spektakulären Forschungen für viel Wirbel gesorgt, als er nachweisen konnte, dass es eine Art telepathische Kommunikation zwischen Mensch und Pflanze gibt. Eines Nachts kam er in seinem Büro in New York auf die Idee, die einzige Zimmerpflanze im Raum, einen Drachenbaum, an einen Lügendetektor anzuschließen. Das Ergebnis haute ihn fast vom Stuhl: Nicht nur, dass die Nadel des Polygrafen ausschlug, wenn er die Blätter verletzte – sie tat dies genauso stark, wenn er nur den Gedanken fasste, ein Drachenbaumblatt in heißen Kaffee zu tauchen. Seine Entdeckung wurde als »Backster-Effekt« weltbekannt und weiter erforscht. Unter anderem stellte sich heraus, dass Pflanzen mit den Menschen, die sich um sie kümmern, emotional verbunden bleiben, sogar auf größere Distanz. So reagieren Zimmerpflanzen mit Stresssymptomen, wenn auch ihr Mensch Stress empfindet. Die Erforscher der Pflanzenseelen werteten dies als Beweis dafür, dass der seelische Aspekt einer Pflanze nicht an ihren physischen Körper gebunden ist. Von Backster ist bekannt, dass er später sehr traurig über seine Arbeit wurde. Denn alles, was er tat, war damit verbunden, den Pflanzen Schmerzen zuzufügen und ihnen zu schaden, um ihre Reaktionen zu testen.

Unsere druidische Arbeit im Garten sieht dagegen anders aus. Nehmen Sie sich vor, dass Sie bei jedem Gang durch Ihren Garten nur gute Gedanken denken. Schaffen Sie in Ihrem Geist Bilder von gesunden, grünend und blühenden Gartenbewohnern. Stellen Sie sich Ihren Garten mit all seinen Einwohnern so prächtig und gesund vor, wie Sie ihn sich wünschen. Wenn Sie Änderungen vornehmen, zum Beispiel ein Gewächs umpflanzen oder etwas gegen Insekten, die es in Ihrem Garten übertreiben, tun wollen, malen Sie sich am besten schon vorher das Ergebnis zum Wohle aller Beteiligten aus. Ihr Unterbewusstsein ist so konstruiert, dass es immer darauf aus ist, innere Bilder in die Tat umzusetzen. Ihre Gedanken sind Schwingungen, die von den Pflanzen und allen Wesen im Garten aufgenommen werden. Wenn Ihr Geist ruhig ist und Sie sich bewusst allen geistigen Energien öffnen, kommen schöpferische Kräfte zu Ihnen, die Sie kreativ machen, die Ihnen Ideen liefern und zur Gestaltung Ihrer Umgebung in größter Harmonie verhelfen. Lenken Sie Ihre Aufmerksamkeit im Zustand der Entspannung auf die energetischen Zentren Ihres Körpers – den Scheitelbereich, die Stirn, den Kehlkopf, das Herz, den Bauchraum, den Beckenbereich und das Steißbein –, und schicken Sie vor Ihrem inneren Auge weißes Licht in diese Regionen, das sämtliche Blockaden löst. Atmen Sie ruhig, und öffnen Sie Ihre Energiezentren für das Einströmen der immerwährenden, schöpferisch-heilenden Kraft, die überall im Universum vorhanden ist. Diese Strahlen lassen den Komponisten seine Musik, den Schriftsteller sein Buch schreiben und den Maler sein Bild zeichnen. Und sie lassen Sie Ihren Garten gestalten, heilen und pflegen. Alle schöpferisch tätigen Künstler verwenden diese Impulse und entwickeln auf diese Art gewisse Formen von Hellsehen und Hellhören. Und auch Sie können ein Künstler sein.

Jede Gestaltung entsteht zunächst durch den Gedanken. Der Gedanke des Menschen wird durch seinen Geist und äußere geistige Einflüsse (wenn er diese zulässt) gelenkt. Diese schöpferische Kraft steckt auch in jedem Menschen und kann sein Leben freudig schön gestalten oder chaotisch werden lassen. Gesunde Pflanzen und Tiere in einem harmonischen Garten sind ebenso das Werk solcher Gedanken wie kranke, welke oder gar sterbende. Wie ein Mensch denkt, was er sich vorstellt, so wird er auch. Und wie er über seine Umgebung denkt, so wird er sie formen. Der Grund dafür, dass wir uns so ausführlich mit dem seelischen Anteil der Pflanzenwelt befassen, ist die Tatsache, dass wir Menschen seit Jahrhunderten mit aller Kraft dafür sorgen, dass dieser sensible Bereich gestört wird. Der Mensch ist das Bewusstsein dieses Planeten, und alles, wem sich dieses Bewusstsein intensiv zuwendet, gewinnt an existenzieller Kraft. Die letzten Jahrzehnte waren geprägt von einer Faszination für die Technologie. Maschinen aller Art, Elektronik, Elektrizität, Atomkraft, Internet – die große Mehrheit der Menschheit lenkt immer mehr Energie auf diese Bereiche. Je mehr die Technik unser Leben beherrscht, desto weniger Licht fließt den Pflanzenseelen zu. Dies ist mit ein Grund für das Wald- und Artensterben, für kranke Gewässer und den kranken Mikrokosmos Wald oder Garten.

Deshalb ist es ganz wichtig, dass Sie sich in Ihrem Umfeld nicht zu sehr von der modernen Technik vereinnahmen lassen. Wenden Sie sich stattdessen lieber den alten Geistern der Natur zu. Dadurch stärken Sie Ihren Garten ungemein. Räumen Sie den Pflanzen und Tieren so viel Platz in Ihrem Bewusstsein ein, wie es Ihnen möglich ist. Zeigen Sie Ihrem Garten immer wieder ganz offen, wie sehr Sie an seinem Wohlergehen interessiert sind. Sie leisten dadurch nicht nur einen wesentlichen Beitrag zur Heilung und Gesunderhaltung Ihres privaten Mikrokosmos, sondern auch zur Wieder-Ganzwerdung unseres Planeten. In diesem Zusammenhang möchte ich das Wort »Garten« auch verstanden wissen – nicht als eingrenzbaren Bereich, in dem etwas wächst und gedeiht, sondern im übertragenen Sinne auch als Familie, Freundes- und Kollegenkreis, Wohnort, Land, Nation, Erdteil und so weiter.

Je mehr Menschen durch eine liebevolle Hinwendung zur Natur einen Gegenpol zur momentanen Technikbesessenheit setzen, desto größer wird die Chance, nicht nur einzelne, von bewussten Besitzern gehegte Gärten, sondern den gesamten Planeten zu heilen. Die Naturwissenschaften, ebenso die Medizin der vergangenen Jahrhunderte, sind männlich geprägt. Sie standen ganz im Zeichen des Machens. Der Mensch als Chef, Lenker und auch Manipulator seines natürlichen Lebensraumes stellte sich in den Mittelpunkt mit dem Ziel, die Herrschaft über die Welt zu erlangen. Im Verlauf des 20. Jahrhunderts zeichnete sich vielerorts eine wachsende Hinwendung (oder besser: Rückwendung) zum Weiblichen ab. Momentan erleben wir ein Aufbäumen der alten patriarchalischen Muster, wie zu erwarten mit der Brechstange.

In den alten, keltischen Heiltraditionen war bekannt, dass ein Heiler in erster Linie seine Patienten pflegte und die Heilung den Kräften der Natur überließ. Die druidische Aufgabe war es, eine verloren gegangene Harmonie wiederherzustellen und den Patienten in Einklang mit den Rhythmen und Schwingungen der Natur zu bringen. Dieses Selbstverständnis, das auf einer gehörigen Portion an Demut basiert, kann auch heute nicht schaden, wenn wir uns unseren Menschen, Pflanzen und Tieren zuwenden. Deshalb: Ein Therapeut, egal welchem Geschlecht er angehört, sollte sich der weiblichen Anteile seiner Persönlichkeit immer bewusst sein. Jeder, der schon einmal mit einem fähigen und seriösen Heiler zu tun hatte, wird festgestellt haben, dass dieser immer von einem Schwingungsfeld umgeben ist, das Gesundwerden ermöglicht. Und um dieses Feld aufzubauen, sollten wir vor allem eines zulassen: Liebe. Bringen Sie Ihrem Garten die größte Liebe und Hingabe entgegen, zu der Sie fähig sind. Lenken Sie diese Liebe zu jedem Objekt – jeder Blüte, jedem Blatt, jedem Grashalm, jedem Insekt. Menschen mit dem viel gerühmten grünen Daumen schenken ihren Pflanzen, ob bewusst oder unbewusst, immer auch die höchste Form ihrer Zuneigung. Cleve Backster betonte in Zusammenhang mit seinen Experimenten, dass es immer eine Voraussetzung für ihr Gelingen war, dass er eine Beziehung zu den betreffenden Pflanzen aufgebaut hatte.

In den Bereich Schwingungen fällt auch die musikalische Gartenbehandlung. Denn Kartoffeln, Erbsen und Co. scheinen nicht nur die freundliche Zuwendung des Menschen zu mögen, sie reagieren auch auf andere Klänge. Der Amerikaner Dan Carlson hat eine Klangtherapie für Pflanzen entwickelt, die bewirken soll, dass Pflanzen besser wachsen, vitaler und widerstandsfähiger werden und größere Früchte entwickeln, die mehr wertvolle Stoffe enthalten. »Sonic Bloom« (Klangblüte) nennt sich diese Form der Pflanzentherapie. Zwar war Carlsons klingender Dünger für die meisten Gartenbesitzer eine Neuheit – der Erste, der sich mit diesem Thema beschäftigte, ist er nicht. Schon Rudolf Steiner, der Begründer der Anthroposophie und der biologisch-dynamischen Landwirtschaft, hatte darauf hingewiesen, dass der Gesang der Vögel das Keimen, Wachsen und Blühen der Pflanzen beeinflusst. Gleichzeitig enthält seine Erkenntnis eine Warnung: Ohne Vögel wird es keine Pflanzen geben!

Pflanzen lieben Bach

Aufgrund einer traumatischen Erfahrung als Soldat im Koreakrieg widmete Dan Carlson sein Leben einem einzigen Ziel: Er wollte eine Methode finden, die es ermöglichte, auch auf dem ärmsten Stück Land genügend Nahrungsmittel für alle anzubauen. Nach Gartenbau- und Landwirtschaftsstudium hatte er erkannt, dass Pflanzen, die durch die winzigen Spaltöffnungen ihrer Blätter optimal ernährt werden, selbst auf den schlechtesten Böden gut und schnell wachsen. Das Problem war, die Pflanzen zur Öffnung dieser Spalten zu motivieren. Kurz darauf fiel ihm eine Schallplatte in die Hände, die den Titel »Growing Plants successfully in the Home« (Erfolgreiches Pflanzenwachstum im Haus) trug. Sie stammte von einem ehemaligen Chirurgen, der eine Schallplattenfirma dazu hatte überreden können, einen bekannten Song mit einer reinen Klangfrequenz zu kombinieren, mit der Wissenschaftler in Kanada versuchsweise Weizenfelder beschallt hatten und damit den Ertrag steigern konnten.

Auf der Suche nach der richtigen Frequenz, die die Blattspalten der Pflanzen zum Öffnen anregen sollte, stieß Dan Carlson schließlich auf die Harmonien und Frequenzen, die Singvögel bei einem gemeinsamen Konzert von sich geben. Bereits in den 1950er-Jahren hatte man in Indien festgestellt, dass nach zweiwöchiger, täglich mehrstündiger Beschallung durch traditionelle Ragas die Pflanzen um 20 Prozent höher wuchsen, 70 Prozent mehr Blätter bildeten und 14 Tage früher blühten als ihre Kollegen einer musikfreien Kontrollgruppe. Musik kann den Stoffwechsel der Pflanzen um mehr als 200 Prozent beschleunigen, stellten die Inder fest. Doch

Musik ist nicht gleich Musik. Pflanzen lieben vor allem klassische Musik, besonders die von Johann Sebastian Bach, sowie Sitar-Musik des Inders Ravi Shankar. Auf heftige Rockklänge reagieren sie dagegen schlecht, bei Dauerbedröhnung damit verkümmern sie. Dan Carlsons düngende Töne, die den hohen Frequenzen eines Vogelkonzertes bei Sonnenaufgang und in der Abenddämmerung sehr ähnelten, harmonieren am allerbesten mit Bachs Violinkonzert in E-Dur.

Dan Carlsons Klangtherapie sollte täglich eine halbe Stunde dauern. »Sonic Bloom« ist die Kombination aus einem Flüssigdünger, hauptsächlich bestehend aus dem Pflanzenwachstumshormon Gibbrellinsäure, einem Extrakt aus Seetang und mehr als 50 Spurenelementen und Aminosäuren, und speziellen Vogelklängen, die während des Aufsprühens des Düngers von den Pflanzen gehört werden. Mithilfe des Tons sollen die Blätter rund 700 Prozent mehr Nährstoffe aufnehmen, heißt es. Anwender dieser Methode berichten immer wieder verblüfft, dass sich die Blüten und auch die Blätter der Pflanzen in Richtung Lautsprecher neigen, wenn das Vogelkonzert erklingt. Die Tonfolgen und Harmonien, von Menschen lediglich wie ein langgezogenes Grillen- oder Zikadenzirpen wahrgenommen, scheinen nicht nur die Spaltöffnungen der Blätter anzuregen, sondern das gesamte zelluläre Leben der einzelnen Pflanzen. Unsere Ohren vernehmen zwar nur klassische Musik, die Pflanzen aber hören Frequenzen, die sie zur Nährstoff-, Wasser- und Luftaufnahme anregen. Angeblich wird sogar die Milchproduktion von Kühen dadurch gefördert, dass sie musikalisch behandeltes Heu fressen. Biologen, die sich mit Carlsons Vogelmusik eingehend befasst haben, vermuten, dass durch die Tonfolgen nicht allein die Spaltöffnungen der Pflanzenblätter angeregt, sondern auch die Mitochondrien, also die Energie-Kraftwerke in den Zellen eines Organismus, aktiviert werden. Durch diese Aktivitätssteigerung wird manches Gemüse doppelt so groß wie seine herkömmlich aufgewachsenen Artgenossen. Weil die Vitalstoffe zunehmen, schmeckt das Gemüse auch besser. Klangtherapie kann bei Gemüsen und Heilkräutern, bei Getreide, Blumen und Bäumen angewendet werden.

Sie können die Energie Ihrer Pflanzen aber auch durch Edelsteine beeinflussen, z. B., indem Sie den passenden Edelstein direkt neben der Pflanze in die Erde graben. Praktisch ist es auch, Edelsteine für ein paar Stunden ins Gießwasser zu legen und die Pflanzen damit zu bewässern. Helle, durchsichtige Steine wie Bergkristall sind dafür am geeignetsten. Der Bergkristall galt bei den Druiden als Heil- und Zauberstein. Er gibt den Pflanzen neue Kraft und Energie. Bergkristall-Gießwasser hilft Pflanzen, die Kälte abbekommen haben und darunter leiden, sowie Zimmerpflanzen, die sich nur schlecht regenerieren können. Ein Bergkristall im Gießwasser verstärkt zudem die Wirkung anderer Heilmittel. Für junge Pflanzen, die sich nicht richtig entwickeln, eignet sich der Bernstein am besten. Er hilft auch bei Verletzungen. Um das Wachstum ihrer Zimmerpflanzen anzuregen, empfiehlt sich der Einsatz von Achat, Aquamarin, Calcit oder Türkis. Pflanzen, denen es besonders schlecht geht, und solche, deren Standvermögen und Widerstandskraft deutlich gestärkt werden müssen, kann durch einen Granat (Melanit) geholfen werden. Auch Jaspis und Opal eignen sich hier. Bei bakteriellem oder viralem Befall kann man die Selbstheilungskraft der Pflanze durch einen Türkis anregen. Er hilft auch Pflanzen, die unter einer Übersäuerung des Bodens zu leiden haben. Für ältere Pflanzen eignen sich Rubin oder Smaragd als regelmäßige Verjüngungskuren. Für gestresste Pflanzen bieten sich der Beryll, der blaue Chalcedon, das Tigerauge und der Turmalin an. Pflanzen, die eine zu hohe Dosis Sonnenstrahlung abbekommen haben, können Sie mit einem Prasem behandeln. Hier noch ein paar Indikationen, bei denen sich die Edelsteintherapie anbietet:

Anregung der Blütenbildung: Dioptas, Sardonyx
Belastung: Beryll, Peridot, Rauchquarz, Topas, Turmalin
Eingewöhnung in eine neue Umgebung: Tigereisen
Erste Hilfe (auch in Verbindung mit Rescue-Tropfen): Rhodonit
Förderung der Entwicklung: Aragonit, Calcit, Turmalin
Förderung der Fruchtbarkeit: Chrysopras, Moldavit, Mondstein, Rhodonit, Rosenquarz, Thulit, Topas, Imperial, Zoisit
Förderung des Keimens: Grüner Opal, Rhodochrosit, Schalenblende, Thulit, Zoisit
Förderung der Mineralstoffaufnahme: Granat
Förderung des Säfteflusses: Roter Chalcedon, roter Jaspis, Rutilquarz, Tigerauge, Topas, Turmalin
Förderung der Wasseraufnahme: Sodalith, Indigolith
Gerades Wachstum: Apatit, Fluorit, Melanit, Rutilquarz
Stärkung der Wurzeln: Versteinertes Holz
Steigerung der Energie nach dem Winter: Variscit
Unterstützung der Klangtherapie: Onyx, Sardonyx
Unterstützung des Pflanzengeistes: Chrysopras
Verletzungen des Stängels: Biotit-Linse, Kunzit, Lepidolith

Die Heilung des Parks

Antike Steinsetzungen sind nicht nur zu kultischen und kalendarischen Zwecken vorgenommen worden, sondern auch gezielt zur Erdakupunktur. Diese Praxis ging von den Vorgängern der Druiden auf ihre spirituellen Nachfolger über. Für den Laien nicht leicht in die Praxis umzusetzen, aber deswegen nicht weniger interessant, ist die Akupunktur eines Gartens. Als Ihr Wegbereiter gilt der slowenische Bildhauer Marko Pogačnik, der vor einigen Jahren dafür bekannt wurde, dass er den Park des Schlosses von Kerpen-Türnich durch spezielle Steinsetzungen geheilt hat. Türnich liegt im Dunstkreis der gigantischen Braunkohlebagger. Der Tagebau hat tiefe Wunden in die Landschaft im Rheinland gefressen. Eine massive Absenkung des Grundwasserspiegels war die Folge. Die Landschaft zwischen den Städten der Region ist seit Jahrzehnten von schleichender Austrocknung bedroht. Das kranke Ökosystem des Türnicher Parks als Mikrokosmos war ein deutliches Zeichen für die fortschreitende Störung der Natur. Geomanten, also jene Wissenschaftler und Praktiker, die sich unter anderem mit dem Energiefeld der Erde befassen, ist der Park und das an seinem Südrand stehende Schloss schon seit Längerem als Kraftplatz bekannt. Solche Orte der Kraft sind vergleichbar mit den Akupunkturpunkten auf dem menschlichen Körper. Mutter Erde, Gaia, ist ähnlich wie Menschen und Tiere mit einem Netz von Energielinien überzogen. Diese Meridiane haben bestimmte Kreuzungspunkte, an denen sich die Energie bündelt. Blockaden des Energieflusses sind vor allem an diesen Punkten spürbar. In allen Zeiten haben feinfühligen Menschen diese Plätze ausfindig machen können, und die verschiedenen Kulturen bauten hier ihre Kultplätze. Zunächst Megatlithbauten wie Stonehenge in England oder Carnac in Frankreich, später Tempel und Kirchen. In Türnich hat man dort, wo die Kraftströme am stärksten zu spüren sind, die Schlosskapelle errichtet. Dieses kleine Gebäude verströmt seinen eigenen Zauber und ist ein intimer Ort der Andacht. Im seinem Inneren kann auch jeder normale Besucher am eigenen Leib erfahren, was damit gemeint ist, wenn von Orten der Kraft gesprochen wird.

Godehard Graf von und zu Hoensbroech, der Eigentümer von Schloss und Gelände, beauftragte im Jahre 1986 Marko Pogačnik mit der Heilung und Regenerierung des gesamten Komplexes. Der Graf war überzeugt: Wenn man Menschen mit Akupunktur gesund machen kann, dann kann man auf eine ähnliche Weise auch die Erde kurieren. Der Slowene war ihm als Fachmann auf diesem Gebiet empfohlen worden.

Als dieser begann, standen viele Bäume kurz vor dem Absterben, die Wassergräben um das Schloss waren biologisch so gut wie tot. Nach dreijähriger Parkheilung war das Ergebnis erstaunlich. Mittlerweile haben zahlreiche Wissenschaftler mehrfach bestätigt, dass das Biotop eine intakte Vitalität besitzt, die Gesundheit der Bäume gut ist, sogar alte und erkrankte Bäume sich regeneriert haben. Die Verjüngung der Natur hat stark zugenommen, verschiedene Staudenpflanzen sind überdurchschnittlich hoch gewachsen. Pilzkrankheiten, die vorher sehr verbreitet waren, treten vermindert auf. Mindestens 250 Arten von Kräutern und Wildstauden und rund 200 Pilzarten wachsen im Park. Circa 35 Vogelarten bauen dort ihre Nester. Die Qualität des Wassers im Burggraben hat sich nicht nur stark verbessert, sondern – was Chemiker nicht erklären können – übertrifft ähnliche Gewässer sogar deutlich. Das Resultat grenzt schon an ein Wunder. Was hat Marko Pogačnik in Türnich gemacht? Sicher ist, dass er ganz gezielt in den Wasser-Energie-Haushalt des Parks eingegriffen hat. Seine Akupunkturnadeln, die sonderbar beschrifteten Steine, haben anscheinend genau die Erdpunkte getroffen, die den Energiefluss wieder in Gang gebracht haben. Das Wunder von Türnich ist ein schönes Beispiel für eine Gartenheilung, die für den Laien nicht leicht nachvollziehbar, aber durchaus mit eigenen Sinnen nachprüfbar ist. Man kann auf ein paar Buchseiten keine Anleitung dazu geben. Mittlerweile finden aber regelmäßig Kurse zu diesem Thema statt, in denen man diese Form (und andere) der Garten- und Landschaftsheilung praktisch erfahren und erlernen kann. Unter dem Namen »Hagia Chora« hat sich eine Gruppe von Fachleuten zusammengetan.

Steinkreise bauen

Im Kleinen können auch Sie die magische Kraft von Steinsetzungen nutzen. Eine sehr alte druidische Methode, die auch in vielen anderen Kulturen verbreitet ist, besteht darin, kleine magische Steinkreise um kranke, schwache oder zu schützende Pflanzen zu setzen. Suchen Sie sich ein paar schöne Kieselsteine, und legen Sie diese in einigen Zentimetern Abstand rund um die Pflanzen. Der Kreis konzentriert Heilenergie um die Pflanzen und führt sie ihnen zu.

Die heiligen Druidentürme

Wie man kosmische Energie in die Landschaft lenkt, haben einige weise Druiden vor langer Zeit in Irland entdeckt. Jahrhundertelang nahm man keine sonderliche Notiz von den 65 sonderbaren Rundtürmen, die in Irland über die Insel verteilt mitten in der Landschaft stehen. Dann haben Forscher herausgefunden, dass diese bis zu 25 Meter hohen Türme nach astronomischen Berechnungen gebaut worden sind. Außerdem stellte man fest, dass das Gras rund um diese heiligen Türme wesentlich besser gedeiht als sonst wo. Da stellt sich doch die Frage, ob diese Türme nicht zum Zweck einer besseren Fruchtbarkeit des Bodens errichtet worden sind. Sand-, Kalkstein und Basalt, aus denen die Türme gebaut worden sind, besitzen paramagnetische Fähigkeiten. Dies bedeutet, dass sie magnetische Energie sammeln und an den Boden weiterleiten können. Wie Antennen empfangen die mittelalterlichen Rundtürme elektromagnetische Wellen, sagen die Erforscher der spitzen Steinbauten. Sie können diese Energie auch in Ihrem Garten nutzen.

Mit Türmen den Garten stärken

Setzen Sie einen oder mehrere magische Türme einfach in Ihren Garten. Zwar keine original keltischen, aber einen der Marke Eigenbau: Kaufen Sie ein etwa zwei Meter hohes und 30 Zentimeter breites Abflussrohr aus Terrakotta (ein Kunststoffrohr tut es zur Not auch). Ermitteln Sie dann den energetisch besten Platz. Dies ist per Wünschelrute oder kinesiologischem Test möglich, oder lassen Sie sich von Ihrer Intention führen. Füllen Sie als Nächstes granulierten Basalt in die aufgestellten Türme, und setzen Sie als Spitze einen Kegel aus Basaltzement obenauf. Ihre Pflanzen und Ihre Umgebung werden es Ihnen danken.

Dass auch die American Natives ein ähnliches Wissen haben wie die keltischen Druiden, zeigt uns eine ähnliche Methode, von der ich von Cherokee-Indianern in den USA erfahren habe. Die Cherokee verwenden auf ihren Feldern und Gärten, die oft auf sehr kargen Böden angelegt werden müssen, sogenannte kosmische Röhren, die den gleichen Zweck haben wie die irischen Rundtürme. Auch hier handelt es sich um Energiebündler zur Verbesserung des Bodens. Wenn Sie es den Indianern nachmachen wollen, setzen Sie ein drei Meter langes Plastikrohr ungefähr 75 Zentimeter tief in den Boden. Wenn Sie auf Ihrem Grundstück Energielinien finden, sollten Sie die Röhre auf dem Kreuzungspunkt positionieren.

Den Ort heilen

Ereignisse, die in Ihrem Haus oder auf Ihrem Grundstück stattgefunden haben, speichern sich in der Materie. Wenn beispielsweise der Vorbesitzer ein Ausbeuter der Natur war, der seine Pflanzen und den Boden mit Chemie traktiert und den Kreaturen Schmerzen zugefügt hat, haften diese Erlebnisse dem Ort an. Häuser, in denen gestritten, gekämpft, gequält oder gar getötet wurde, tragen die Informationen über das Geschehene noch immer in sich. Es entstehen Spukschlossgeschichten, wenn sensible Menschen längst vergangene Ereignisse plötzlich nachfühlen und mit einer solchen gespeicherten Information konfrontiert werden. In solchen Häusern befällt uns manchmal eine sonderbar schwermütige Stimmung. Wir empfinden Kälte, obwohl es eigentlich gar nicht kalt ist. Was können wir tun, wenn Haus und Grundstück durch traumatische Ereignisse belastet sind und diese noch immer nachschwingen?

Wenn Sie hochsensibel sind, können Sie möglicherweise die Grundstimmung von Haus und Garten erfassen. Beginnen Sie dann, diese Grundstimmung so zu verändern, dass sie Ihrer persönlichen Schwingung entspricht. Die in diesem Buch beschriebenen Methoden zur Heilung des Gartens eignen sich allesamt dazu. Setzen Sie Gegenpole zum Geschehenen. Gleichen Sie

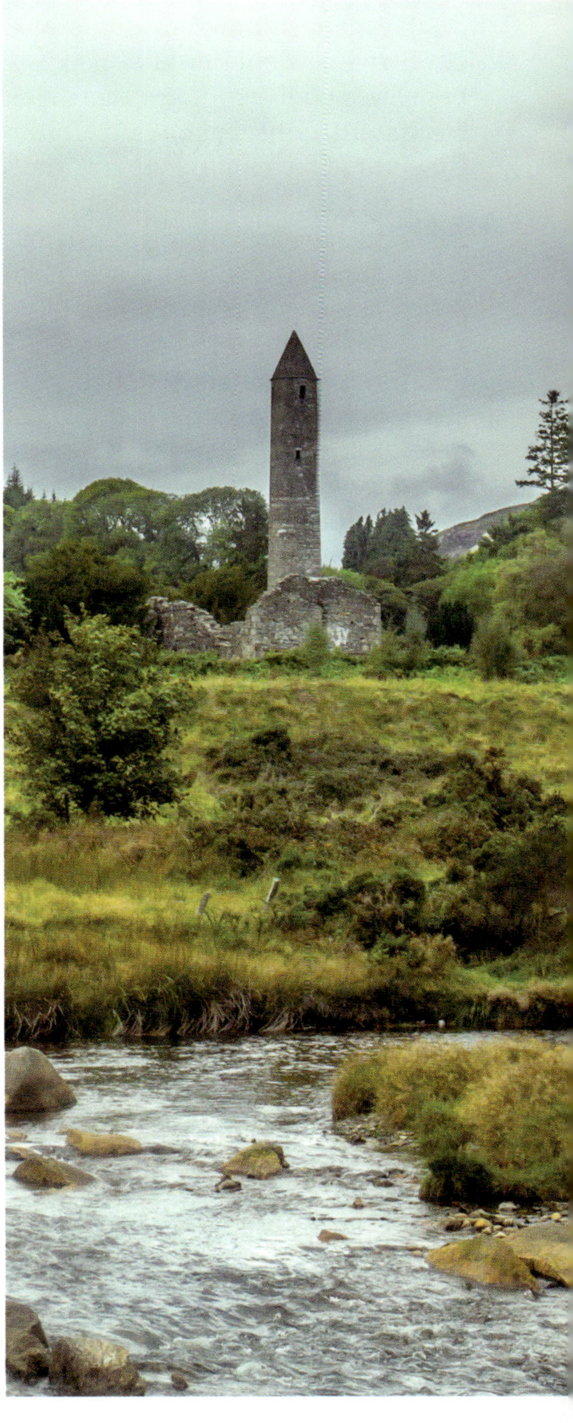

Disharmonie durch Harmonie aus, ein Gleichgewicht der Energien. Gehen Sie dabei geduldig vor. Seien Sie darauf bedacht, dass in Ihrem Umfeld immer eine positive, kreative und friedliche Grundstimmung herrscht. Lassen Sie diese Grundstimmung nicht von anderen Menschen und deren destruktiven Energien zerstören. Wenn Sie Ihr Haus und Ihren Garten umgestalten, sollten Sie vorher Pläne zeichnen, in denen Sie Ihre Absichten festhalten. Zur ganzheitlichen Medizin gehört noch ein weiterer Bereich, der ebenfalls Schritt für Schritt Eingang in die Gartenmedizin gefunden hat: Psychologie und Spiritualität. Immer mehr einfühlsame Gartenbesitzer kümmern sich um das geheime Seelenleben der Pflanzen. Sie haben festgestellt, dass sich ihre grünen Schützlinge besser entwickeln, wenn sie sich ihnen liebevoll zuwenden. Bedenkt man, dass letztlich alles, was auf dieser Erde geschieht, auf Frequenzen und Schwingungen zurückzuführen ist, erscheint auch diese Methode nicht mehr abwegig. Pflanzen können nicht hören, wie es Menschen und Tiere tun. Trotzdem gibt es überall auf der Welt Leute, die behaupten, dass sie mit ihren Blumen, Bäumen, Sträuchern, und was sonst noch in ihrer Umgebung grünt und blüht, sprechen und deren Pflanzen ihnen diese Art der Zuwendung mit schönerer Blütenpracht, besserem Wachstum und höheren Erträgen danken. Ist das alles nur Einbildung? Oder ist wirklich etwas dran an der Kommunikation mit der Pflanzenseele? In den letzten Jahren häufen sich die Berichte von Menschen, die sich dem Pflanzenreich nicht nur gärtnerisch, sondern auch psychologisch zuwenden. Und das offenbar mit Erfolg: Vor einigen Jahren erweckte beispielsweise der Schweizer Schrebergärtner Ernst Roth viel Aufsehen, als bekannt wurde, dass in seinem Garten Gemüse von gigantischer Größe wuchs. Laien wie Fachleute staunten über Kohlrabis mit 90 Zentimeter Umfang und 15 Kilogramm Gewicht, über Kohlköpfe, die 28 Kilogramm auf die Waage brachten, und Stangenbohnen, die von der Feuerwehr per Drehleiter geerntet werden mussten, weil die Ranken sich an einem Telegrafenmast bis auf acht Meter Höhe hochgewunden hatten. Der Polizeibeamte mit dem grünen Daumen, der stets betonte, keinerlei Kunstdünger oder andere Chemikalien zu benutzen, war der Presse in Zürich aufgefallen, als er mit einem überdimensionalen Kopfsalat nicht mehr in einen Aufzug gepasst hatte. Schon bald dokumentierte die Redaktion des »Guinnessbuch der Rekorde« seine Weißkohlköpfe, Stangenbohnen und Topinamburstauden als bislang größte ihrer Art. Auch Schweizer Spitzenköche bescheinigtem seinem Gemüse einen hervorragenden Geschmack. Was war das Geheimnis des Hobbygärtners? Er selbst führte seinen gärtnerischen Erfolg neben dem Einsatz von sauberem Wasser, Brennnesseljauche, Schachtelhalm- und Tabaksud allein auf die Tatsache zurück, dass er mit seinen Pflanzen sprach. Bei seinem täglichen Rundgang durch den Garten nach der Arbeit widmete er jeder Pflanze Aufmerksamkeit und Zeit.

Mit Pflanzen reden

Wenn Sie es dem Rekordzüchter aus der Schweiz und anderen nachmachen möchten, sollten Sie sich daran gewöhnen, täglich Ihre Pflanzen direkt anzusprechen. Fragen Sie Ihre grünen und blühenden Schützlinge nach ihrem Befinden, und erzähle Sie ihnen, wie sehr Sie sich über ihre Anwesenheit und ihre Schönheit freuen. Heißen Sie neue Pflanzen im Garten willkommen. Vielleicht züchten Sie ja schon bald neue Kandidaten für das »Guinnessbuch der Rekorde« heran, wer weiß?

Gärtner wie Ernst Roth tun etwas sehr Wesentliches, damit es ihren Schützlingen gut geht: Sie bauen eine Beziehung zu ihnen auf. Die Grundlage jeder Garten- und Pflanzenpflege und -heilung ist die persönliche Beziehung des Menschen zu seinen Pflanzen. Eine Erkenntnis, zu der auch die Britin Dorothy MacLean, Mitbegründerin der spirituellen Gemeinschaft von Findhorn hoch oben im schottischen Norden, im alten Keltenland, in den 1960er-Jahren gekommen ist. Sie hatte in tiefer Meditation, wie sie sagte, persönlichen Kontakt zum Deva ihrer Erbsenpflanzen aufgenommen und damit den Grundstock für ein weltweit bestauntes Phänomen gelegt. Denn in Findhorn wurde nicht einfach nur nett mit den Pflanzen geredet. Dorothy MacLean sagte, dass sie von den Pflanzengeistern selbst klare Anweisungen empfange, wie die Pflanzen in dem auf kargem Boden angelegten Findhorn gesät, gedüngt und bewässert werden wollten. Im kühlen und unwirtlichen Norden der britischen Insel entstand auf dieser Basis eine Garten- und Landwirtschaft, die seit dieser Zeit regelmäßig rekordverdächtige Erträge abwirft (z.B. Kohlköpfe mit einem Gewicht von 40 Pfund). Das »Wunder von Findhorn« versetzt neugierige Wissenschaftler immer wieder in Erstaunen, auch heute noch. Viele spirituell orientierte Gärtner und Bauern gehen wie die Findhorn-Pionierin und die keltischen Druiden davon aus, dass es eine feinstoffliche, für Normalsterbliche nicht sichtbare Welt gibt, in der Natur-, Pflanzen- und Elementargeister für Mutter Natur und sämtliche sich in ihr abspielenden Vorgänge zuständig sind. Und damit sind sie nicht allein. Schamanen und Heiler überall auf der Welt sprechen ganz selbstverständlich mit den Geistern der Pflanzen. Indianische Medizinmänner tun es, tibetische Ärzte bei der Heilkräutersuche, taoistische Wurzelschneider ... und wir können davon ausgehen, dass es unsere Druiden auch getan haben.

Kontakt zu Pflanzen aufnehmen

Wenn Sie der Meinung sind, dass Pflanzen ein individuelles Gefühlsleben besitzen, können Sie diese direkt und persönlich ansprechen. Glauben Sie konkret an Naturgeister oder an Engel? Nehmen Sie Kontakt zu ihnen auf, sie sorgen für das Wohl Ihrer Pflanzen und freuen sich über Ihre Kooperation. Sie können es aber auch erst einmal mit ein paar angenehmen, warmherzigen Worten versuchen. Sie werden sehen, ob Ihre grünen Freunde auf Ihre positive, wohlwollende Ausstrahlung und die harmonisierenden Vibrationen und Schwingungen Ihrer Stimme reagieren.

Mond, Wasser, Licht und Luft

In keltischer Zeit waren es die Druiden, die sagten, dass man Säen oder Pflanzen immer in Übereinstimmung mit dem Stand und dem Verlauf des Mondes planen sollte. Mittlerweile wissen das auch Wissenschaftler. Als sie erkannten, dass unser Mond auf das magnetische Feld der Erde einwirkt, haben sie die alten druidischen Weisheiten vom Einwirken des Mondes und anderer Planeten auf das Wachstum der Pflanzen nicht mehr als Humbug abgetan. Wasser bewegt sich in Gezeiten, selbst in kleinsten lebenden Organismen, nicht nur im großen Meer. Und Pflanzen, auch wenn man sie in von der Außenwelt völlig abgeschotteten Laboren heranzieht, haben dennoch einen Wachstumsrhythmus, der den Mondphasen entspricht. Das Leben auf der Erde unterliegt Zyklen. Die Menschen in keltischen Zeiten lebten eingebettet in diese Abläufe, ihr Leben wurde von diesen bestimmt. Heutzutage haben wir uns eigene Einteilungen geschaffen, die sich oft in entgegengesetzter Richtung bewegen. Bauernregeln, die die Wirkung des Mondes berücksichtigen, können dem Gärtner helfen, sich in seiner Arbeit in natürliche Zyklen einzufinden und damit den Gartenpflanzen optimale Voraussetzungen zu schaffen. Die landarbeitende Bevölkerung war immer schon von der Natur abhängig. Überlieferte Empfehlungen basieren, sieht man vom abergläubischen Drumherum ab, auf empirischem Wissen. Vor allem jene, die auf einen direkten Zusammenhang zwischen Aussaat und Ernte und den Mondphasen hinweisen. Seit der Antike haben sich kluge Menschen beim Versuch, den Einfluss von Sonne, Mond und Sternen auf die Natur und die in ihr lebenden Menschen zu erklären, die Köpfe zerbrochen. Für die einen stellt das Firmament eine Art kosmische Uhr dar, mit dem Mond als Zeiger und den zwölf Sternbildern als Zeitabschnitte, die in Zyklen wiederkehrende Energien wie auf einem riesigen himmlischen Ziffernblatt anzeigen. Andere glauben an einen direkten Einfluss der Gestirne auf alle Formen des Lebens.

Gärtner und Bauern, die das, was sich hoch oben über uns befindet, beobachten und erfahren, stellen vor allem die Wirkung des Mondes auf Wasser und überhaupt alle Flüssigkeiten in den Vordergrund. Und so gilt der Mond seit Urzeiten als himmlische Zeitansage für die in der Landwirtschaft tätigen Menschen. Das wertvolle Wissen um die Kräfte des Erdtrabanten wurde in den Familien von Generation zu Generation mündlich weitergegeben. Die grüne und blühende Gesellschaft und ihre Mutter, die Erde, atmen bei abnehmendem Mond ein. So können sie gemeinsam neue Energie aufnehmen. Gleichzeitig konzentrieren sich die Kräfte in den unterirdischen Pflanzenteilen. Nimmt der Mond zu, wird ausgeatmet. Mit den Säften steigt die Kraft der Pflanzen in ihre über der Erde gelegenen Teile. Aus diesem Wissen leiten sich die Mondregeln ab.

Überall auf der Welt pflanzen und ernten Gärtner und Bauern gemäß diesem Wissen alles, was auf der Erde wächst, bei zunehmendem Mond. Pflanzen, bei denen es auf die unterirdischen Teile ankommt, z.B. Kartoffeln oder Möhren, wendet man sich entsprechend bei abnehmendem Mond zu.

Doch nicht nur der Mond beeinflusst das Luftholen der Natur, auch der jeweilige Stand der Sonne hat Auswirkungen auf den Atemrhythmus. Noch aus der keltischen Zeit stammt die Sonnenregel, die besagt, dass die Erde und alle Pflanzen in der Zeit von Sonnenaufgang bis zu ihrem Höchststand ausatmen. Kräfte (und Säfte) steigen in die über der Erde liegenden Pflanzenteile; wie beim zunehmenden Mond. Danach atmen sie wieder ein, Säfte und Kräfte wandern in die unterirdischen Bereiche. Aus der Kombination der auf die Atmung der Natur bezogenen Mond- und Sonnenregeln ergibt sich Folgendes: Bei zunehmendem Mond (von Neumond bis Vollmond) gelten beide von Sonnenaufgang bis Mittag. Bei abnehmendem Mond tun sie dies vom Nachmittag bis zum Untergang der Sonne. Die Erfahrung vieler Gärtner und Bauern zeigt, dass die Mondregel Vorrang hat, zumindest was das Pflanzen und Ernten betrifft. Die Sonnenregel spielt hauptsächlich dann eine Rolle, wenn man sich aus Zeitgründen nicht nach der Mondregel richten kann.

Sonne und Mond kombinieren

Geben Sie Ihren Pflanzen am Morgen ihr Trinkwasser. Die oberirdischen Pflanzenteile werden dadurch optimal versorgt. Der abendliche Gang mit Gießkanne oder Schlauch bekommt den Gartenbewohnern nicht so gut, da sich (Sonnenregel) die Kräfte in den Wurzeln sammeln und die Pflanzen nicht so viel Wasser aufnehmen können. Bei einer »Überfütterung« der unterirdischen Pflanzenbereiche mit Wasser droht Wurzelfäule. Sie können die Vorteile beider Regeln sinnvoll nutzen. Bringen Sie beispielsweise Jungpflanzen, die kräftige Wurzeln schlagen sollen, am Nachmittag in die Erde. Dann tun Sie genau das Richtige, denn die Kräfte konzentrieren sich in dieser Zeit auf den unterirdischen Bereich. Ist gleichzeitig abnehmender Mond, ziehen Sie doppelten Vorteil aus der Konstellation: Kartoffeln und andere Wurzelpflanzen schmecken besser, wenn sie nachmittags bei abnehmendem Mond geerntet werden. Eine logische Schlussfolgerung daraus ergibt sich für die oberirdischen Teile bestimmter Pflanzen – denn die Pflanzenkräfte sind dort am Vormittag und bei zunehmendem Mond in höherem Maße vorhanden.

Mond und Tierkreiszeichen

Über uns leuchten nicht nur Sonne und Mond. Auch den anderen Himmelskörpern wird ein Einfluss auf das irdische Leben nachgesagt. Dass die Druiden sich intensiv mit der Beobachtung des Himmels beschäftigten, haben die Römer bezeugt. Eine Renaissance erlebte das alte Wissen durch die Arbeiten Rudolf Steiners, des Begründers der Anthroposophie. Er hatte festgestellt, dass der Mond nicht nur durch seinen 29-tägigen Umlauf um die Erde, sondern auch durch einen auf die anderen Planeten bezogenen Lauf Wirkung zeigt. Dabei durchläuft er wie die Sonne alle zwölf Tierkreiszeichen. Während die Sonne etwa 30 Tage in einem Sternzeichen Halt macht, parkt der Mond nur für jeweils zwei bis vier Tage bei Fische, Steinbock und Co. Die astrologische Einteilung der Tierkreiszeichen in vier Gruppen spielt bei der praktischen Umsetzung eine wichtige Rolle. Zwillinge, Waage und Wassermann sind Luftzeichen. Schütze, Löwe und Widder werden als Feuerzeichen gesehen, Krebs, Fische und Skorpion als Wasserzeichen und Stier, Steinbock und Jungfrau als Luftzeichen. Auch die Garten- und Feldpflanzen

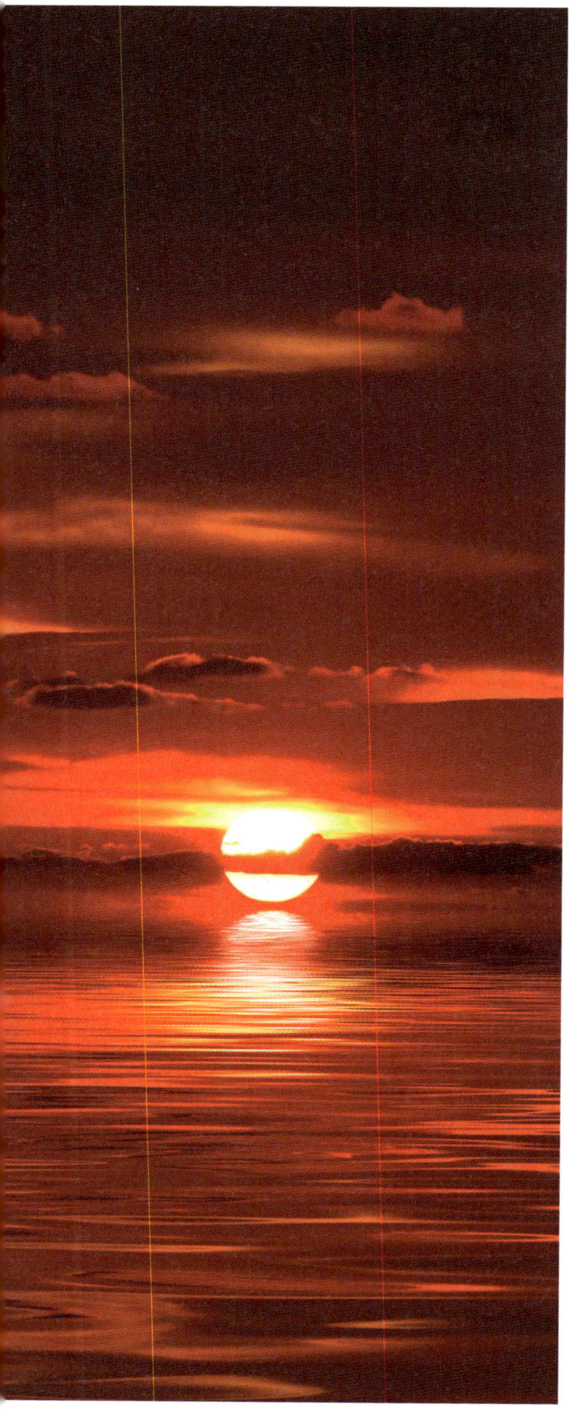

werden in vier Gruppen aufgeteilt: Blüten-, Frucht-, Wurzel- und Blattpflanzen. Wesentlich für die Einteilung ist der Pflanzenteil, den man später ernten will. Blütenpflanzen sind Blumen, Heilkräuter, deren Blüten gesammelt werden, Ziersträucher mit Blüten, Brokkoli und Artischocken. Fruchtpflanzen sind alle Pflanzen mit oberirdisch wachsenden Früchten, Getreide, Nussbäume und -sträucher. Wurzelpflanzen sind alle Pflanzen, die man wegen ihrer unterirdischen Teile anbaut. Blattpflanzen sind alle Salatarten, Küchenkräuter, Gräser, Zierstauden, Ziergehölze, nicht blühende Bodendecker und nicht blühende Kletterpflanzen.

Astrologische Pflanzenpflege

Die Pflanzen- und die Tierkreisgruppen werden zu Paaren zusammengefasst: Blütenpflanzen – Luftzeichen, Blattpflanzen – Wasserzeichen, Wurzelpflanzen – Erdzeichen und Fruchtpflanzen – Feuerzeichen. Steht der Mond vor oder in einem Luftzeichen, sind es Tage, an denen die Blütenpflanzen gut auf die Impulse des entsprechenden Tierkreiszeichens (in diesem Fall Zwillinge, Waage oder Wassermann) reagieren. Befindet sich der Mond vor einem Wasserzeichen, gilt dies für die Blattpflanzen. Für die praktische

Umsetzung bedeutet dies: Säen, Wässern, Düngen und Pflegen ist an den entsprechend günstigen Tagen am effektivsten. Dass die himmlische Konstellation und die Vegetation in einer Wechselbeziehung stehen, wussten schon die Kelten und vor ihnen auch das Volk der geheimnisumwobenen Megalithbauer. Sie teilten das Jahr in acht Stationen ein – Tage, an denen der Mensch ganz besonderen Zugang zu den Kräften der Natur hatte. Diese acht Termine sind die Tage, an denen Inspiration und Hellsehen ganz besonders gut funktionierten. Die Hexen und Magier des Mittelalters nutzten diese Daten ebenso wie Heiler und Kräuterkundige aller Kulturen. Und auch wir können dies heute noch zum Wohle der Pflanzenwelt tun.

Magische Daten nutzen

Die acht magischen Daten sind der Februarvollmond (Imbolc), die Frühjahrs-Tagundnachtgleiche am 21. März (Ostara), der Maifeiertag (Beltane), die Sommersonnenwende am 21. Juni (Litha), der Augustvollmond (Lammas), die Herbst-Tagundnachtgleiche am 21. September (Mabon), der Novemberneumond (Samhain) und die Wintersonnenwende am 21. Dezember (Yule). In wohl allen Kulturen finden sich Rituale und Zeremonien, die mit diesen Tagen in Verbindung stehen. Immer geht es dabei um religiöse Aspekte, und die Termine hängen eng mit den dann stattfindenden Veränderungen in der Natur zusammen. Die Pflanzen und Tiere befinden sich an diesen magischen Jahresdaten in einem Zustand des Übergangs. Die feinstofflichen Kräfte sind ganz besonders präsent, weil sie Energien und Impulse vermitteln und verstärken. Wir Menschen können uns in diese Prozesse einklinken, indem wir alle unsere mentalen Energien, unsere Seelen- und Geisteskräfte auf die grüne und blühende Welt konzentrieren. Es gibt verschiedene Möglichkeiten, dies zu tun. Eine tiefe Meditation, in der Sie sich mit allen Wesen in der Natur im gegenseitigen Wohlwollen verbinden, macht Sie zum Bestandteil dessen, was in diesen Nächten und Tagen geschieht. Ebenso können Sie an diesen Daten ihre Pflanzen mit den in diesem Buch vorgestellten Arzneien stärken und sie damit auf die neuen Gegebenheiten vorbereiten. Druiden und Schamanen benutzten an solchen Tagen bewusstseinserweiternde Pflanzendrogen, die sie zu den Geistern der Natur fliegen ließen. Als Gartenbesitzer, die ihr Reich mit feinstofflicher Medizin heilen, hegen und pflegen, benötigen wir keine Drogen. Wohl aber können Sie mit den entsprechenden Blütenessenzen und Düften Ihre Psyche, Ihre Seele und Ihren Körper auf Ihr Vorhaben vorbereiten.

Das geheime Wissen aus Klostergärten

Im Gegensatz zu den antiken Hochkulturen, in denen die Menschen bereits vor 2000 Jahren über ein fundiertes Wissen über Pflanzen und deren Haltung verfügten, hielt die Kunst des Gärtnerns im frühen Mittelalter erst durch die Ankunft frühchristlicher Mönche aus Irland, die noch tief in der Tradition der keltischen Druiden standen, Einzug in Mittel- und Nordeuropa. Diese Mönche fanden bei uns ein ausgesprochen waldreiches Gebiet vor. Die Siedlungen waren meist recht klein und lagen weit verstreut. Gegessen wurde das, was der Wald hergab. Von einer Bewirtschaftung, wie wir sie heute kennen, konnte nicht die Rede sein. Sicherlich kannten die Bewohner Gemüse wie Kohl, Möhren und Bohnen, die auch angebaut wurden, aber es mangelte an wichtigem gärtnerischem Grundwissen zur Optimierung der Erträge. Nach der hohen Zeit der Kelten und dem Zusammenbruch des römischen Imperiums gab es eine rückschrittliche Epoche auf dem Kontinent.

Die irisch-keltischen Mönche sahen nicht nur den praktischen Nutzen, den ein Garten mit sich bringt. Für sie spielte auch die meditative Wirkung einer harmonisierenden Naturumgebung auf den Menschen eine große Rolle. Für die Schüler und Nachfolger des Ordensgründers Benedikt etwa war der Klostergarten ein Ort, in dem der Leitspruch »ora et labora« (bete und arbeite) in die Tat umgesetzt wurde. In den Klöstern legte man Obst- und Gemüsegärten an, Kräutergärten bargen über Jahrhunderte so manches naturheilkundliche Geheimnis. Die Klostergärten wurden zum Hort der Naturwissenschaften, zum Ort der Einkehr und der Selbstreflexion. Neben Walahfrid Strabo und Albertus Magnus wirkte vor allem Hildegard von Bingen mit ihrem Wissen um die Natur am nachhaltigsten auf die heutige Zeit. Die Benediktinerin schrieb in ihrem achtzig Jahre währenden Leben viele Werke, wie z.B. die »Physica« oder »Causae et Curae«. Für die Klosterbewohner des frühen Mittelalters war es selbstverständlich, dass ein Garten ein kompliziertes Gefüge ist, in dem viele Faktoren ineinandergreifen und jeder von jedem abhängig ist. So stand am Anfang eines jeden Klostergartens die genaue Planung. Man wusste genau, wie wichtig das Kleinklima im Garten für jede einzelne Pflanze ist.

Gärtnern wie im keltischen Kloster

Wenn Sie heute Ihren Garten wie die Mönche und Klosterfrauen anlegen, achten Sie darauf, dass jede Pflanze einen optimalen Standort erhält. Richten Sie Gemüse- und Kräuterbeete, wenn es irgendwie geht, nach Süden aus, damit Ihre Pflanzen die meiste Sonne erhalten. Auch Hanglagen lassen sich wie Klostergärten anlegen, weil sie durch ihren steilen Winkel eine optimale Sonneneinstrahlung nutzen. Gemischte Hecken schützen vor Nachtfrost. Hecken oder Mauern waren in den klösterlichen Anlagen nicht nur ein Schutz vor Eindringlingen und boten Trennung von der Außenwelt, sondern gerade an Orten mit viel Wind ein sinnvoller Schutz für die Kräuter des Klostergartens. Im Mittelalter verbesserte man das Mikroklima hinter den Steinmauern durch die Anlage von Beeten. Zum einen hielt die Abgrenzung durch Holz, Steine oder durch kleine Buchsbaumhecken die Erde in den Beeten, die sonst von Regen oder Wind weggetragen wurde. Zum anderen hat gerade Naturstein die Fähigkeit, die Sonnenenergie festzuhalten und sie nachts und an kühleren Tagen den Pflanzen zukommen zu lassen. Zudem war auch bekannt, dass, je mehr Lebewesen im Boden zu finden sind, dieser umso fruchtbarer ist. Organische Düngung durch tierischen Mist, den sogenannten Stapelmist, war eine bewährte Methode zur Verbesserung des Bodens. Diese Mistkomposte wurden zunächst ein Jahr aufgestapelt ruhen gelassen, bevor man sie verwendete. Kuhmist ist hier wohl am besten geeignet, da er die meisten Nährstoffe enthält und für jeden Boden verwendet werden kann. Er sollte unbedingt kompostiert werden, da zum Beispiel Möhren, Erbsen, Bohnen und Zwiebeln durch den Auftrag frischen Mists geschwächt werden. Wenn Sie aber im Herbst frischen Kuhmist recht dünn auf ihrem Beet verteilen, können Sie im nächsten Frühjahr Kohl, Gurken und Tomaten anpflanzen, die dann ausgesprochen gut gedeihen. Pferdemist erwärmt den Boden und eignet sich besonders gut für Frühbeete.

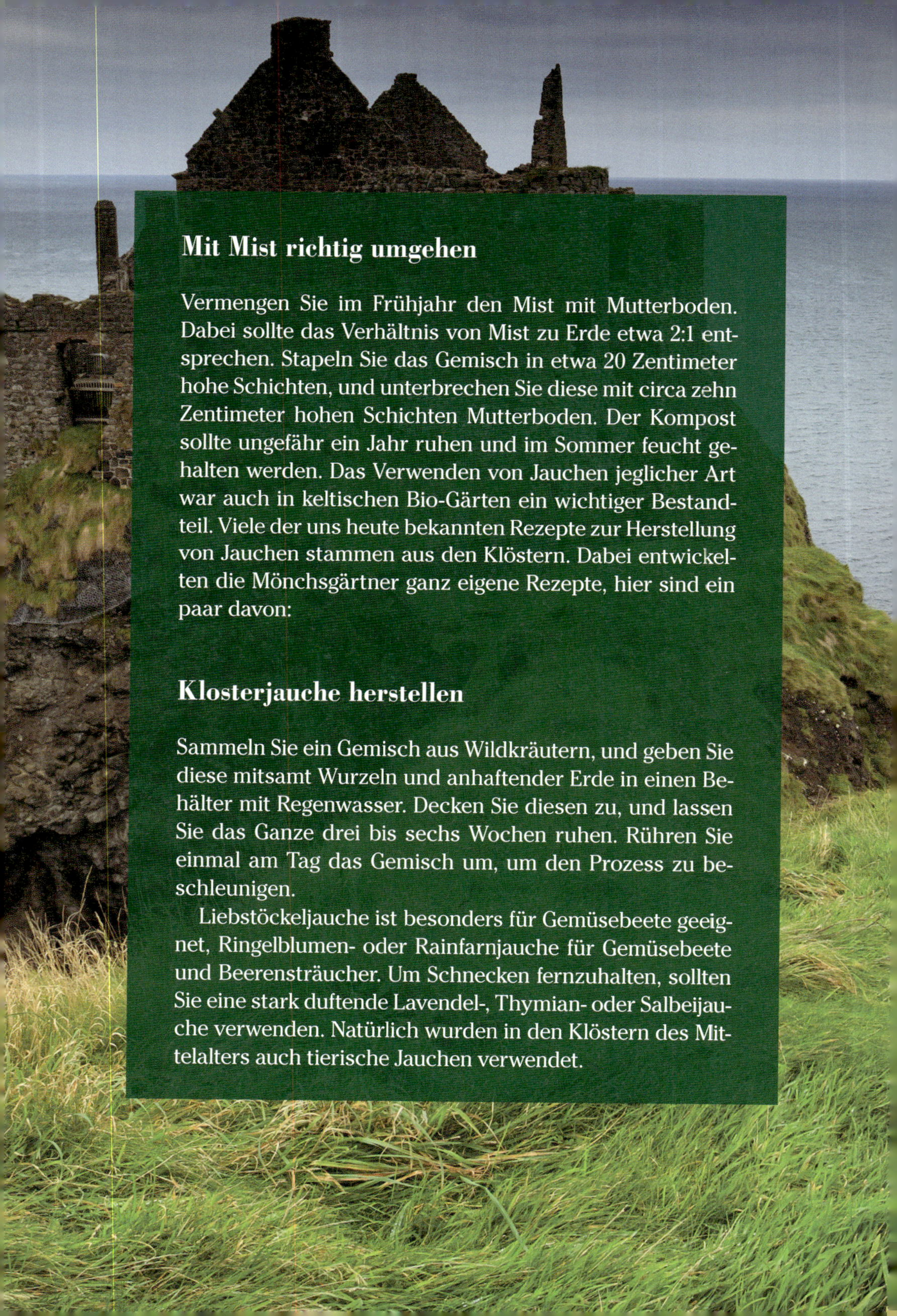

Mit Mist richtig umgehen

Vermengen Sie im Frühjahr den Mist mit Mutterboden. Dabei sollte das Verhältnis von Mist zu Erde etwa 2:1 entsprechen. Stapeln Sie das Gemisch in etwa 20 Zentimeter hohe Schichten, und unterbrechen Sie diese mit circa zehn Zentimeter hohen Schichten Mutterboden. Der Kompost sollte ungefähr ein Jahr ruhen und im Sommer feucht gehalten werden. Das Verwenden von Jauchen jeglicher Art war auch in keltischen Bio-Gärten ein wichtiger Bestandteil. Viele der uns heute bekannten Rezepte zur Herstellung von Jauchen stammen aus den Klöstern. Dabei entwickelten die Mönchsgärtner ganz eigene Rezepte, hier sind ein paar davon:

Klosterjauche herstellen

Sammeln Sie ein Gemisch aus Wildkräutern, und geben Sie diese mitsamt Wurzeln und anhaftender Erde in einen Behälter mit Regenwasser. Decken Sie diesen zu, und lassen Sie das Ganze drei bis sechs Wochen ruhen. Rühren Sie einmal am Tag das Gemisch um, um den Prozess zu beschleunigen.

Liebstöckeljauche ist besonders für Gemüsebeete geeignet, Ringelblumen- oder Rainfarnjauche für Gemüsebeete und Beerensträucher. Um Schnecken fernzuhalten, sollten Sie eine stark duftende Lavendel-, Thymian- oder Salbeijauche verwenden. Natürlich wurden in den Klöstern des Mittelalters auch tierische Jauchen verwendet.

Von Naturvölkern lernen

Mit Haut und Haaren

In den alten Kräuterbüchern wird oft empfohlen, nicht nur zum richtigen Zeitpunkt zu säen und zu pflanzen, sondern dies auch im unbekleideten Zustand zu tun. Hexen haben sich ihren Heilkräutern meist nackt genähert. In vielen Kulturen waren magische Rituale mit Nacktheit verbunden. Möglicherweise haben die Tipps in den alten Ratgebern aber nicht nur magische, sondern auch praktische Hintergründe: Nicht säen, wenn der Boden zu kalt ist. Der nackte Gärtner tut dies wahrscheinlich nicht so leicht wie der warm angezogene. In einigen Gegenden Englands setzten sich die Bauern früher mit dem nackten Po auf die Erde, um zu testen, ob der Boden warm genug war. Eine angenehme Temperatur am Hinterteil signalisierte: Jetzt darf gesät werden. Wenn Sie ähnlich in Ihrem Garten verfahren wollen, ohne allerdings die Nachbarn zu sehr zu verunsichern, können Sie auch Ihren Ellenbogen benutzen, wie dies Mütter beim Prüfen der Wassertemperatur für ihre Babys tun. Früher war es weit verbreitet, in Saatrillen und Pflanzlöcher Menschen- und/oder Tierhaare zu streuen. Man glaubte, dass sich schädliche Insekten in den Haaren verfingen. Tatsache ist, dass die Haare Mineralien und Spurenelemente liefern, die den keimenden Samen und heranwachsenden Jungpflanzen zugutekommen.

Der Quell menschlichen Wohlbefindens

Bäume und Pflanzen, ob im Garten oder im Haus, wirken wohltuend auf uns Menschen. Physikalisch betrachtet verstärken sie die negativen Ionen, was unser Wohlbefinden steigert. Sie erfreuen unsere Augen durch ihre Schönheit und sind uns auch seelisch nahe. Die Pflanzen nehmen unsere Gefühle und Gedanken wahr, und manche von ihnen, speziell die starken Bäume, können unsere Gefühle noch verstärken. Bäume sind Antennen zum Kosmos, sie ziehen feinstoffliche Kräfte aus den höheren Sphären an. Gleichzeitig bringen Sie starke Schwingungen aus der Erde nach oben – ganz besonders, wenn sie auf Kraftpunkten gewachsen sind.

Kraftplätze finden

In Ihrem Garten kann es Plätze geben, die sich von der Energiequalität her gut oder weniger gut als Standort für Ihre Pflanzen eignen. Unsere Erde wird überall durch Strahlung – aus dem Erdinnern wie auch von oberhalb – beeinflusst. Gute Strahlung lässt Ihre Pflanzen gedeihen, schlechte schadet ihnen. Wenn Sie durch die freie Natur wandern, sehen Sie manchmal Bäume, deren Stamm und Äste merkwürdig verdreht gewachsen sind. Manche stehen schräg zur Seite, als befänden sie sich auf der Flucht. Auch haben viele dieser Bäume geschwürige Verdickungen. Dies sind Hinweise darauf, dass solch ein Baum an einem für ihn schlechten Platz steht. Sie können diese Plätze in Ihrem Garten durch die bereits erwähnten kinesiologischen Tests ausfindig machen: Bleibt die Muskelspannung stabil, ist auch der Platz gut. Eine andere Möglichkeit ist der Gang mit der Wünschelrute. Eine Einhandrute, wie sie der österreichische Forscher Erich Körbler entwickelt hat, ist ein sehr einfach zu handhabendes Instrument zur Erforschung der Energiequalität Ihres Gartens. Wenn Sie die Rute in die Hand nehmen, sich entspannen und an dem Ort, der zur Wahl steht, stehen, wird die Rute entweder nach links und rechts ausschlagen oder nach oben und unten. Im Normalfall bedeutet ein waagerechter Ausschlag, dass es sich um einen guten oder neutralen Platz handelt; die Bewegung von oben nach unten zeigt eine weniger günstige Position an. Vorher sollten Sie Ihr Bewusstsein und Ihr Unterbewusstsein genau darauf einstellen, was Sie herausfinden wollen. Etwas Training ist sinnvoll – beispielsweise, wenn Sie in Wald oder Feld einen Baum, der auf einem für ihn unguten Platz steht, mit der Rute untersuchen und beobachten, wie sich der Ausschlag verändert. Wenn Sie noch nicht wissen, welchen Baum Sie in Ihren Garten pflanzen sollen, ist es sinnvoll, darüber nachzudenken, was Sie von dem Baum erwarten können. Bäume erzeugen eine lebendige Kraft, die den Fluss der Energien, das Chi eines jeden Gartens deutlich beeinflusst, wobei jeder Baum seine Eigenarten hat. Neben den Tipps im Kapitel »Die Heilkraft der Bäume« ab Seite 146 habe ich hier noch ein paar Beispiele:

Der beständige Ginkgo

Der heilkräftige Ginkgobaum kam aus Asien zu uns und hat sich wegen seiner Widerstandsfähigkeit gegenüber Luftverschmutzung in den letzten Jahrzehnten als beliebte Straßenrandbepflanzung etabliert. Er steht für Langlebigkeit, Beharrlichkeit und Beständigkeit. Als Medizin fördert der Extrakt aus Ginkgoblättern die Leistungsfähigkeit des Gehirns. Mit einem Ginkgobaum holen Sie sich die Qualität der »geistigen Fitness« symbolisch in Ihren Garten.

Kirschbaum – Baum für Harmonie

Kirschbäume stellen eine harmonische Umgebung her. Bei Menschen, die sich viel in der Nähe von Kirschbäumen aufhalten, wird die Verbindung von Körper und Geist gestärkt. Ein Kirschbaum im Garten ist etwas Großartiges. Seine Blüten im Frühling sind Quelle der Inspiration nach einem trostlosen Winter. Den Vögeln, seinen gefiederten Helfern, macht der Gartenbesitzer die größte Freude, wenn er ihnen den Hauptanteil an den Früchten überlässt.

Pfirsich – der Baum der Erneuerung

Wenn Sie im hinteren Bereich Ihres Gartens eine dunkle Ecke haben, die Ihnen überhaupt nicht behagt und die Sie unbedingt aufhellen wollen, sollten Sie einen Pfirsichbaum dorthin pflanzen. Von Pfirsichbäumen heißt es, dass ihre blasspinken Blüten schlechte Energien abwenden können. Der Pfirsichbaum steht für die erneuernden Kräfte des Frühlings, für Fruchtbarkeit und für Unsterblichkeit.

Farben für die Seele

Gezielte Farbwahl

Sie können durch die Farbe der Pflanzen, die Sie in Ihren Garten setzen, ganz gezielt die Atmosphäre verändern. Rote Blüten wirken dominant. Vor allem große Pflanzen können Auge und Geist schnell ermüden. Zudem ist Rot für die Umgebung eine Warnfarbe, was auch von unserem Unterbewusstsein registriert wird. Wenn Ihr Garten viel Sonnenlicht erhält, kann die Farbe fröhlich wirken, vor allem im Spätsommer. Sattes Gelb ist die Farbe des Sonnenscheins und mit die häufigste Blütenfarbe. Gelbe Blüten haben den Vorteil, dass sie stark reflektieren und damit Sonnenlicht auch an ihre Nachbarn weitergeben. Solche Blüten sind auch zu später Stunde noch gut zu sehen und eignen sich deshalb ganz besonders für Gärten, die überwiegend am Abend genutzt werden. Die Wirkung der Farbe können Sie durch attraktive Laubpflanzen noch erhöhen. Grün ist als Farbe neutral, es ermüdet das Auge nicht. Wenn Sie Grün in Ihrem Garten bevorzugen, strahlt dies eine Friedlichkeit auf die gesamte Umgebung aus. Blaue Blüten beruhigen den menschlichen Geist und die gesamte Atmosphäre. Blaue Blumen schaffen räumliche Tiefe und verlängern die Perspektive Ihres Gartens. Wer sich tagsüber eingeengt fühlt, zum Beispiel am Arbeitsplatz, erhält nach Feierabend durch blaue Blumen ein befreiendes Raumgefühl. Achten Sie aber immer darauf, dass Sie nicht zu viel Blau in Ihren Garten packen, denn das kann Niedergeschlagenheit verursachen. Eine schöne Wirkung im Garten erzielen Sie, wenn Sie Blau mit Weiß und zarten Rosatönen kombinieren. Rosa selbst ist eine einladende Farbe, die zum Verweilen auffordert. In der Nähe rosafarbener Blüten kommt der Mensch zur Ruhe. Bis in den Abend hinein bewahrt Rosa seinen Farbton und passt besonders gut zu Pflanzen mit gräulichen Blättern. Orange macht sich gut in der Nachbarschaft bronzeblättriger Pflanzen und vor dunklen Hecken. Dann wirkt die Farbe warm und verbessert die Stimmung. In der Nähe orangefarbener Blüten lässt es sich sehr gut meditieren. Orange ist die Farbe der Spiritualität und der Erleuchtung.

Ein schöner Garten benötigt nicht nur Form und Farbe, er braucht auch seinen Klang. Wie wir wissen, können Pflanzen Töne und Geräusche wahrnehmen und reagieren entsprechend. Die Natur selbst liefert den Pflanzen die Klänge, die sie brauchen. Vögel singen in einer Frequenz, die Samen keimen lässt. Wind, Wasser und Insekten schaffen gemeinsam eine akustische Kulisse. Diese Klangschwingungen betten die Pflanzen in eine gesunde Umgebung ein. Der Klang der Natur liefert wie das »Om« buddhistischer Mönche oder die monotonen Kehlkopf- und Obertongesänge mongolischer Volksmusiker eine gleichmäßige Basis für die verschiedensten Harmonien.

Den Garten zum Klingen bringen

Sie können in Ihrem Garten dafür sorgen, dass die klangliche Harmonie vorhanden ist, und damit eine Grundlage für die Gesundheit Ihrer Pflanzen schaffen. Gleichzeitig bietet das Klangspiel der Natur Ihnen selbst die Möglichkeit, dem Garten zuzuhören und Entspannung zu finden. Kombinieren Sie das zarte Rascheln von Bambus oder verschiedener Gräserarten mit dem leichten Plätschern fließenden Wassers oder dem Murmeln eines kleinen Wasserfalls. Springbrunnen und Fontänen lassen sich meist so stimmen, dass sie klanglich in die Gesamtheit passen. Pappeln sorgen für ein angenehmes Zittergeräusch, Kiefern und Fichten rauschen mild, wenn der Wind mit ihnen spielt. Nektar- oder Pollenspender wie Lavendel, Rosmarin, Eisenkraut oder Thymian, aber auch viele andere Pflanzen ziehen summende Insekten an, die Ihrem Garten zusätzlich eine Stimme geben.

Manche Häuser stehen auf ausgesprochen guten Plätzen. Die Bewohner dort erleben, wenn sie die ihnen durch den Geist des Ortes geschenkten Kräfte nicht durch einen destruktiven Lebenswandel mindern, einen positiven Einfluss auf Körper, Geist und Seele. Ebenso gibt es Gebäude, die an sehr ungünstigen Standorten mit negativer Erdstrahlung erbaut worden sind. Hier gilt das Gegenteil.

Einen Kraftplatz schaffen

Sie können sich selbst, wenn Sie sich der Energiequalität Ihres Wohnplatzes bewusst sind, in Ihrer eigenen Umgebung Kraftplätze schaffen. Wie in alten Kirchen, die durch die kollektiven Kräfte der Wallfahrer immer wieder energetisch genährt werden, ist es auch in Ihren eigenen vier Wänden beziehungsweise im eigenen Garten möglich, durch geistige Kräfte neue starke Plätze zu kreieren. In alten Bauernhöfen findet sich auch heute noch sehr oft ein Platz der Begegnung mit dem Göttlichen. Solche »Herrgottswinkel« dienten den Menschen früher als Rückzugsecke zum Zwiegespräch mit der schöpferischen Kraft. In solch einer Ecke haben Rituale ihren Platz: Gebete, Räucherungen, Opfergaben, Lieder, Lesungen aus Büchern spirituellen Inhaltes. Sie können diesen Ort mit den Gegenständen bestücken, die für Sie einen direkten Bezug zu Ihrer ganz persönlichen religiösen oder philosophischen Ausrichtung haben. Seien Sie an Ihrem Kraftplatz ganz bei sich, und treffen Sie sich dort so, wie Sie es am besten können (in der Meditation, im Gebet, mit Gesang etc.), mit den Naturgeistern oder dem Geist des Ortes.

Elemente im Einklang

Achten Sie bei der Anlage Ihres Gartens am besten immer darauf, dass eine Ausgewogenheit zwischen den Elementen Erde, Holz, Feuer, Metall und Wasser besteht. Erde steht sinnbildhaft für eine stabile Umwelt, eine gesunde Basis. Holz symbolisiert Wachstum, Ausbreitung und Kreativität. Feuer ist Energie, Bewegung und Motivation. Metall steht für Sammlung und Ansammlung. Wasser schließlich ist das Zeichen für Stille und Tiefe, aber auch für Kommunikation und Wissen. Seien Sie sich stets dessen bewusst, dass jeder Teil des Ökosystems vom kleinsten Kraut bis zur mächtigen Eiche seine Funktion und seine Wichtigkeit hat. Achten Sie immer darauf, dass dieses Zusammenleben harmonisch und störungsfrei verläuft. Schauen Sie auch darauf, dass Ihr Garten alle Sinne anspricht. Ein Garten sollte nicht nur sichtbar sein, sondern auch zu riechen, zu fühlen und zu schmecken.

Plus und minus

Da unsere Welt polar ist und es für alles ein Plus und ein Minus gibt, existieren nicht nur Kraftlinien und Kraftorte auf der Erde, sondern auch negative Strahlungen. Diese können durch Bruchlinien und unterirdisches Wasser hervorgerufen werden. Außerdem hat jeder Kraftort auch immer einen Gegenpol, an dem negative Schwingungen die Natur beeinflussen. Auch Ihr Garten kann Plätze mit negativer Ausstrahlung haben. Hinweise sind zum einen das »schlechte Gefühl«, das sensible Menschen dort empfinden. Dass es sich tatsächlich um eine Störzone handelt, darauf können Sie auch Ameisen, Käfer, Bienen, Wespen und Katzen aufmerksam machen, die sich dort gern aufhalten. Zu den Pflanzen, die sich in geopathischen Störzonen wohlfühlen, gehören Eichen, Holunder, Kirsch- und Pflaumenbäume, Weiden, Spargel und Pilze. Hinweise liefern auch Pflanzen, wenn sie sich in einem Beet in eine Richtung neigen. Hat dies nichts mit Sonne und Wind zu tun, wollen sie wahrscheinlich einer Störzone ausweichen. Auch wenn Bäume an ihren Stämmen Geschwulste haben und Obstbäume keine Früchte tragen, kann die Ursache unterirdischer Natur sein. Sie können das aber auch zu Ihren Gunsten nutzen und z. B. Ihren Komposthaufen im Zentrum des Störfeldes anlegen. Auch Mikroorganismen fühlen sich an solchen Plätzen wohl und verrichten dort die beste Arbeit, indem sie die organischen Kompostsubstanzen zersetzen.

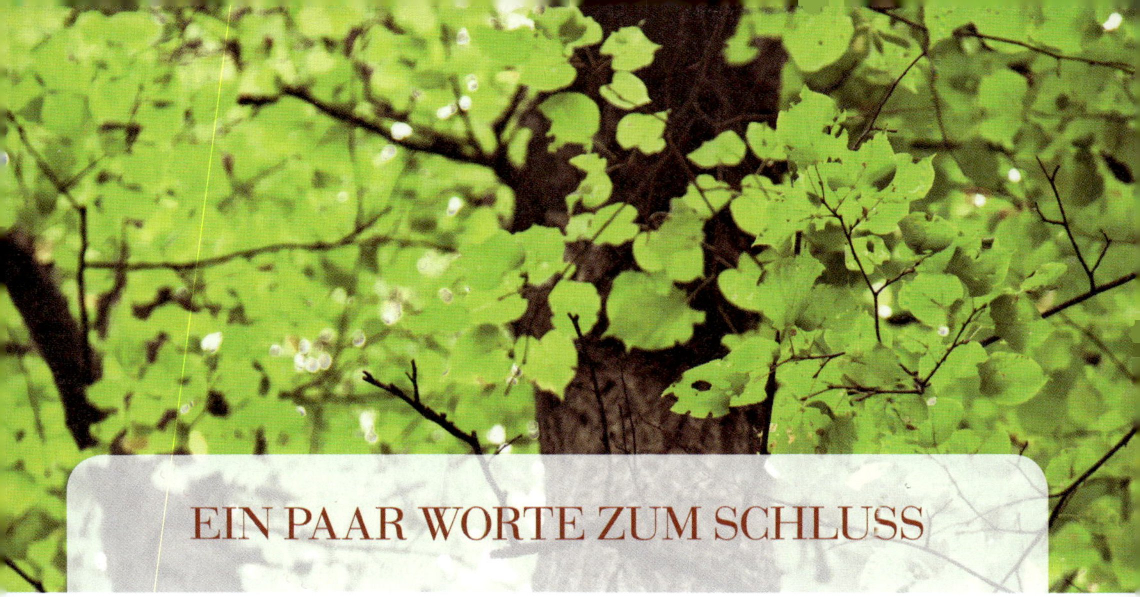

EIN PAAR WORTE ZUM SCHLUSS

Müsste man die druidische Heilkunde mit einem einzigen Wort beschreiben, wäre ein Ausdruck sicher passend: Energiemedizin. Die Kelten glaubten an ein verbindendes Prinzip, das hinter allen Erscheinungen steht. Von seiner Intensität war abhängig, ob ein Mensch gesund blieb oder krank wurde. Mit dieser Ansicht waren sie auf der Erde nicht allein. In der chinesischen Medizin spielte schon damals das Chi eine Hauptrolle. Es fließt in den Energiekanälen der Akupunkturmeridiane, zentriert sich in den Chakras und reguliert sämtliche physiologischen Vorgänge im Organismus. Diese Energie wird in der indischen Ayurveda-Medizin als Prana bezeichnet. Nach Ansicht der Druiden ist die gesamte Welt von dieser Energie durchdrungen. Jeder Mensch, jedes Tier, jede Pflanze, der Boden, die Steine, die Luft, die Strahlen der Sonne, die Seelen der Lebenden wie der körperlich Toten, die Elfen und Feen – alles ist durch diese Energie und die zugehörigen Informationen miteinander verbunden. Heilung war bei den Kelten mit einem Ritual verflochten. Dieses Ritual diente dazu, die unsichtbare Welt der Träume und die Geistige Welt mit dem Irdischen, die Seele mit dem Körper und den Menschen mit dem Göttlichen zu verbinden. Die keltische Heilkunst zählt noch ganz zur »ersten Medizin«, jener Entwicklungsstufe der Heilkunde, die Historiker gern als »magisch-rituell« bezeichnen. Auf die erste Medizin folgte die zweite, die sich auf Sicht- und Fühlbares, auf Mess- und Wiegbares, auf Röntgenfähiges und Fotografierbares konzentrierte. Diese »zweite Medizin« hat viel Sinnvolles hervorgebracht. Sie hat den Seuchen Einhalt geboten, die Säuglingssterblichkeit in vielen Ländern auf ein Minimum reduziert und uns Apparate beschert, mit denen man so gut wie jede Krankheit organisch diagnostizieren kann. Seit einigen Jahren zeichnet sich überall auf der Welt das Entstehen einer »dritten Medizin« ab, die auch die Rituale wieder einbezieht und der »Energie« ebenso ihren Platz einräumt wie dem Gebet oder der Vision. Wir stehen an der Schwelle zu einem neuen Zeitalter; auch wenn es vielerorts so aussieht, als spiele unsere Welt verrückt. In Zeiten der Veränderung treffen immer die gegensätzlichen Energien aufeinander, es ist ein letztes Aufbäumen zerbrechender Systeme und Strukturen.

Es ist zu wünschen, dass schon bald eine Zeit anbrechen wird, in der das spirituelle und medizinische Wissen der Druiden, aber auch das der Indianer, der Tibeter, der Inder und Chinesen und mancher Naturvölker eine Verbindung eingeht mit den wissenschaftlichen Erkenntnissen der vergangenen zwei Jahrhunderte. Erst dann wird man von einer echten Ganzheitsmedizin sprechen können.

Keltentum zum Kaufen

Keltische Medizin ist »informative« Medizin. Die Heilkraft liegt nicht in der standardisierbaren, physikalisch berechenbaren Wirkstoffmenge. Viele Heilpflanzen, die von den Druiden verwendet wurden, sind heute in homöopathischer Form in Apotheken erhältlich. Die Homöopathie kommt der keltischen Pflanzenheilkunde am nächsten, auch wenn sie sich, was die Herstellung der Arznei betrifft, logischerweise von jener unterscheidet. Die Gemeinsamkeit liegt darin, dass auch die Homöopathie dem Körper und dem Geist des Patienten Informationen der Heilpflanze übermittelt. Diese Informationen bewirken im Idealfall eine Selbstheilung. Ebenfalls in der Apotheke erhältlich sind Bach-Blüten. Viel keltisches Wissen finden wir auch in der anthroposophischen Medizin wieder. Ihrem Begründer Rudolf Steiner ging es ebenfalls darum, die Energien und Informationen der Pflanzenseelen in der Medizin verfügbar zu machen. Es ist ein großes Verdienst Steiners und der anthroposophischen Medizin, die Mistel als Heilmittel populär gemacht zu haben. Viele pharmazeutische Hersteller arbeiten heute nach anthroposophischen Grundsätzen.

Edelsteine, Amulette, Räucherstoffe und keltische Musik und Literatur sind mittlerweile überall in Esoterikläden, Buchhandlungen und Musikgeschäften erhältlich, ebenso im Versandhandel und im Internet. Dort finden Sie auch die entsprechenden Fachbücher. Surfen Sie ruhig einmal durch die Druidenwelt. Die Suchmaschinen werfen eine riesige Zahl an Adressen aus.

Meine Website mit Hinweisen auf neueste Aktivitäten und Veranstaltungen finden Sie unter www.claus-kraemer.de, und die »Heilkunst der Kelten« ist auch auf Facebook unterwegs.

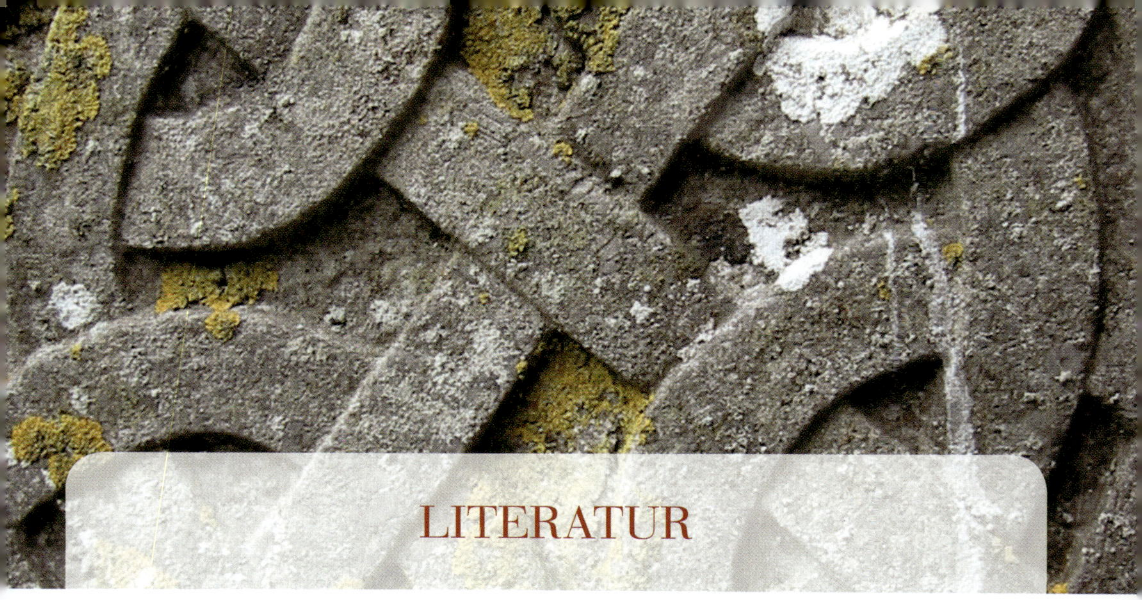

LITERATUR

Abraham, Hartwig/Thinnes, Inge: Hexenkraut und Zaubertrank, Greifenberg 1995

Ackerknecht, Erwin H.: Geschichte der Medizin, Stuttgart 1979

Ackermann, Erich (Hrsg.): Keltische Märchen und Sagen, Köln 2009

Ansha: Weisheit der Kelten, München 2000

Ansha: Das große Praxisbuch der Weißen Magie, München 1999

Arnold, Bruce: Irish Art, London 1977

Arrowsmith, Nancy: Die Welt der Naturgeister, Frankfurt 1984

Arrowsmith, Nancy: Elben, Trolle, Hobgoblins – Die Geister von Mittelerde und andere Fabelwesen, München 2000

Bandini, Ditte und Giovanni: Kleines Lexikon des Aberglaubens, München 1998

Bandini, Ditte und Giovanni: Kleines Lexikon des Hexenwesens, München 1999

Bandini, Ditte und Giovanni: Who's Who im Himmel – Die Götterwelt von A-Z, München 2000

Bauer, Wolfgang/Dümotz, Irmtraud/Golowin, Sergius: Lexikon der Symbole, München 1992

Berendt, Joachim-Ernst: Nada Brahma – die Welt ist Klang, Reinbek 1985

Berresford Ellis, Peter: Die Druiden – von der Weisheit der Kelten, München 1999

Birkhan, Helmut: Kelten, Wien 1997

Böckl, Manfred: Die kleinen Religionen Europas – Woher sie kommen und welchen Einfluss sie haben, Ostfildern 2001

Bonin, Werner F.: Lexikon der Parapsychologie und ihrer Grenzgebiete, München 1988

Borgeest, Bernhard: Ein Baum und sein Land – 24 Symbiosen, Reinbek 1997

Botheroyd, Sylvia und Paul F.: Lexikon der keltischen Mythologie, München 1999

Brand, Karin: Magie – die Kreativität des inneren Kindes, München 1996

Braem, Harald: Magische Riten und Kulte, München 1999

Broughton, Simon (Hg.): Weltmusik Rough Guide, Stuttgart/Weimar 2000

Caesar, C. Julius: Der gallische Krieg, München /Zürich 1986

Cancik, Hubert: Rausch-Ekstase-Mystik – Grenzformen religiöser Erfahrung, Düsseldorf 1978

Campbell, Joseph: Mythologie des Westens, Basel 1992

Campbell, Joseph: Mythologie der Urvölker, Basel 1991

Carmichael, Alexander: Harfenklänge – Keltische Liebeslieder, Hymnen und Anrufungen, Stuttgart 2000

Chia, Mantak: Tao Yoga des Heilens – Die Kraft des Inneren Lächelns – Die sechs Heilenden Laute – die Praxis der Chi-Massage, München 2005

Chopra, Deepak: Heilung – Körper und Seele in neuer Ganzheit erfahren, München 2012

Clarus, Ingeborg: Keltische Mythen – der Mensch und seine Anderswelt, Olten und Freiburg 1991

Cowan, Tom: Die Schamanen von Avalon, München 2000

Cunliffe, Barry: Die Kelten und ihre Geschichte, Bergisch Gladbach 1980

Dahlke, Ruediger: Die Schicksalsgesetze – Spielregeln fürs Leben – Resonanz, Polarität, Bewusstsein, München 2009

Dalichow, Irene/Booth, Mike: Aura-Soma, München 1994

Dalichow, Irene: Naturgeister, München 1997

Demandt, Alexander: Die Kelten, München 1998

Deutsche Homöopathie-Union: Homöopathisches Repetitorium, Karlsruhe 1991

Diehl, Lothar (Hrsg.): Initiatenorden und Mysterienschulen – Ein Führer für Suchende auf dem westlichen Erkenntnisweg, Berlin 1999

Dillon, Myles/Chadwick, Nora: Die Kelten – Von der Vorgeschichte bis zum Normanneneinfall, Köln 2004

Doore, Gary: Opfer und Ekstase – Wege der neuen Schamanen, Freiburg 1989

Dottin, G.: Die Welt der Kelten, München/Berlin 1977

Eckart, Wolfgang: Geschichte der Medizin, Berlin 1990

Endres, Hans: Das spirituelle Menschenbild und seine Verwirklichung im täglichen Leben, München 1988

Fillipetti, Herve/Trotereau, Janine: Zauber, Riten und Symbole – magisches Brauchtum im Volksglauben, Freiburg 1979

Förster, Otto/Nägele, Gerhard/Spielvogel, Gernot: Das Gold der Kelten – ein historisches Abenteuer, Stuttgart 1997

Folkers, Manfred: Achtsamkeit und Entschleunigung – Für einen heilsamen Umgang mit Mensch und Welt, Berlin 2003

Forman, Alan/Niederwieser, Stephan: Die Heilungsgeheimnisse der Naturvölker – vergessene Heilkräuter und Rituale, München 1999

Gabriel, Vicky: Der alte Pfad – Wege zur Natur in uns selbst, Engerda 1999

Göttner-Abendroth, Heide: Die Göttin und ihr Heros, München 1980

Gottwald, Franz-Theo/Rätsch, Christian (Hg.): Rituale des Heilens, CH-Aarau 2000

Graichen, Gisela: Das Kultplatzbuch – ein Führer zu den alten Opferplätzen,Heiligtümern und Kultstätten in Deutschland, Augsburg 1997

Green, Miranda J.: Die Druiden – Die Welt der keltischen Magie, Düsseldorf und München 1998

Halifax, Joan: Schamanen, Frankfurt 1983

Hansmann, Liselotte/Kriss-Rettenbeck, Lenz: Amulett und Talisman, München 1966

Harbour, Dorothy: Achtung Energievampire – Das Praxisbuch für den psychischen Selbstschutz, München 2008

Harner, Michael: Der Weg des Schamanen – ein praktischer Führer zu innerer Heilkraft, Reinbek 1998

Haywood, John: Die Zeit der Kelten – Ein Atlas, Frankfurt 2002

Herm, Gerhard: Die Kelten – Das Volk, das aus dem Dunkel kam, Düsseldorf und Wien 1975

Herrn, Gerhard: Die Kelten, Augsburg 1996

Hohenberger, Eleonore: Heilpflanzen, die wirklich helfen, Augsburg 1994

Holl, Adolf: Im Keller des Heiligtums, Stuttgart 1991

Holl, Adolf: Mystik für Anfänger, Stuttgart 1977

Hultkrantz, Ake: Schamanische Heilkunst, München 1994

Huyser, Anneke: Die Bedeutung der Elemente in unserem Leben, München 1997

Illig, Heribert: Die veraltete Vorzeit, Frankfurt 1988

Ions, Veronica: Welt der Mythen, Freiburg 1974

Jung, E F.: Der Weg ins Jenseits – Mythen vom Leben nach dem Tode, Düsseldorf und Wien 1983

Kalweit, Holger: Das Totenbuch der Kelten – Das Bündnis zwischen Anderswelt und Erde, Düsseldorf 2006

Kalweit, Holger: Die Welt der Schamanen, Bern 1987

Kampenhout, Daan van: Heilende Rituale, Freiburg 1996

Kardec, Allan: Das Buch der Geister, Darmstadt 2004

Kerler, Christine und Richard: Geheime Welt der Talismane und Amulette,Rosenheim 1977

Krause, Arnulf: Die Welt der Kelten – Geschichte und Mythos eines rätselhaften Volkes. Frankfurt am Main 2004

König, Ditte: Die Welt der Feen – von der Wiederverzauberung der Wirklichkeit, Stuttgart und Wien 1996

Krämer, Claus: Kleine Keltenkunde, Rheinbach 2013

Kruta, Venceslas: Die Kelten, Freiburg 1979

Kruta, Venceslas/Forman, Werner: Die Kelten – die Herren des Westens, Luzern und Herrsching 1985

Kupfer, Alexander: Göttliche Gifte – kleine Kulturgeschichte des Rausches seit dem Garten Eden, Stuttgart und Weimar 1996

Labouvie, Eva: Zauberei und Hexenwerk, Frankfurt 1991

Lauer, Hans Erhard: Die Volksseelen Europas, Stuttgart 1965

Lengyel, Lancelot: Das geheime Wissen der Kelten – enträtselt aus druidisch keltischer Mythik und Symbolik, Freiburg 1988

Le Roux, Francoise/Guyonvarcih, Christian-J.: Die Druiden. Engerda 1999

Lincoln, Henry/Baigent, Michael/Leigh, Richard: Das Vermächtnis des Messias, Bergisch Gladbach 1990

Luczyn, David: Magisch reisen – Deutschland, München 1991

Lück, Marita: Im Zauberkreis der Feen – die keltischen Kinder der Natur, Zürich / Düsseldorf 1997

Maier, Bernhard: Die Kelten, München 2000

Maier, Bernhard: Lexikon der keltischen Religion und Kultur, Stuttgart 1994

Markale, Jean: Die Druiden, München 1989

Marletta-Hart, Susan: Leben mit Hochsensibilität – Herausforderung und Gabe, Bielefeld 2010

Meyer-Sickendiek, Ingeborg: Gottes gelehrte Vaganten – Die Iren im frühen Europa, Düsseldorf 2000

Matthews, John: Der Artus-Weg – Einführung in die keltische Spiritualität, München 1999

Moreau, Jacques: Die Kelten, Essen

Müller-Ebeling, Claudia/Rätsch, Christian/Storl, Wolf-Dieter: Hexenmedizin, Aarau 1998

Müller, Felix: Die Kunst der Kelten, München 2012

Muths, Christa: Farb-Therapie, München 1989

Mynarek, Hubertus: Ökologische Religion – ein neues Verständnis der Natur, München 1986

Nelson, Felicitas H.: Symbolsprache der Talismane und Amulette, Darmstadt 1998

Nichols, Ross: Das magische Wissen der Druiden, München 1998

Norton-Taylor, Duncan: Die Kelten, Amsterdam 1976

O'Donohue, John: Anam Cara – das Buch der keltischen Weisheit, München 2000

Philip, Neil: Mythen visuell, Hildesheim 1999

Phillips, Graham: Parzivals Heiliger Gral – Auf der Suche nach der geheimnisvollsten Reliquie der Menschheit, München 1997

Phillips, Graham/Keatman, Martin: Artus – Die Wahrheit über den legendären König der Kelten, München 1995

Pickering, David: Lexikon der Magie und Hexerei, Augsburg 1996

Pilaske, Rita: Die verborgenen Heilkräfte unserer Bäume, Augsburg 1998

Pöllath, Josef K. (Hrsg.): Hausbuch der Feste und Bräuche, München 1993

Pogacnik, Marko: Elementarwesen – Die Gefühlsebene der Erde, München 2000

Rabey, Steve: Im Haus der Erinnerung – keltische Weisheit für den Alltag, München 2000

Rascher, Petra: Bodysigns, Köln 2000

Rätsch, Christian: Heilkräuter der Antike, München 1995

Ranke-Graves, Robert von: Die weiße Göttin – Sprache des Mythos, Reinbek 1999

Rauchenecker, Herbert: Alte Bräuche – Neues Denken, München 1992

Redaktion der Time-Life Bücher: Die Kelten Europas Volk der Eisenzeit, Amsterdam 1995

Redaktion der Time-Life Bücher: Rätsel vergangener Kulturen, Amsterdam 1992

Redaktion der Time-Life Bücher: Wie sie damals lebten – im Irland der Hochkönige, Amsterdam 1998

Richter, Gert/Ulrich, Gerhard: Der neue Mythologiefültrer, Weyarn 1996

Richter, Michael: Irland im Mittelalter, Stuttgart 1983

Ross, Anne/Robins, Don: Der Tod des Druidenfürsten, Köln 1990

Scarre, Chris: Weltatlas der Archäologie, München 1990

Schertler, Otto: Die Kelten und ihre Vorfahren – Burgenbauer und Städtegründer, Augsburg 1999

Schmidt, Leopold: Volksglaube und Volksbrauch, Berlin 1966

Schreiber, Hermann: Irland – seine Geschichte – seine Menschen, Gernsbach 1997

Schuhl, Teresa: Wüstenmädchen – Die Heilkunst der starken Frauen, Berlin und München 2010

Schwarz, A.A./Schweppe, R. P./Pfau, W. M: Wyda – die Kraft der Druiden, Freiburg 1998

Sherwood, Keith A.: Chakras & Karma – Chakra-Arbeit zur Karma-Auflösung, Darmstadt 2004

Sebald, Hans: Hexen damals – und heute?, Frankfurt 1987

Seligmann, Kurt: Das Weltreich der Magie, Eltville 1988

Sellin, Rolf: Wenn die Haut zu dünn ist – Hochsensibilität – vom Manko zum Plus, München 2013

Singer, Claire: Das große Buch der Hexen, Wien 2000

Staudte-Lauber, Annalena: Stichwort Kelten, München 1995

Storl, Wolf-Dieter: Der Garten als Mikrokosmos, München 1992

Storl, Wolf-Dieter: Kräuterkunde, Braunschweig 1996

Storl, Wolf-Dieter: Pflanzen der Kelten, Aarau 2000

Storl, Wolf-Dieter: Pflanzendevas – Die geistig-seelischen Dimensionen der Pflanzen, Aarau 2001

Strassmann, Rene A.: Baumheilkunde, Aarau 2003

Ströter-Bender, Jutta: Liebes-Göttinnen, Köln 1994

Tacitus, P. Cornelius: Germania, München 1977

Tolle, Eckhart: Eine neue Erde – Bewusstseinssprung anstelle von Selbstzerstörung, München 2005

Tompkins, Peter/Bird, Christopher: Die Geheimnisse der guten Erde, Düsseldorf 1998

Trappmann-Korr, Birgit: Hochsensitiv: Einfach anders und trotzdem ganz normal – Leben zwischen Hochbegabung und Reizüberflutung, Freiburg 2010

Uccusic, Paul: Der Schamane in uns – Schamanismus als neue Selbsterfahrung, Hilfe und Heilung, München 1993

Vonarburg, Bruno: Natürlich gesund mit Heilpflanzen, Aarau 2001

Wall, Vicky: Aura Soma – das Wunder der Farbheilung, Frankfurt 1992

Wilson, Colin: Das Okkulte, München 1986

Zingsem, Vera: Göttinnen großer Kulturen, München 1999

Über den Autor

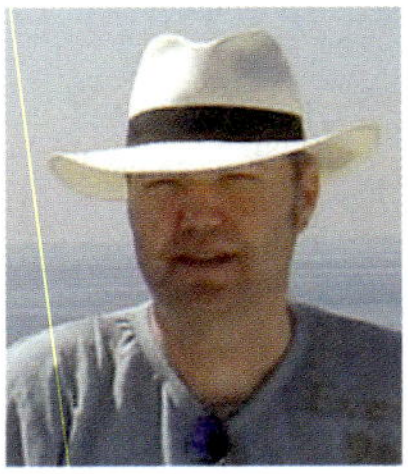

Claus Krämer schreibt seit den 1980er-Jahren über spirituelle, alternativmedizinische und völkerkundliche Themen und hat mehrere Bücher veröffentlicht. Sein persönlicher Schwerpunkt liegt auf dem Bereich der Sensitivität. Er selbst stammt aus einer Familie mit einer von Generation zu Generation weitergegebenen Tradition des Handauflegens, die er in eigener energetischer Praxis fortführt.

Der Autor ist direkt über seine Website *www.claus-kraemer.de* oder über die Facebookseite *Die Heilkunst der Kelten* erreichbar.

Bildnachweis

Layoutgestaltung unter Verwendung von: # 180905042 (Peter Hermes Furian), # 50313607 & # 52891903 (Alvaro Cabrera Jimenez) , # 192044792 (polosatik), # 230419876 (RedKoala), # 185884514 (tschitscherin)

Vom Verlag: S. 123 unten rechts, S. 124 rechts oben, S. 127 links oben

Von der Bilddatenbank www.shutterstock.com: S. 1: # 81690226 (Bakhtiozin Alexey) / S. 5: # 240431662 (Olha Afanasieva) / S. 7: # 119196616 (isak55) / S. 8: # 36865693 (Wil Tilroe-Otte) /S. 13: # 91990229 (MattiaATH) / S. 17: # 159986888 (Edward Haylan) / S. 18: # 85127347 (Eder) / S. 23: # 135987206 (Silberkorn) / S. 34: # 173768606 (Kritskiy-ua) / S. 37: # 145228606 (bikeriderlondon) / S. 44: # 144059143 (Joanna Zaleska) / S. 54: # 6124738 (David Woods) / S. 56: # 4150888 (Zsolt Biczo) / S. 57: # 108534797 (Martin Fowler) / S. 61: # 105540272 (Sunny Forest) / S. 64: # 211671877 (Dennis van de Water) / S. 69: # 208929850 (Alexey Stiop) S. 75: # 162810338 (Helen Hotson) / S. 76: # 88660327 (Patryk Kosmider) / S. 80: # 255577069 (Pavel Sepi) / S. 90: # 261883241 (Marina Khlybova) / S. 92: # 42352252 (Dirk Ercken) / S. 95: # 112592831 (Keith Naylor) / S. 103: # 229355728 (Olha Rohulya) / S. 104: # 101169685 (3523studio) / S. 110: # 190968203 (Miriam Doerr) / S. 116: # 39391594 (Carlos Caetano) / S. 119: # 180905042 (Peter Hermes Furian) / S. 120: # 52891903 (Alvaro Cabrera Jimenez) / S. 121: # 712625 (Dwight Smith) / S. 122: # 37117105 (Panos Karas) / S. 123: oben # 185884514 (tschitscherin), unten links # 230419876 (RedKoala) / S. 124: links # 50313607 (Alvaro Cabrera Jimenez), rechts unten # 52891903 (Alvaro Cabrera Jimenez) / S. 125: links # 93543871 (Marek Hlavac), rechts oben # 52891903 (Alvaro Cabrera Jimenez), rechts unten # 230419876 (RedKoala) / S. 127: links unten # 50313607 (Alvaro Cabrera Jimenez), rechts # 192044792 (polosatik) / S. 128: # 250125259 (atiger) / S. 132: # 116216683 (Mikhail hoboton Popov) / S. 141: # 253324729 (Andrew Roland) / S. 148: # 56218798 (Yarygin) / S. 155: # 131561900 (Mariana Rusanovschi) / S. 160: # 216117172 (Helen Kattai) / S. 163: # 141555610 (Brian Maudsley) / S. 165: # 212912632 (Traveller Martin) / S. 167: # 56091079 (javarman) / S. 172: # 45858331 (Andrej Glucks) / S. 173: # 76152517 (Mayovskyy Andrew) / S. 184: # 215081920 (izuboky) / S. 194: # 34599259 (stephenkiernan) / S. 196: # 82588633 (Maxim Tupikov) / S. 207: # 7711699 (Elena Elisseeva) / S. 217: # 79767331 (Cristian Gusa) / S. 219: # 79442803 (Katrina Elena) / S. 227: # 137648771 (Mike Charles) / S. 234: # 1310319 (Vaide Seskauskiene) / S. 235: # 76027978 (visceralimage) / S. 236: # 164971481 (M. Shcherbyna) / S. 240: # 114408448 (Dudarev Mikhail) / S. 243: # 102511307 (Sunny Forest) / S. 253: # 164502848 (wongstock) / S. 260: # 579906977 (SJ Travel Photo and Video) / S. 264: # 71487457 (Stefano Viola) / S. 271: # 113237614 (Evgenia Bolyukh) / S. 273: # 2424987 (Nick Lamb)